实用临床疾病规范化护理

主编◎李玉洁 王 艳 王丰华

石绪玲 郝素文 张佳佳

黑龙江科学技术出版社
HEILONGJIANG SCIENCE AND TECHNOLOGY PRESS

图书在版编目(CIP)数据

实用临床疾病规范化护理 / 李玉洁等主编. -- 哈尔滨:黑龙江科学技术出版社,2023.7
ISBN 978-7-5719-1977-1

Ⅰ.①实… Ⅱ.①李… Ⅲ.①护理学 Ⅳ.①R47

中国国家版本馆CIP数据核字(2023)第107007号

实用临床疾病规范化护理
SHIYONG LINCHUANG JIBING GUIFANHUA HULI

作　　者	李玉洁　王　艳　王丰华　石绪玲　郝素文　张佳佳	
责任编辑	单　迪	
封面设计	邓姗姗	
出　　版	黑龙江科学技术出版社	
	地址:哈尔滨市南岗区公安街70-2号 邮编:150007	
	电话:(0451)53642106 传真:(0451)53642143	
	网址:www.lkcbs.cn	
发　　行	全国新华书店	
印　　刷	黑龙江龙江传媒有限责任公司	
开　　本	787mm×1092mm　1/16	
印　　张	20	
字　　数	473千字	
版　　次	2023年7月第1版	
印　　次	2023年7月第1次印刷	
书　　号	ISBN 978-7-5719-1977-1	
定　　价	128.00元	

《实用临床疾病规范化护理》
编委会

主 编

李玉洁	临沂市人民医院
王 艳	青岛市第五人民医院
王丰华	潍坊市中医院
石绪玲	山东省泰安荣军医院
郝素文	嘉祥县妇幼保健计划生育服务中心
张佳佳	山东省立第三医院

副主编

张晓芳	青岛大学附属山东省妇幼保健院
刘泽龙	青岛大学附属山东省妇幼保健院
昝金玲	枣庄市立医院
李海燕	泰安市肿瘤防治院
王 茜	德州市中医院
李 婕	联勤保障部队第967医院
丛静静	昌邑市人民医院
王丽萍	东阿县刘集中心卫生院
李 响	北部战区总医院
郝瑞平	曹县中医医院

前　言

　　护理基础是护理专业的基础课程和主干课程之一,也是护理专业的核心内容之一。掌握其内容对于临床护理工作至关重要。随着医学科技的进步与发展,以及生活水平的提高,人民群众对医护服务的要求也不断提升,现代社会中护理学作为医学的重要组成部分,其角色和地位更是举足轻重,护理学发挥着越来越重要的作用。且随着社会经济的发展,医学技术的进步,以及人民群众对健康和卫生保健需求的日益增长,人们对护理学科的地位有了更新的认识。

　　为了适应现代护理学的发展,主要从临床护理的实际出发,充分吸收总结了近几年的护理新理论和新方法,参阅了大量的文献,特组织一线的护理工作者们编写了本书。本书重点介绍了神经内科、泌尿外科、肝胆外科、风湿免疫科、妇产科等常见疾病的护理,注重理论与实践相结合,极具先进性、实用性、科学性。全书内容丰富,知识新颖,条理清晰,深入浅出,时代感强,科学实用,重点阐述了护理工作的要旨和细节,可作为广大临床护理工作者的参考用书,希望本书可以为临床医护人员提供有益的指导。

　　由于时间仓促,加之编者水平有限,在编写过程中难免有疏漏不当之处,望读者朋友不吝指出,我们不胜感激!

编　者

目　　录

第一章　神经内科疾病的护理

第一节　脑血管疾病

脑血管疾病是指脑部血管病变和(或)全身血液循环紊乱所致的脑组织供血障碍、脑功能异常或结构破坏的脑部疾病的总称是神经系统的常见病、多发病。

急性脑血管疾病临床分为缺血性脑血管疾病和出血性脑血管疾病两大类。常见病因有血管壁病变(高血压性动脉硬化最常见)、心脏病及血流动力学改变、血液成分改变及其他如栓子、脑血管痉挛、受压、外伤等。部分原因不明。

一、缺血性脑血管疾病

缺血性脑血管疾病主要包括短暂性脑缺血发作、脑梗死(脑血栓形成、脑栓塞、腔隙性梗死)。短暂性脑缺血发作是局灶性脑缺血导致突发短暂性,可逆性神经功能障碍。发作持续数分钟,通常 30 分钟内完全恢复,CT 或 MRI 大多正常,超过 2 小时常遗留轻微神经功能缺损表现。传统 TIA 定义时限为 24 小时内恢复。

脑血栓形成是脑动脉主干或皮质支动脉粥样硬化导致血管增厚、管腔狭窄闭塞和血栓形成,引起脑局部血流减少或供血中断,脑组织缺血、缺氧导致软化坏死,出现局灶性神经系统症状体征。脑栓塞是各种栓子随血流进入颅内动脉,使血管腔急性闭塞,引起相应供血区脑组织缺血坏死及脑功能障碍。

TIA 的治疗目的是消除病因、减少和预防复发、保护脑功能。对短时间内反复发作病例应采取有效治疗、防止脑梗死发生。脑梗死的治疗:主要是挽救缺血半暗带,防治再灌注损伤,控制脑水肿及保护脑细胞功能。争取在 3～6 小时内溶栓,采取整体化治疗,治疗方案个体化。

(一)护理评估

1.健康史

询问有无动脉硬化、高血压或低血压、风湿性心脏病及冠心病、糖尿病病史,有无不良饮食习惯,如高盐、高脂、酗酒及吸烟等;了解既往是否有类似发作,其发病时间、主要表现、诊治情况等;询问本次发病的情况,如有无诱因、前驱症状起病情况和主要症状等。脑血栓形成多于安静或睡眠状态下发病。脑栓塞多在活动时,急剧发病,症状多在数秒或数分钟内达高峰,是脑血管疾病起病最快的一种,多属完全性卒中,可反复发作。

2.身体状况

(1)短暂性脑缺血发作无意识障碍,脑梗死通常意识清楚或伴轻度意识障碍,生命体征一般无明显改变。若梗死面积大、进展迅速,可因颅内压增高出现昏迷甚至死亡。主要表现为局灶神经症状。

(2)神经系统体征视脑血管闭塞的部位及梗死的范围而定,常为各种类型的运动障碍、视力障碍、失语及感觉障碍。

短暂性脑缺血发作:以椎－基底动脉系统缺血发作多发,常见眩晕、平衡障碍。特征性症状有跌倒发作,短暂性全面遗忘和双眼视力障碍。

脑血栓形成及脑栓塞:常见于颈内动脉和大脑中动脉。大脑中动脉主干闭塞导致病灶对侧中枢性面舌瘫(均等性偏瘫),偏身感觉障碍及偏盲(即三偏),优势半球受累出现失语症,非优势半球受累出现体象障碍。

3.心理－社会评估

平时有头痛、头昏、高血压、糖尿病及冠心病,不被重视,对突发失语、瘫痪而产生自卑、恐惧感。

4.辅助检查

(1)神经影像学检查。

1)CT 检查:一般病后 24 小时逐渐显示低密度梗死灶。

2)MRI 检查:可清晰显示早期缺血性梗死,梗死后数小时即出现 T_1 低信号、T_2 高信号病灶。

(2)病因检查。

1)经颅多普勒发现颈动脉和颈内动脉狭窄、动脉粥样硬化斑,血栓形成,超声心动图检查发现心脏附壁血栓、心房黏液瘤、二尖瓣脱垂等。

2)血液生化检查血糖、血脂、血液流变学检查等。

(二)护理诊断及合作性问题

1.感知改变

与缺血性脑血管病致感觉接受传导障碍有关。

2.有皮肤完整性受损的危险

与缺血性脑血管病致感觉迟钝或消失,肢体瘫痪有关。

3.自理缺陷

进食、卫生、如厕与肢体活动能力,部分或完全丧失有关。

4.言语沟通障碍

与缺血性脑血管病损害语言功能区,致使语言的接受或表达发生障碍,损害锥体系导致发音肌肉瘫痪有关。

(三)预期目标

保持皮肤完好无损,防治并发症,掌握肢体功能训练技巧。早期进行功能训练,减少后遗症,预防复发。

(四)护理措施

1.一般护理

(1)休息:病室内保持安静、清洁,保证患者充分休息。

(2)饮食护理:应给予高热量、高蛋白、高维生素、适量纤维素、低盐、低糖、低脂和低胆固醇的食物。若有饮水呛咳、吞咽困难,是可予糊状流质或半流质小口慢慢喂食。必要时,鼻饲流质。糖尿病患者给予糖尿病饮食。

2.心理护理

患者因偏瘫，失语而产生消极、自卑的心理，因生活不能自理而性情急躁，会使病情加重。护士应主动关心患者，从思想上开导患者，训练患者定期排便，嘱家属要给予患者物质和精神上的支持，消除患者异常心理。

3.病情观察

注意观察患者症状变化，有无加重或缓解，有无并发症出现。

4.对症护理

(1)高血压：起病后 24～48 小时收缩压超过 29.3kPa(220mmHg)、舒张压超过 16.0kPa(120mmHg)或平均动脉压超过 17.3kPa(130mmHg)时可遵医嘱使用降压药。严密监测血压，切忌过度降压，导致脑灌注压降低。

(2)脑水肿：发病后 2～5 天，为脑水肿高峰期。可根据病情使用脱水剂。

(3)高血糖：血糖宜控制在 6～9mmol/L，若高于 10mmol/L 宜用胰岛素治疗，并注意水、电解质平衡。

(4)感染：有意识障碍者可适当使用抗生素，预防呼吸道感染、尿路感染和压疮。

5.用药护理

(1)抗血小板聚集药：抗血小板聚集剂用于短暂性脑缺血发作和脑血栓形成的防治，常用阿司匹林、噻氯匹定、氯吡格雷。阿司匹林一般剂量治疗时不良反应较少，选用肠溶片、小剂量服用不良反应更少；噻氯匹定常见消化道反应，餐后服用，可减轻其不良反应，偶有粒细胞、血小板减少和肝功能损害，服药期间要监测血象和肝功能；氯吡格雷常见腹泻和皮疹等不良反应。

(2)溶栓、抗凝和降纤药物：溶栓抗凝和降纤药物主要用于脑血栓形成患者的治疗，脑栓塞慎用抗凝治疗，腔隙性梗死禁用溶栓和抗凝治疗。溶栓药物常用尿激酶，组织型纤溶酶原激活剂(tPA)，能迅速溶解血栓，使闭塞的血管再通；抗凝药物常用肝素、双香豆素、华法林，主要防止血栓扩延和新的血栓发生；降纤药物常用降纤酶、巴曲酶等。以上药物均可导致出血倾向，溶栓药还能引起严重头痛呕吐、血压急剧升高。必须严格遵医嘱，准确给药；密切观察生命体征变化和出血倾向，尤其是颅内出血；定时监测出血和凝血时间；备有维生素 K 等拮抗剂，以便及时处理继发性出血；当出现严重并发症，应立即告之医师进行紧急处理。

(3)扩血管药：TIA 患者视病情选择使用扩血管药；脑梗死急性期不宜使用或慎用扩血管药，宜在亚急性期(2～4 周)使用。

(五)健康教育

(1)低脂、低胆固醇、高维生素饮食，禁烟，酒，控制体重，适量运动。

(2)对危险因素积极干预。做好二级预防，加强康复护理。

(3)避免精神紧张及操劳过度，保持情绪稳定。

二、出血性脑血管病

出血性脑血管疾病主要包括脑出血和蛛网膜下隙出血。

脑出血系指原发性脑实质内出血。多见于 50 岁以上的中老年人，大多发生于基底节区，表现为意识障碍、头痛及神经系统定位体征。常并发感染(呼吸道及泌尿道)、应激性溃疡、稀释性低钠血症、中枢性高热、痫性发作及下肢深静脉血栓形成。轻型脑出血经治疗后,可明显好转,重症患者死亡率高。

蛛网膜下隙出血是指脑底或脑表面的血管破裂,血液直接进入蛛网膜下隙。本病多见于中青年人,表现为突然剧烈头痛及呕吐,伴一过性意识障碍、脑膜刺激征阳性、血性脑脊液。再出血、脑血管痉挛、交通性脑积水是常见的并发症。

脑出血急性期治疗主要是防止进一步出血,降低颅内压,控制脑水肿,维持生命功能,防止并发症;恢复期治疗主要是进行功能恢复,改善脑功能,减少后遗症及预防复发。蛛网膜下隙出血急性期治疗主要是去除出血的原因,防治继发性脑血管痉挛,制止继续出血和防止复发。

(一)护理评估

1.健康史

(1)询问有无高血压及动脉粥样硬化或脑动脉瘤。脑血管畸形以及出血性疾病病史。

(2)了解本次发病前有无情绪激激动、过分紧张、劳累、用力排便及其他体力活动过度等诱因。

(3)了解起病情况及主要表现,包括头痛、运动障碍、感觉障碍和意识障碍等。

2.身体状况

(1)全身表现。

主要表现在以下几个方面:

1)生命体征异常:呼吸一般较快,病情重者呼吸深而慢,或呈潮式呼吸、叹息样呼吸等;出血早期血压往往升高,血压不稳和持续下降是循环功能衰竭征象;出血后常引发高热。若始终低热者,可能为出血后的吸收热。

2)头痛与呕吐:神志清楚或轻度意识障碍者,常述有头痛;意识模糊或浅昏迷患者,可用健侧手触摸病灶侧头部;呕吐多为喷射性,呕吐物为咖啡色胃内容物。

3)意识障碍:轻者,躁动不安、意识模糊不清;重者,进入昏迷状态,鼾声大作,眼球固定于正中位,面色潮红或苍白,大汗,尿失禁或尿潴留等。

4)瞳孔变化:早期双侧瞳孔可时大时小。若病灶侧瞳孔散大,对光反应迟钝或消失,是小脑幕切迹疝形成的征象;若双侧瞳孔均逐渐散大,对光反应消失,是双侧小脑幕切迹疝、枕骨大孔疝或深昏迷的征象;若两侧瞳孔缩小或呈针尖样,提示脑桥出血。

(2)局灶性神经体征:约70%的高血压脑出血发生在基底节区。基底节区出血表现为病灶对侧出现不同程度的偏瘫、偏身感觉障碍和偏盲,病理反射阳性。双眼球常偏向病灶侧。优势半球出血者,还可有失语、失用等症状。

(3)蛛网膜下隙出血。

1)突发劈裂样剧烈头痛。

2)不同程度的意识障碍或一过性意识丧失;重者可有谵妄、昏迷等。

3)脑膜刺激征阳性。

3.心理—社会评估

患者易产生忧郁、紧张、焦虑、悲观和绝望,对治疗失去信心。家属是否积极配合治疗、能否为患者提供正确的照顾十分重要。社区卫生服务机构能否为患者提供出院后连续的医疗服务,其环境条件是否适应患者的康复训练亦很重要。

4.辅助检查

(1)头颅 CT 检查:为首选检查项目,可显示出血部位呈高密度影,并确定血肿部位、大小、形态以及是否破入脑室。SAH 显示大脑外侧裂池、前纵裂池、鞍上池、脑桥小脑三角池、环池和后纵裂池高密度出血征象。

(2)头颅 MRI 检查:对急性出血性脑血管病的检测不如脑(脑池内高密度影)梗死明显,但也能发现出血病灶。

(3)数字减影脑血管造影:可检出脑血管的改变。

(4)脑脊液检查:蛛网膜下隙出血脑脊液压力增高,多呈均匀血性,但局限性脑出血脑脊液外观也可正常。

(二)护理诊断及合作性问题

1.意识障碍

意识障碍与脑出血有关。

2.疼痛

头痛与出血性脑血管疾病致颅内压增高有关。

3.躯体移动障碍

躯体移动障碍与出血性脑血管疾病致瘫痪有关。

4.语言沟通障碍

语言沟通障碍与出血性脑血管疾病病变累及语言中枢有关。

5.体温过高

体温过高与出血性脑血管疾病病变累及体温调节中枢、抵抗力下降继发感染有关。

6.潜在并发症

如脑疝、上消化道出血、压疮。

(三)预期目标

维持生命功能,防止并发症,早期进行功能训练,减少后遗症,预防复发。

(四)护理措施

1.一般护理

(1)休息:病室内保持安静、清洁、温度适宜、空气新鲜。头痛患者的室内光线应柔和,要限制探视,保证患者充分休息。脑出血患者急性期绝对卧床,尤其在发病 24～48 小时内应尽量避免搬动。必须搬动时,要保持身体长轴在一条直线上,避免牵动头部,加重出血。蛛网膜下隙出血需绝对卧床休息 4～6 周,避免一切可能引起血压和颅内压增高的因素。

(2)饮食:应给予高热量、高蛋白、高维生素、适量纤维素、低盐、低糖、低脂和低胆固醇的食物。意识障碍或消化道出血者,宜禁食 24～48 小时后给予鼻饲流质。

(3)给氧:凡有呼吸困难、发绀、意识障碍及严重脑组织血供障碍者,可给予一般氧浓度鼻导管、鼻塞或面罩给氧,以缓解组织缺氧。

(4)保持呼吸道通畅:发生呕吐时,头偏一侧;意识不清时取出义齿,以防误吸而阻塞呼吸道;昏迷时肩下垫高,防止舌根后坠阻塞呼吸道;当痰液排出困难时,可根据具体情况采用有效咳嗽、叩击胸部、湿化呼吸道、机械吸痰的方法,及时清除呼吸道分泌物。

(5)口腔护理:注意清洁口腔,早晚刷牙,饭后及时漱口。

2.心理护理

在护理过程中要细致耐心,态度和蔼,消除患者紧张情绪。给予患者足够的关爱和精神支持,指导患者进行自我心理调整,以减轻焦虑。

3.病情观察

注意观察意识、头痛、瞳孔等变化情况,监测体温、呼吸、心率、心律、血压的变化;准确记录24小时出入液量;加强病房巡视,一旦发现病情变化,及时报告医师。

4.对症护理

(1)血压升高的护理。

血压升高主要分以下两种情况:

1)脑出血:急性期收缩压低于22kPa(165mmHg)或舒张压低于12.7kPa(95mmHg),无须降血压治疗;收缩压在22.7~26.7kPa(170~200mmHg)或舒张压在13.3~14.7kPa(100~110mmHg),暂时可不必使用降压药,先脱水降颅内压,并严密观察血压情况。必要时,再用降压药;收缩压高于29.3kPa(220mmHg)、舒张压高于16kPa(120mmHg)或平均动脉压大于17.3kPa(130mmHg)时,在降颅内压的同时行平稳降血压治疗,使血压维持在略高于发病前水平或24/14kPa(180/105mmHg)左右,血压降低幅度不宜过大,否则可能会造成脑低灌注。

2)蛛网膜下隙出血:平均动脉压超过16.7kPa(125mmHg)或收缩压超过24kPa(180mmHg),可在血压监测下,降压至正常或者起病前水平。

(2)颅内压增高及脑疝的护理。

1)绝对卧床休息,将床头抬高15°~30°,以减轻脑水肿。

2)限制液体输入,遵医嘱快速静脉滴入脱水剂,如20%甘露醇,或静脉推注50%葡萄糖等,以控制脑水肿,降低颅内压。

3)密切观察有无脑疝先兆,及时发现呼吸心搏骤停,并立即实施心肺复苏术。

(3)消化道出血的护理:每次鼻饲时,应抽吸胃液,若患者有呃逆、腹胀、胃液呈咖啡色或解黑便,应考虑消化道出血,需立即通知医师给予止血药物。

(4)失语护理:非语言沟通是失语患者有效的交流方式,可借助手势、表情、点头或摇头、文字卡片、书写、实物等进行。

(5)压疮的护理:协助患者经常更换体位,嘱患者穿质地软,宽松的衣服,保持床褥软,平整而无皱褶,保持皮肤清洁。

(6)排便护理。

1)尿失禁时,应及时清洗会阴部,更换内裤、被褥,清理污物,使用护垫,以保持会阴部清洁和干燥。

2)便秘者,应给予高纤维素食物与充足的水分摄入;可从升结肠开始顺结肠方向进行腹部按摩;必要时,使用缓泻剂或灌肠,但对颅内压增高的患者,忌大量液体灌肠,防止颅内压进一步增高。

5.用药护理

(1)控制脑水肿,降低颅内压:常用有脱水剂(20％甘露醇、10％甘油果糖)和利尿药(呋塞米)。这些药物常引起水、电解质失衡。用药时,应主要观察出入量及血清电解质变化。甘露醇与甘油果糖交替使用,可减少甘露醇用量,减轻甘露醇不良反应。甘油果糖无肾功能损害,进入体内代谢后可提供能量,且无须胰岛素,尤其适合高血糖患者。

(2)止血药:高血压脑出血一般不用止血药物,脑室出血和蛛网膜下腔出血常规使用止血药物。常用抗纤溶药如氨基己酸(6-氨基己酸)、氨甲苯酸、巴曲酶等,注意预防肾功能损害及深静脉血栓形成。

(3)钙通道阻断药:能减轻脑血管痉挛,改善脑血供,常用尼莫地平、盐酸氟桂嗪等。但此药可出现头痛、头晕、乏力、血压下降、心率增快等不良反应,使用时应观察血压变化,缓慢改变体位。血压过低时,慎用或遵医嘱用多巴胺、间羟胺(阿拉明)等药升压。

(五)健康教育

(1)向患者及其家属解释高血压、动脉粥样硬化、脑动脉瘤、脑血管畸形、血液病与出血性脑血管病关系密切,应保持心情舒畅,避免紧张、兴奋和用力过猛等。

(2)戒烟忌酒,多吃富含维生素的食物,养成良好的排便习惯。

(3)培养患者对病后生活的适应能力。病情稳定后,尽早锻炼;进入恢复期后,指导患者训练生活自理能力。

三、腰椎穿刺术的护理

腰椎穿刺术是将腰椎穿刺针通过腰椎间隙刺入蛛网膜下隙进行抽取脑脊液和注射药物的一种临床诊疗技术,是神经内科临床常用的检查方法之一。腰椎穿刺术对神经系统疾病的诊断和治疗有重要价值,简便易行,也比较安全。

(一)适应证及禁忌证

1.适应证

(1)脑血管病变。

(2)各种中枢神经系统的炎性病变。

(3)脑肿瘤。

(4)中枢神经系统白血病。

(5)脊髓病变。

2.禁忌证

(1)穿刺部位的皮肤、皮下软组织或脊柱有感染。

(2)颅内压明显增高或已出现脑疝迹象。

(3)高颈段脊髓肿物或脊髓外伤的急性期。

(4)有全身严重感染性疾病、病情危重、躁动不安者等。

(二)诊疗操作的护理配合

1.术前准备

(1)物品准备:腰椎穿刺包(内有腰椎穿刺针、5mL 及 10mL 注射器、7 号注射针头、洞巾、纱布、试管、测压管)2％利多卡因注射液、消毒盘、手套、胶布。根据需要,可准备培养基。

（2）患者准备：向患者介绍腰椎穿刺术的目的及注意事项，家属签字同意穿刺；患者排空大小便；消除患者紧张心理。

（3）环境准备：安静、清洁、温暖，有屏风遮挡。

2.术中配合

（1）安排患者卧于硬板床或将其身下垫一硬板。

（2）协助医师保持患者腰穿体位，暴露穿刺部位。

（3）配合进行穿刺部位消毒、术者戴手套、铺巾及 2％利多卡因行局部麻醉。

（4）当穿刺成功，应观察脑脊液是否缓缓流出。

（5）询问患者有无不适，观察患者面色、呼吸、脉搏、瞳孔等，发现异常立即通知医师，停止穿刺并做相应处理。若患者感到下肢电击样疼痛，应告之为针尖碰击马尾所致，无须处理。

（6）收集脑脊液 3～5mL 于无菌试管中，送检。若需做细菌培养，试管及棉塞应在火焰下灭菌。

（7）术毕，当拔出穿刺针后，穿刺点用碘附消毒后覆盖纱布，胶布固定，整理用物。

3.术后护理

（1）嘱患者去枕平卧 4～6 小时，不要抬头，但可翻身，防止发生低颅压性头痛。

（2）出现头痛，可静脉滴注等渗盐水，将卧床时间延长至 24 小时。

（3）观察穿刺点有无脑脊液渗漏、出血或感染。若有异常，通知医师做相应处理。

（三）操作方法

1.体位

患者去枕弯腰抱膝侧卧位，背垂直于床面，腰部尽量后凸，使椎间隙拉宽。

2.穿刺点

一般取第 3 或第 4 腰椎间隙作为穿刺部位，相当于两髂后上棘连线与后正中线的交点。

3.操作

（1）穿刺部位消毒，术者戴手套、铺巾及 2％利多卡因行局部麻醉。

（2）左手固定穿刺处皮肤，右手用无菌纱布包裹穿刺针（套上针心）从椎间隙缓慢进针，与脊柱成垂直方向，针尖略偏向头端，成人进针深度为 4～6cm，儿童为 2～4cm。当均匀进针过程中感到阻力突然消失，说明针尖已刺入蛛网膜下腔。将针芯缓慢抽出，防止脑疝形成。

（3）测定颅内压时，应接上测压管，正常脑脊液压力为 7.85～17.65kPa（80～180mmH$_2$O）或每分钟 40～50 滴；若需做动力试验（压颈试验）了解蛛网膜下隙有无阻塞，即在测压后，压迫一侧颈静脉约 10 分钟。正常时，脑脊液压力立即上升，解除压迫后 10～20 秒又降至原来水平，称动力试验阴性，表示蛛网膜下隙通畅；若压迫颈静脉后，不能使脑脊液压力上升，则为动力试验阳性，表示蛛网膜下隙阻塞；若压迫颈静脉后，脑脊液压力缓慢上升，放松压力缓慢下降，也为动力试验阳性，表示蛛网膜下隙未完全阻塞。

（4）移去测压管，收集脑脊液 3～5mL，分置 2～3 个试管及时送检。

（5）术毕，先将针芯插入再拔出穿刺针，针孔做无菌处理，敷料覆盖。

第二节　三叉神经痛

三叉神经痛是指三叉神经分布范围内反复发作短暂性剧烈疼痛,分为原发性及继发性两种。前者病因未明,可能是某些致病因素使三叉神经脱髓鞘而产生异位冲动或伪突触传递,近年来由于显微血管减压术的开展,多数认为主要原因是邻近血管压迫三叉神经根所致。继发性三叉神经痛常见原因有鼻咽癌颅底转移、中颅窝脑膜瘤、听神经瘤、半月节肿瘤、动脉瘤压迫、颅底骨折、脑膜炎、颅底蛛网膜炎、三叉神经节带状疱疹病毒感染等。

一、病因和发病机制

近年来由于显微血管减压术的开展,认为三叉神经痛的病因是邻近血管压迫了三叉神经根所致。绝大部分为小脑上动脉从三叉神经根的上方或内上方压迫了神经根,少数为小脑前下动脉从三叉神经根的下方压迫了神经根。血管对神经的压迫,使神经纤维挤压在一起,逐渐使其发生脱髓鞘改变,从而引起相邻纤维之间的短路现象,轻微的刺激即可形成一系列的冲动通过短路传入中枢,引起一阵阵剧烈的疼痛。

二、临床表现

多发生于40岁以上,女略多于男,多为单侧发病。突发闪电样、刀割样、钻顶样、烧灼样剧痛,严格限三叉神经感觉支配区内,伴有面部抽搐,又称"痛性抽搐",每次发作持续数秒钟至1～2分钟即骤然停止,间歇期无任何疼痛,在疲劳或紧张时发作较频。

三、治疗原则

三叉神经痛,无论原发性或继发性,在未明确病因或难以查出病因的情况下均可用药物治疗或封闭治疗,以缓解症状,倘若一旦确诊病因,应针对病因治疗。除非因高龄、身患严重疾患等因素难以接受者或病因去除治疗后仍疼痛发作,可继续采用药物治疗或封闭疗法。若服药不良反应大者亦可先选择封闭疗法。

四、治疗

(一)药物治疗

三叉神经痛的药物治疗,主要用于患者发病初期或症状较轻者,经过一段时间的药物治疗,部分患者可达到完全治愈或症状得到缓解,表现在发作程度减轻、发作次数减少。

目前应用最广泛的、最有效的药物是抗癫痫药。在用药方面应根据患者的具体情况进行具体分析,各药可单独使用,亦可互相联合应用。在采用药物治疗过程中,应特别注意各种药物不良反应,进行必要的检测,以免发生不良反应。

1.痛痉宁

痛痉宁亦称卡马西平。该药对三叉神经脊束核及丘脑中央内侧核部位的突触传导有显著的抑制作用。用药达到有效治疗量后多数患者于24小时内发作性疼痛即消失或明显减轻,文献报道,卡马西平可使70％以上的患者完全止痛,20％患者疼痛缓解,此药需长期服用才能维持疗效,多数停药后疼痛再现。不少患者服药后疗效有时会逐渐下降,需加大剂量。此药不能根治三叉神经痛,复发者再次服用仍有效。

用法与用量:口服开始时一次 0.1～0.2g,每日 1～2 次,然后逐日增加 0.1g。每日最大剂量不超过 1.6g,取得疗效后,可逐日逐次地减量,维持在最小有效量。如最大剂量应用 2 周后疼痛仍不消失或减轻时,则应停止服用,改用其他药物或治疗方法。

不良反应有眩晕、嗜睡、步态不稳、恶心,数天后消失,偶有白细胞减少、皮疹,可停药。

2.苯妥英钠

苯妥英钠为一种抗癫痫药,在未开始应用卡马西平之前,该药曾被认为是治疗三叉神经痛的首选药物,本药疗效不如卡马西平,止痛效果不完全,长期使用止痛效果减弱,因此,目前已列为第二位选用药物。本品主要通过增高周围神经对电刺激的兴奋阈值及抑制脑干三叉神经脊髓束的突触间传导而起作用。其疗效仅次于卡马西平,文献报道有效率为 88％～96％,但需长期用药,停药后易复发。

用法与用量:成人开始时每次 0.1g,每日 3 次口服。如用药后疼痛不见缓解,可加大剂量到每日 0.2g,每日 3 次,但最大剂量不超过 0.8g/天。取得疗效后再逐渐递减剂量,以最小量维持。肌肉注射或静脉注射一次 0.125～0.250g,每日总量不超过 0.5g。临用时用等渗盐水溶解后方可使用。

不良反应为长期服用该药或剂量过大,可出现头痛、头晕、嗜睡、共济失调以及神经性震颤等。一般减量或停药后可自行恢复。本品对胃有刺激性,易引起厌食、恶心、呕吐及上腹痛等症状。饭后服用可减轻上述症状。长期服用可出现黏膜溃疡,多见于口腔及生殖器,并可引起牙龈增生,同时服用钙盐及抗过敏药可减轻。苯妥英钠并可引起白细胞减少、视力减退等症状。大剂量静脉注射,可引起心肌收缩力减弱、血管扩张、血压下降,严重时可引起心脏传导阻滞,心脏骤停。

3.氯硝西泮

本品为抗癫痫药物,对三叉神经痛也有一定疗效。服药 4～12 天,血浆药浓度达到稳定水平,为 30～60μg/mL。口服氯硝西泮后,30～60 分钟作用逐渐显著,维持 6～8 小时,一般在最初 2 周内可达最大效应,其效果次于卡马西平和苯妥英钠。

用法与用量:氯硝西泮药效强,开始 1mg/天,分 3 次服,即可产生治疗效果,而后每 3 日调整药量 0.5～1.0mg,直至达到满意的治疗效果,至维持剂量为 3～12mg/天。最大剂量为 20mg/天。

不良反应:有嗜睡、行为障碍、共济失调、眩晕、言语不清、肌张力低下等,对肝肾功能也有一定的损害,有明显肝脏疾病的禁用。

4.山莨菪碱

山莨菪碱为从我国特产茄科植物山莨菪中提取的一种生物碱,其作用与阿托品相似,可使平滑肌松弛,解除血管痉挛(尤其是微血管),同时具有镇痛作用。本药对治疗三叉神经痛有一定疗效,近期效果满意,据文献报道有效率为 76.1％～78.4％,止痛时间一般为 2～6 个月个别达 5 年之久。

用法与用量:

(1)口服:每次 5～10mg,每日 3 次,或每次 20～30mg,每日 1 次。

(2)肌肉注射:每次 10mg,每日 2～3 次,待疼痛减轻或疼痛发作次数减少后改为每次

10mg,每日一次。

不良反应有口干、面红、轻度扩瞳、排尿困难、视近物模糊及心率增快等反应,以上反应多在 1～3 小时内消失,长期用药不会蓄积中毒。有青光眼和心脏病患者忌用。

5.巴氯芬

巴氯芬(β-(对氯苯基)γ-氨基丁酸)是抑制性神经递质 γ-氨基丁酸的类似物,临床实验研究表明本品能缓解三叉神经痛。

用法:巴氯芬开始每次 10mg,每日 3 次,隔日增加每日 10mg,直到治疗的第 2 周结束时,将用量递增至每日 60～80mg。每日平均维持量:单用者为 50～60mg,与卡马西平或苯妥英钠合用者为 30～40mg。文献报道,治疗三叉神经痛的近期疗效,巴氯芬与卡马西平几乎相同,但远期疗效不如卡马西平,巴氯芬与卡马西平或苯妥英钠均具有协同作用且比卡马西平更安全,这一特点使巴氯芬在治疗三叉神经痛方面颇受欢迎。

6.麻黄碱

本品可以兴奋脑啡肽系统,因而具有镇痛作用,其镇痛程度为吗啡的 1/12～1/7。

用法:每次 30mg,肌内注射,每日 2 次。甲亢、高血压、动脉硬化、心绞痛等患者禁用。

7.硫酸镁

本品在眶上孔或眶下孔注射可治疗三叉神经痛。

8.维生素 B_{12}

文献报道,用大剂量维生素 B_{12} 对治疗三叉神经痛确有较好疗效。方法:维生素 B_{12} 4000μg 加维生素 B_{12} 200mg 加 2% 普鲁卡因 4mL,对准扳机点作深浅上下左右四点式注药,对放射的始端作深层肌下进药,放射的终点作浅层四点式进药,药量可根据疼痛轻重适量进入。但由于药物作用扳机点可能变位,治疗时可酌情根据变位更换进药部位。

9.哌咪清(匹莫齐特)

文献报道,用其他药物治疗无效的顽固性三叉神经痛患者本品有效,且其疗效明显优于卡马西平。开始剂量为每日 4mg,逐渐增加至每日 12～14mg 分 2 次服用。不良反应以锥体外系反应较常见,亦可有口干、无力、失眠等。

10.维生素 B_1

在神经组织蛋白合成过程中起辅酶作用,参与胆碱代谢其止痛效果差,只能作为辅助药物。

用法与用量:

(1)肌肉注射 1mg/天,每日 1 次,10 天后改为 2～3 次/周,持续 3 周为一个疗程。

(2)三叉神经分支注射:根据疼痛部位可作眶上神经、眶下神经、上颌神经和下颌神经注射。剂量 500～1000μg/次,每周 2～3 次。

(3)穴位注射:每次 25～100μg,每周 2～3 次。常用颊车、下关、四白及阿是穴等。

11.激素

原发性三叉神经痛和继发性三叉神经痛的病例,其病理改变在光镜和电镜下都表现为三叉神经后根有脱髓鞘改变。在临床治疗中发现,许多用卡马西平、苯妥英钠等治疗无效的患者,改用泼尼松、地塞米松等治疗有效。这种激素治疗的原理与治疗脱髓鞘疾病相同,利用激素的免疫抑制作用达到治疗三叉神经痛的目的。由于各学者报告的病例少,只是对一部分卡马西平、苯妥英钠治疗无效者应用有效,其长期效果和机理有待进一步观察。

剂量与用量:

(1)强的松(泼尼松、去氧可的松),5mg/次,每日 3 次。

(2)地塞米松(氟美松),0.75mg/次,每日 3 次。

(3)注射剂:5mg/支,5mg/次,每日一次,肌肉或静脉注射。

(二)神经封闭法

神经封闭法主要包括三叉神经半月节及其周围支酒精封闭术和半月节射频热凝法,其原理是通过酒精的化学作用或热凝的物理作用于三叉神经纤维,使其发生坏变,从而阻断神经传导达到止痛目的。

1.三叉神经酒精封闭法

封闭用酒精一般在浓度 80% 左右(因封闭前注入局麻,故常用 98% 浓度)。

(1)眶上神经封闭:适用于三叉神经第 1 支痛。方法为:患者取坐或卧位,位于眶上缘中内 1/3 交界处可触及切迹,皮肤消毒及局麻后,用短细针头自切迹刺入皮肤直达骨面找到骨孔后刺入,待患者出现放射痛时,先注入 2% 利多卡因 0.5～1mL,待眶上神经分布区针感消失,再缓慢注入酒精 0.5mL 左右。

(2)眶下神经封闭:在眶下孔封闭三叉神经上颌支的眶下神经。适用于三叉神经第 2 支痛(主要疼痛局限在鼻旁、下眼睑、上唇等部位)。方法为:患者取坐或卧位,位于距眶下缘约 1cm,距鼻中线 3cm,触及眶下孔,该孔走向与矢状面成 40°～45°角,长约 1cm,故穿刺时针头由眶下孔作 40°～45°角向外上、后进针,深度不超过 1cm,患者出现放射痛时,以下操作同眶上神经封闭。

(3)后上齿槽神经封闭:在上颌结节的后上齿槽孔处进行。适用于三叉神经第二支痛(痛区局限在上臼齿及其外侧黏膜者)。方法为:患者取坐或卧位,头转向健侧,穿刺点在颧弓下缘与齿槽嵴成角处,即相当于过眼眶外缘的垂线与颧骨下缘相交点,局部消毒后,先用左手指将附近皮肤向下前方拉紧,继之以 4～5cm 长穿刺针自穿刺点稍向后上方刺入直达齿槽嵴的后侧骨面,然后紧贴骨面缓慢深入 2cm 左右,即达后上齿槽孔处,先注入 2% 利多卡因,后再注入酒精。

(4)颌神经封闭:在下颌骨的颏孔处进行,适用于三叉神经第三支痛(主要局限在颏部、下唇)。方法:在下颌骨上、下缘间之中点相当于咬肌前缘和颏正中线之间中点找到颏孔,然后自后上方并与皮肤成 45°角向前下进针刺入骨面,插入颏孔,以下操作同眶上神经封闭。

(5)上颌神经封闭:用于三叉神经第二支痛(痛区广泛及眶下神经封闭失效者)。上颌神经主干自圆孔穿出颅腔至翼腭窝。方法常用侧入法:穿刺点位于眼眶外缘至耳道间连线中点下方,穿刺针自该点垂直刺入深约 4cm,触及翼突板,继之退针 2cm 左右稍改向前方 15°角重新刺入,滑过翼板前缘,再深入 0.5cm 即入翼腭窝内,患者有放射痛时,回抽无血后,先注入 2% 利多卡因,待上颌部感觉麻后,注入酒精 1mL。

(6)下颌神经封闭:用于三叉神经第 3 支痛(痛区广泛及眶下神经封闭失效者)。下颌神经主干自卵圆孔穿出。方法常用侧入法:穿刺点同上颌神经穿刺点,垂直进针达翼突板后,退针

2cm 再改向上后方 15°角进针,患者出现放射痛后,注药同上颌神经封闭。

(7)半月神经节封闭:用于三叉神经 2、3 支痛或 1、2、3 支痛。方法常用前入法:穿刺点在口角上方及外侧约 3cm 处,自该点进针,方向后、上、内即正面看应对准向前直视的瞳孔,从侧面看朝颧弓中点,约进针 5cm 处达颅底触及试探。当刺入卵圆孔时,患者即出现放射痛(下颌区),则再推进 0.5cm,上颌部亦出现剧痛即表明进入半月节内。回抽无血、无脑脊液,先注入 2％利多卡因 0.5mL 同侧面部麻木后,再缓慢注入酒精 0.5mL。

以上酒精封闭法的治疗效果差异较大,短者数月,长者可达数年。复发者可重复封闭。但难以根治。

2.三叉神经半月节射频热凝法

该法首先由 Sweat(1974)提出,它通过穿刺半月节插入电极后用电刺激确定电极位置,从而有选择地用射频温控定量灶性破坏法,达到止痛目的。

方法为:

(1)半月节穿刺:同半月节封闭术。

(2)电刺激:穿入成功后,插入电极通入 0.2～0.3V,用 50～75V/s 的方波电流,这时患者感觉有刺激区的蚁行感。

(3)射频温控破坏:电刺激准确定位后,打开射频发生器,产生射频电场,此时为进一步了解电极位置,可将温度控制在 42～44℃之间,这种电流可造成可逆性损伤并刺激产生疼痛,一旦电极位置无误,则可将温度增高,每次 5℃,增高至 60～80℃,每次 30～60 秒,在破坏第 1 支时,则稍缓慢加热并检查角膜反射。此方法有效率为 85％左右,但仍复发而不能根治。

3.三叉神经痛的 γ 刀放射疗法

1991 年,有学者利用 MRI 定位像输入 HP－9000 计算机,使用 Gammaplan 进行定位和定量计算,选择三叉神经感觉根进脑干区为靶点照射,达到缓解症状目的,其疗效尚不明确。

五、护理

(一)护理评估

1.健康史评估

(1)原发性三叉神经痛是一种病因尚不明确的疾病。但三叉神经痛可继发于脑桥、小脑脚占位病变压迫三叉神经以及多发硬化等所致。因此,应询问患者是否患有多发硬化,检查有无占位性病变,每次面部疼痛有无诱因。

(2)评估患者年龄。此病多发生于中老年人。40 岁以上起病者占 70％～80％,女略多于男比例

2.临床观察与评估

(1)评估疼痛的部位、性质、程度、时间。通常疼痛无预兆,大多数人单侧,开始和停止都很突然,间歇期可完全正常。发作表现为电击样、针刺样、刀割样或撕裂样的剧烈疼痛,每次数秒至 2 分钟。疼痛以面颊、上下颌及舌部最为明显;口角、鼻翼、颊部和舌部为敏感区。轻触即可诱发,称为扳机点;当碰及触发点如洗脸、刷牙时疼痛发作,或当因咀嚼、呵欠和讲话等引起疼痛,以致患者不敢做这些动作,表现为面色憔悴、精神抑郁和情绪低落。

(2)严重者伴有面部肌肉的反复性抽搐、口角牵向患侧,称为痛性抽搐,并可伴有面部发

红、皮温增高、结膜充血和流泪等。严重者可昼夜发作,夜不成眠或睡后痛醒。

(3)病程可呈周期性。每次发作期可为数日、数周或数月不等;缓解期亦可数日至数年不等。病程愈长,发作愈频繁愈重。神经系统检查一般无阳性体征。

(4)心理评估。使用焦虑量表评估患者的焦虑程度。

(二)患者问题

1.疼痛

主要由于三叉神经受损引起面颊、上下颌及舌疼痛。

2.焦虑

与疼痛反复,频繁发作有关。

(三)护理目标

(1)患者自感疼痛减轻或缓解。

(2)患者述舒适感增加,焦虑症状减轻。

(四)护理措施

1.治疗护理

(1)药物治疗:原发性三叉神经痛首选卡马西平治疗。其不良反应为头晕、嗜睡、口干、恶心、皮疹、再生障碍性贫血、肝功能损害、智力和体力衰弱等。护理者必须注意观察,每1~2个月复查肝功和血常规。偶有皮疹、肝功能损害和白细胞减少,需停药;也可按医生建议单独或联合使用苯妥英钠、氯硝西泮、巴氯芬、野木瓜等治疗。

(2)封闭治疗:三叉神经封闭是注射药物于三叉神经分支或三叉神经半月节上,阻断其传导,导致面部感觉丧失,获得一段时间的止痛效果。注射药物有无水乙醇、甘油等。封闭术的止痛效果往往不够满意,远期疗效较差,还有可能引起角膜溃疡、失明、颅神经损害、动脉损伤等并发症,且对三叉神经第一支疼痛不适用。但对全身状况差不能耐受手术的患者,鉴别诊断以及为手术创造条件的过渡性治疗仍有一定的价值。

(3)经皮选择性半月神经节射频电凝治疗:在X线监视下或经CT导向将射频电极针经皮插入半月神经节,通电加热至65~75℃维持1分钟,可选择性地破坏节后无髓鞘的传导痛温觉的Aδ和C细纤维,保留有髓鞘的传导触觉的Aα和粗纤维,疗效可达90%以上,但有面部感觉异常、角膜炎、咀嚼无力、复视和带状疱疹等并发症。长期随访复发率为21%~28%,但重复应用仍有效。本方法尤其适用于年老体弱不适合手术治疗的患者、手术治疗后复发者以及不愿意接受手术治疗的患者。

射频电凝治疗后并发症的观察护理:观察患者的恶心、呕吐反应,随时处理污物,遵医嘱补液补钾;询问患者有无局部皮肤感觉减退,观察其是否有同侧角膜反射迟钝、咀嚼无力、面部异样不适感觉。并注意给患者进餐软食,洗脸水温要适宜。如有术中穿刺方向偏内、偏深误伤视神经引起视力减退、复视等并发症,应积极遵医嘱给予治疗并防止患者活动摔伤、碰伤。

(4)外科治疗。

1)三叉神经周围支切除及抽除术:两者手术较简单,因神经再生而容易复发,故有效时间短,目前较少采用,仅限于第一支疼痛者姑息使用。

2)三叉神经感觉根切断术:经枕下入路三叉神经感觉根切断术,三叉神经痛均适用此种入路,手术操作较复杂,危险性大,术后反应较多,但常可发现病因,可很好保护运动根及保留部分面部和角膜触觉,复发率低,至今仍广泛使用。

3)三叉神经脊束切断术:此手术危险性太大,术后并发症严重,现很少采用。

4)微血管减压术:已知有 85%～96% 的三叉神经痛患者是由于三叉神经根存在血管压迫所致,用手术方法将压迫神经的血管从三叉神经根部移开,疼痛则会消失,这就是微血管减压术,因为微血管减压术是针对三叉神经痛的主要病因进行治疗,去除血管对神经的压迫后,约90% 的患者疼痛可以完全消失,面部感觉完全保留,而达到彻底根治的目的,微血管减压术可以保留三叉神经功能,运用显微外科技术进行手术,减小了手术创伤,很少遗留永久性神经功能障碍,术中手术探查可以发现引起三叉神经痛的少见病因,如影像学未发现的小肿瘤、蛛网膜增厚及粘连等,因而成为原发性三叉神经痛的首选手术治疗方法。

三叉神经微血管减压术的手术适应证:正规药物治疗一段时间后,药物效果不明显或疗效明显减退的患者;药物过敏或严重不良反应不能耐受;疼痛严重,影响工作、生活和休息者。

微血管减压术治疗三叉神经痛的临床有效率为 90%～98%,影响其疗效的因素很多,其中压迫血管的类型、神经受压的程度及减压方式的不同对其临床治疗和预后的判断有着重要的意义。微血管减压术治疗三叉神经痛也存在 5%～10% 的复发率,不同术者和手术方法的不同差异很大。研究表明,患者的性别、年龄、疼痛的支数、疼痛部位、病程、近期疗效及压迫血管的类型可能与复发存在一定的联系。导致三叉神经痛术后复发的主要原因有:①病程大于8 年。②静脉为压迫因素。③术后无即刻症状消失者。三叉神经痛复发最多见于术后 2 年内,2 年后复发率明显降低。

2.心理支持

由于本病为突然发作的反复的阵发性剧痛,易出现精神抑郁和情绪低落等表现,护士应关心、理解、体谅患者,帮助其减轻心理压力,增强战胜疾病的信心。

3.健康教育

指导患者生活有规律,合理休息、娱乐;鼓励患者运用指导式想象、听音乐、阅读报刊等分散注意力,消除紧张情绪。

第三节　面神经炎

面神经炎又称 Bell 麻痹,系面神经在茎乳孔以上面神经管内段的急性非化脓性炎症。

一、病因

病因不明,一般认为面部受冷风吹袭、病毒感染、自主神经功能紊乱造成面神经的营养微血管痉挛,引起局部组织缺血、缺氧所致。近年来也有认为可能是一种免疫反应,膝状神经节综合征则系带状疱疹病毒感染,使膝状神经节及面神经发生炎症所致。

二、临床表现

无年龄和性别差异,多为单侧,偶见双侧,多为格林巴利综合征。发病与季节无关,通常急性起病,数小时至 3 天达到高峰。病前 1～3 天患侧乳突区可有疼痛,同侧额纹消失,眼裂增大,闭眼时,眼睑闭合不全,眼球向外上方转动并露出白色巩膜,称 Bell 现象,病侧鼻唇沟变浅,口角下垂,不能作噘嘴和吹口哨动作,鼓腮时病侧口角漏气,食物常滞留于齿颊之间。

若病变波及鼓索神经,尚可有同侧舌前 2/3 味觉减退或消失。镫骨肌支以上部位受累时,出现同侧听觉过敏。膝状神经节受累时除面瘫、味觉障碍和听觉过敏外,还有同侧唾液、泪腺分泌障碍,耳内及耳后疼痛,外耳道及耳郭部位带状疱疹,称膝状神经节综合征。一般预后良好,通常于起病 1～2 周后开始恢复,2～3 个月内痊愈。发病时伴有乳突疼痛、老年、患有糖尿病和动脉硬化者预后差。可遗有面肌痉挛或面肌抽搐,可根据肌电图检查及面神经传导功能测定判断面神经受损的程度和预后。

三、诊断与鉴别诊断

根据急性起病的周围性面瘫即可诊断。但需与以下疾病鉴别。

格林－巴利综合征:可有周围面瘫,多为双侧性,并伴有对称性肢体瘫痪和脑脊液蛋白细胞分离。

中耳炎迷路炎乳突炎等并发的耳源性面神经麻痹,以及腮腺炎肿瘤下颌化脓性淋巴结炎等所致者多有原发病的特殊症状及病史。

颅后窝肿瘤或脑膜炎引起的周围性面瘫:起病较慢,且有原发病及其他脑神经受损表现。

四、治疗

(一)急性期治疗

以改善局部血液循环,消除面神经的炎症和水肿为主。如系带状疱疹所致的 Hunt 综合征,可口服阿昔洛韦 5mg/(kg·d),每日 3 次,连服 7～10 天。①类固醇皮质激素:泼尼松(20～30mg)每日 1 次,口服,连续 7～10 天。②改善微循环,减轻水肿:706 代血浆(羟乙基淀粉)或低分子右旋糖酐 250～500mL,静脉滴注每日 1 次,连续 7～10 天,亦可加用脱水利尿药。③神经营养代谢药物的应用:维生素 B_1 50～100mg,维生素 B_{12} 500 μg,胞磷胆碱 250mg,辅酶 Q_{10} 5～10mg 等肌内注射,每日 1 次。④理疗:茎乳孔附近超短波透热疗法,红外线照射。

(二)恢复期治疗

以促进神经功能恢复为主。

(1)口服维生素 B_1、维生素 B_{12} 各 1 至 2 片,每日 3 次;地巴唑 10～20mg,每日 3 次,亦可用加兰他敏 2.5～5mg,肌内注射,每日 1 次。

(2)中药,针灸,理疗。

(3)采用眼罩,滴眼药水,涂眼药膏等方法保护暴露的角膜。

(4)病后 2 年仍不恢复者,可考虑行神经移植治疗。

五、护理

(一)一般护理

(1)病后两周内应注意休息,减少外出。

(2)本病一般预后良好,约 80% 患者可在 3～6 周内痊愈,因此应向患者说明病情,使其积极配合治疗,解除心理压力,尤其年轻患者,应保持健康心态。

(3)给予易消化、高热能的半流饮食,保证机体足够营养代谢,增加身体抵抗力。

（二）观察要点

面神经炎是神经科常见病之一，在护理观察中主要注意以下两方面的鉴别。

1.分清面瘫属中枢性还是周围性瘫痪

中枢性面瘫系由对侧皮质延髓束受损引起的，故只产生对侧下部面肌瘫痪，表现为鼻唇沟浅、口角下坠、露齿、鼓腮、吹口哨时出现肌肉瘫痪，而皱额、闭眼仍正常或稍差，哭笑等情感运动时，面肌仍能收缩。周围性面瘫所有表情肌均瘫痪，不论随意或情感活动，肌肉均无收缩。

2.正确判断患病一侧

面肌挛缩时病侧鼻唇沟加深，眼裂缩小，易误认健侧为病侧。如让患者露齿时可见挛缩侧面肌不收缩，而健侧面肌收缩正常。

（三）保护暴露的角膜及防止结膜炎

由于患者不能闭眼，因此必须注意眼的清洁卫生。

（1）外出必须戴眼罩，避免尘沙进入眼内。

（2）每日抗生素眼药水滴眼，入睡前用眼药膏，以防止角膜炎或暴露性角结膜炎。

（3）擦拭眼泪的正确方法是向上，以防止加重外翻。

（40 注意用眼卫生，养成良好习惯，不能用脏手、脏手帕擦泪。

（四）保持口腔清洁防止牙周炎

由于患侧面肌瘫痪，进食时食物残渣常停留于患侧颊齿间，故应注意口腔卫生。

（1）经常漱口，必要时使用消毒漱口液。

（2）正确使用刷牙方法，应采用"短横法或竖转动法"两种方法，以去除菌斑及食物残片。

（3）牙齿的邻面与间隙容易堆积菌斑而发生牙周炎，可用牙线紧贴牙齿颈部，然后在邻面作上下移动，每个牙齿 4～6 次直至刮净。

（4）牙龈乳头萎缩和齿间空隙大的情况下可用牙签沿着牙龈的形态线平行插入，不宜垂直插入，以免影响美观和功能。

（五）家庭护理

1.注意面部保暖

夏天避免在窗下睡觉，冬天迎风乘车要戴口罩，在野外作业时注意面部及耳后的保护。耳后及病侧面部给予温热敷。

2.平时加强身体锻炼

增强抗风寒侵袭的能力，积极治疗其他炎性疾病。

3.瘫痪面肌锻炼

因面肌瘫痪后常松弛无力，患者自己可对着镜用手掌贴于瘫痪的面肌上做环形按摩，每日3～4 次，每次 15 分钟，以促进血液循环，并可减轻患者面肌受健侧的过度牵拉。当神经功能开始恢复时，鼓励患者练习病侧的各单个面肌的随意运动，以促进瘫痪肌的早日康复。

第四节　偏头痛

偏头痛是一类发作性且常为单侧的搏动性头痛。发病率各家报告不一,Solomon 描述约 6%的男性,18%的女性患有偏头痛,男女之比为 1∶3;Wilkinson 的数字为约 10%的英国人口患有偏头痛;Saper 报告在美国约有 2300 万人患有偏头痛,其中男性占 6%,女性占 17%。偏头痛多开始于青春期或成年早期,约 25%的患者于 10 岁以前发病,55%的患者发生在 20 岁以前 90%以上的患者发生于 40 岁以前。在美国,偏头痛造成的社会经济负担为 10 亿~17 亿美元。在我国也有大量患者因偏头痛而影响工作,学习和生活。多数患者有家庭史。

一、病因与发病机制

偏头痛的确切病因及发病机制仍处于讨论之中。很多因素可诱发、加重或缓解偏头痛的发作。通过物理或化学的方法,学者们也提出了一些学说。

(一)激发或加重因素

对于某些个体而言,很多外部或内部环境的变化可激发或加重偏头痛发作。

1.激素变化

口服避孕药可增加偏头痛发作的频度;月经是偏头痛常见的触发或加重因素("周期性头痛");妊娠、性交可触发偏头痛发作("性交性头痛")。

2.某些药物

某些易感个体服用硝苯地平、异山梨酯或硝酸甘油后可出现典型的偏头痛发作。

3.天气变化

特别是天气转热、多云或天气潮湿。

4.某些食物添加剂和饮料

最常见者是酒精性饮料,如某些红葡萄酒;奶制品,奶酪,特别是硬奶酪;咖啡;含亚硝酸盐的食物,如汤、热狗;某些水果,如柑橘类水果;巧克力("巧克力性头痛");某些蔬菜;酵母;人工甜食;发酵的腌制品,如泡菜;味精。

5.运动

头部的微小运动可诱发偏头痛发作或使之加重,有些患者因惧怕乘车引起偏头痛发作而不敢乘车;踢足球的人以头顶球可诱发头痛("足球运动员偏头痛");爬楼梯上楼可出现偏头痛。

在激发因素中,剂量联合作用及个体差异尚应考虑。如对于敏感个体,吃一片橘子可能不致引起头痛,而吃数枚橘子则可引起头痛。有些情况下,吃数枚橘子也不引起头痛发作。但如同时有月经的影响,这种联合作用就可引起偏头痛发作。有的个体在商场中待一会儿即出现发作,而有的个体仅于商场中久待才出现偏头痛发作。

偏头痛尚有很多改善因素。有人于偏头痛发作时静躺片刻,即可使头痛缓解。有人于光线较暗淡的房间闭目而使头痛缓解。有人于头痛发作时喜以双手压迫双颞侧,以期使头痛缓解,有人通过冷水洗头使头痛得以缓解。妇女绝经后及妊娠 3 个月后偏头痛趋于缓解。

(二)有关发病机制的几个学说

1.血管活性物质

在所有血管活性物质中,5-HT 学说是学者们提及最多的一个。人们发现偏头痛发作期血小板中 5-HT 浓度下降,而尿中 5-HT 代谢物、5-HT 羟吲哚乙酸增加。脑干中 5-HT 能神经元及去甲肾上腺素能神经元可调节颅内血管舒缩。很多 5-HT 受体拮抗剂治疗偏头痛有效。以利血压耗竭 5-HT 可加速偏头痛发生。

2.三叉神经血管脑膜反应

曾通过刺激啮齿动物的三叉神经,可使其脑膜产生炎性反应,而治疗偏头痛药物麦角胺、双氢麦角胺、Sumatriptan(舒马普坦)等可阻止这种神经源性炎症。在偏头痛患者体内可检测到由三叉神经所释放的降钙素基因相关肽(CGRP),而降钙素基因相关肽为强烈的血管扩张剂。双氢麦角胺 Sumatriptan 既能缓解头痛,又能降低降钙素基因相关肽含量。因此,偏头痛的疼痛是由神经血管性炎症产生的无菌性脑膜炎。Wilkinson 认为三叉神经分布于涉痛区域,偏头痛可能就是一种神经源性炎症。Solomon 在复习儿童偏头痛的研究文献后指出,儿童眼肌瘫痪型偏头痛的复视源于海绵窦内颈内动脉的肿胀伴第Ⅲ对脑神经的损害。另一种解释是小脑上动脉和大脑后动脉肿胀造成的第Ⅲ对脑神经的损害,也可能为神经的炎症。

3.内源性疼痛控制系统障碍

中脑水管周围及第四脑室室底灰质含有大量与镇痛有关的内源性阿片肽类物质,如脑啡肽、β-内啡肽等。正常情况下,这些物质通过对疼痛传入的调节而起镇痛作用。虽然报告的结果不一,但多数报告显示偏头痛患者脑脊液或血浆中 β-内啡肽或其类似物降低,提示偏头痛患者存在内源性疼痛控制系统障碍。这种障碍导致患者疼痛阈值降低,对疼痛感受性增强,易于发生疼痛。

4.自主功能障碍

自主功能障碍很早即引起了学者们的重视。瞬时心率变异及心血管反射研究显示,偏头痛患者存在交感功能低下。24 小时动态心率变异研究提示,偏头痛患者存在交感,副交感功能平衡障碍。也有学者报道偏头痛患者存在瞳孔直径不均,提示这部分患者存在自主功能异常。有人认为在偏头痛患者中的猝死现象可能与自主功能障碍有关。

5.偏头痛的家族聚集性及基因研究

偏头痛患者具有肯定的家族聚集性倾向。遗传因素最明显,研究较多的是家族性偏瘫型偏头痛及基底型偏头痛。有先兆偏头痛比无先兆偏头痛具有更高的家族聚集性。有先兆偏头痛和偏瘫发作可在同一个体交替出现,并可同时出现于家族中,基于此学者们认为家族性偏瘫型偏头痛和非复杂性偏头痛可能具有相同的病理生理和病因。Baloh 等报告了数个家族,其家族中多个成员出现偏头痛性质的头痛,并有眩晕发作或原发性眼震,有的晚年继发进行性周围性前庭功能丧失,有的家族成员发病年龄趋于一致,如均于 25 岁前出现症状发作。

有报告,偏瘫型偏头痛家族基因缺陷与 19 号染色体标志点有关,但也有发现提示有的偏瘫型偏头痛家族与 19 号染色体无关,提示家族性偏瘫型偏头痛存在基因的变异,与 19 号染色体有关的家族性偏瘫型偏头痛患者出现发作性意识障碍的频度较高,这提示在各种与 19 号染色体有关的偏头痛发作的外部诱发阈值较低是由遗传决定的。Ophoff 报告 34 例与 19 号染色体有关的家族性偏瘫型偏头痛家族,在电压闸门性钙通道 α_1 亚单位基因代码功能区域存在 4 种不同的错义突变。

有一种伴有发作间期眼震的家族性发作性共济失调,其特征是共济失调。眩晕伴以发作间期眼震,为显性遗传性神经功能障碍,这类患者约有 50% 出现无先兆偏头痛,临床症状与家族性偏瘫型偏头痛有重叠,二者亦均与基底型偏头痛的典型状态有关,且均可有原发性眼震及进行性共济失调。Ophoff 报告了 2 例伴有发作间期眼震的家族性共济失调家族,存在 19 号染色体电压依赖性钙通道基因的突变,这与在家族性偏瘫型偏头痛所探测到的一样。所不同的是其阅读框架被打断,并产生一种截断的 α_1 亚单位,这导致正常情况下可在小脑内大量表达的钙通道密度的减少,由此可能解释其发作性及进行性加重的共济失调。同样的错义突变如何导致家族性偏瘫型偏头痛中的偏瘫发作尚不明。

Baloh 报告了三个伴有双侧前庭病变的家族性偏头痛家族。家族中多个成员经历偏头痛性头痛,眩晕发作(数分钟),晚年继发前庭功能丧失,晚期,当眩晕发作停止,由于双侧前庭功能丧失导致平衡障碍及走路摆动。

6.血管痉挛学说

颅外血管扩张可伴有典型的偏头痛性头痛发作。偏头痛患者是否存在颅内血管的痉挛尚有争议。以往认为偏头痛的视觉先兆是由血管痉挛引起的,血管痉挛更像是视网膜性偏头痛的始动原因,一些患者经历短暂的单眼失明,于发作期检查,可发现视网膜动脉的痉挛。另外,这些患者对抗血管痉挛剂有反应,与偏头痛相关的听力丧失和(或)眩晕可基于内听动脉耳蜗和(或)前庭分支的血管痉挛来解释。血管痉挛可导致内淋巴管或囊的缺血性损害,引起淋巴液循环损害,并最终发展成为水肿。经颅多普勒(TCD)脑血流速度测定发现,不论是在偏头痛发作期还是发作间期,均存在血流速度的加快,提示这部分患者颅内血管紧张度升高。

7.离子通道障碍

很多偏头痛综合征所共有的临床特征与遗传性离子通道障碍有关。偏头痛患者内耳存在局部细胞外钾的积聚,当钙进入神经元时钾退出。因为内耳的离子通道在维持富含钾的内淋巴和神经元兴奋功能方面是至关重要的,脑和内耳离子通道的缺陷可导致可逆性毛细胞除极及听觉和前庭症状。偏头痛中的头痛则是继发现象,这是细胞外钾浓度增加的结果。偏头痛综合征的很多诱发因素,包括紧张,月经,可能是激素对有缺陷的钙通道影响的结果。

8.其他学说

有人发现偏头痛于发作期存在血小板自发聚集和黏度增加。另有人发现偏头痛患者存在 TXA_2、PGI_2 平衡障碍、P 物质及神经激肽的改变。

二、临床表现

(一)偏头痛发作

Saper 在描述偏头痛发作时将其分为 5 期来叙述。需要指出的是,这 5 期并非每次发作所必备的,有的患者可能只表现其中的数期,大多数患者的发作表现为两期或两期以上,有的仅表现其中的一期。另一方面,每期特征可以存在很大不同,同一个体的发作也可不同。

1.前驱期

60% 的偏头痛患者在头痛开始前数小时至数天出现前驱症状。前驱症状并非先兆,不论是有先兆偏头痛还是无先兆偏头痛均可出现前驱症状。可表现为精神、心理改变,如精神抑郁、疲乏无力、懒散、昏昏欲睡,也可情绪激动、易激惹、焦虑、心烦或欣快感等。尚可表现为自主神经症状,如面色苍白、发冷,厌食或明显的饥饿感、口渴、尿少、尿频、排尿费力、打哈欠、颈项发硬、恶心、肠蠕动增加、腹痛、腹泻、心慌、气短、心率加快,对气味过度敏感等,不同患者前驱症状具有很大的差异,但每例患者每次发作的前驱症状具有相对稳定性。这些前驱症状可在前驱期出现,也可于头痛发作中,甚至持续到头痛发作后成为后续症状。

2.先兆

约有 20％的偏头痛患者出现先兆症状。先兆多为局灶性神经症状,偶为全面性神经功能障碍。典型的先兆应符合下列 4 条特征中的 3 条,即:重复出现,逐渐发展,持续时间不多于 1 小时,并跟随出现头痛。大多数病例先兆持续 5～20 分钟,极少数情况下先兆可突然发作,也有的患者于头痛期间出现先兆性症状,尚有伴迁延性先兆的偏头痛,其先兆不仅始于头痛之前,尚可持续到头痛后数小时至 7 天。

先兆可为视觉性的、运动性的、感觉性的,也可表现为脑干或小脑性功能障碍。常见的无兆为视觉性先兆,约占先兆的 90％。如闪电、暗点、单眼黑蒙、双眼黑蒙、视物变形、视野外空白等。闪光可为锯齿样或闪电样闪光、城垛样闪光。视网膜动脉型偏头痛患者眼底可见视网膜水肿,偶可见樱红色黄斑。仅次于视觉现象的常见先兆为麻痹,典型的是影响一侧手和面部,也可出现偏瘫。

如果优势半球受累,可出现失语,数十分钟后出现对侧或同侧头痛,多在儿童期发病。这称为偏瘫型偏头痛。偏瘫型偏头痛患者的局灶性体征可持续 7 天以上,甚至在影像学上发现脑梗死。偏头痛伴迁延性先兆和偏头痛性偏瘫以前曾被划入"复杂性偏头痛"。偏头痛反复发作后出现眼球运动障碍称为眼肌瘫痪型偏头痛,多为动眼神经麻痹所致,其次为滑车神经和展神经麻痹,多有无先兆偏头痛病史,反复发作者麻痹可经久不愈。如果先兆涉及脑干或小脑,则这种状况被称为基底型偏头痛,又称基底动脉型偏头痛,可出现头昏、眩晕、耳鸣、听力障碍、共济失调。复视、视觉症状包括闪光、暗点、黑蒙、视野缺损、视物变形。双侧损害可出现意识抑制,后者尤见于儿童。尚可出现感觉迟钝,偏侧感觉障碍等。

偏头痛先兆可不伴头痛出现,称为偏头痛等位症,多见于儿童偏头痛。有时见于中年以后,先兆可为偏头痛发作的主要临床表现:而头痛很轻或无头痛,也可与头痛发作交替出现,可表现为闪光、暗点、腹痛、腹泻、恶心、呕吐、复发性眩晕、偏瘫、偏身麻木及精神心理改变。如儿童良性发作性眩晕、前庭性美尼尔氏病、成人良性复发性眩晕。有跟踪研究显示为数不少的以往诊断为美尼尔氏病的患者,其症状大多数与偏头痛有关。有报告描述了一组成人良性复发性眩晕患者,年龄在 7～55 岁晨起发病症状表现为反复发作的头晕、恶心、呕吐及大汗,持续数分钟至 4 天不等。发作开始及末期表现为位置性眩晕,发作期间无听觉症状。发作间期几乎所有患者均无症状。这些患者眩晕发作与偏头痛有着几个共同的特征包括可因酒精、睡眠不足、情绪紧张造成及加重,女性多发常见于经期。

3.头痛

头痛可出现于围绕头或颈部的任何部位,可位颞侧、额部、眶部。多为单侧痛,也可为双侧痛,甚至发展为全头痛,其中单侧痛者约占 2/3。头痛性质往往为搏动性痛,但也有的患者描述为钻痛。疼痛程度往往为中、重度痛，甚至难以忍受。往往是晨起后发病，逐渐发展，达高峰后逐渐缓解。也有的患者于下午或晚上起病，成人头痛大多历时 4 小时至 3 天，而儿童头痛多历时 2 小时至 2 天。尚有持续时间更长者，可持续数周。有人将发作持续 3 天以上的偏头痛称为偏头痛持续状态。头痛期间不少患者伴随出现恶心、呕吐、视物不清、畏光、畏声等，喜独居。恶心为最常见伴随症状，达一半以上，且常为中、重度恶心。恶心可先于头痛发作，也可于头痛发作中或发作后出现。近一半的患者出现呕吐，有些患者的经验是呕吐后发作即明显缓解。其他自主功能障碍也可出现，如尿频、排尿障碍、鼻塞、心慌、高血压、低血压，甚至可出现心律失常。发作累及脑干或小脑者可出现眩晕、共济失调、复视、听力下降、耳鸣、意识障碍。

4.头痛终末期

此期为头痛开始减轻至最终停止这一阶段。

5.后续症状期

为数不少的患者于头痛缓解后出现一系列后续症状。表现怠倦、困顿、昏昏欲睡。有的感到精疲力竭、饥饿感或厌食、多尿、头皮压痛、肌肉酸痛。也可出现精神心理改变，如烦躁、易怒，心境高涨或情绪低落、少语、少动等。

（二）儿童偏头痛

儿童偏头痛是儿童期头痛的常见类型。儿童偏头痛与成人偏头痛在一些方面有所不同。性别方面，发生于青春期以前的偏头痛，男女患者比例大致相等，而成人期偏头痛，女性比例大大增加，约为男性的 3 倍。

儿童偏头痛的诱发及加重因素有很多与成人偏头痛一致，如劳累和情绪紧张可诱发或加重头痛，为数不少的儿童可因运动而诱发头痛，儿童偏头痛患者可有睡眠障碍，而上呼吸道感染及其他发热性疾病在儿童比成人更易使头痛加重。

在症状方面，儿童偏头痛与成人偏头痛亦有区别。儿童偏头痛持续时间常较成人短。偏瘫型偏头痛多在儿童期发病，成年期停止，偏瘫发作可从一侧到另一侧，这种类型的偏头痛常较难控制。反复的偏瘫发作可造成永久性神经功能缺损，并可出现病理征，也可造成认知障碍。基底动脉型偏头痛，在儿童也比成人常见，表现闪光、暗点、视物模糊、视野缺损，也可出现脑干、小脑及耳症状，如眩晕、耳鸣、耳聋、眼球震颤。在儿童出现意识恍惚者比成人多，尚可出现跌倒发作。有些偏头痛儿童尚可仅出现反复发作性眩晕，而无头痛发作。一个平时表现完全正常的儿童可突然恐惧，大叫、面色苍白、大汗、步态蹒跚、眩晕、旋转感，并出现眼球震颤，数分钟后可完全缓解，恢复如常，称之为儿童良性发作性眩晕，属于一种偏头痛等位症。这种眩晕发作典型的始于 4 岁以前，可每日数次发作，其后发作次数逐渐减少，多数于 7～8 岁以后不再发作。与成人不同，儿童偏头痛的前驱症状常为腹痛，有时可无偏头痛发作而代之以腹痛、恶心、呕吐、腹泻，称为腹型偏头痛等位症。在偏头痛的伴随症状中，儿童偏头痛出现呕吐较成人更加常见。

儿童偏头痛的预后较成人偏头痛好。6 年后约有一半儿童不再经历偏头痛，约 1/3 的偏头痛得到改善。而始于青春期以后的成人偏头痛常持续几十年。

三、诊断与鉴别诊断

偏头痛的诊断应根据详细的病史做出，特别是头痛的性质及相关的症状非常重要。如头痛的部位、性质、持续时间、疼痛严重程度、伴随症状及体征、既往发作的病史、诱发或加重因素等。对于偏头痛患者应进行细致的一般内科查体及神经科检查，以除外症状与偏头痛有重叠、类似或同时存在的情况。诊断偏头痛虽然没有特异性的实验室指标，但有时给予患者必要的实验室检查非常重要，如血、尿、脑脊液及影像学检查，以排除器质性病变。特别是中年或老年期出现的头痛，更应排除器质性病变。当出现严重的先兆或先兆时间延长时，有学者建议行颅脑 CT 或 MRI 检查。也有学者提议当偏头痛发作每月超过 2 次时，应警惕偏头痛的原因。

国际头痛协会的诊断标准为偏头痛的诊断提供了一个可靠的、可量化的诊断标准，对于临床和科研的意义是显而易见的，有学者特别提到其对于临床试验及流行病学调查有重要意义。但临床上有时遇到患者并不能完全符合这个标准，对这种情况学者们建议随访及复查，以确定诊断。

由于国际头痛协会的诊断标准掌握起来比较复杂，为了便于临床应用，国际上一些知名的学者一直在探讨一种简单化的诊断标准。其中 Solomon 介绍了一套简单标准，符合这个标准的患者 99% 符合国际头痛协会关于无先兆偏头痛的诊断标准。这套标准较易掌握，供参考：

(1)具备下列 4 条特征中的任何 2 条，即可诊断无先兆型偏头痛。

1)疼痛位于单侧。

2)搏动性痛。

3)恶心。

4)畏光或畏声。

(2)另有 2 条附加说明。

1)首次发作者不应诊断。

2)应无器质性疾病的证据。

在临床工作中尚能遇到患者有时表现为紧张型头痛，有时表现为偏头痛性质的头痛，为此有学者查阅了国际上一些临床研究文献后得到的答案是。紧张型头痛和偏头痛并非是截然分开的，其临床上确实存在着重叠，故有学者提出二者可能是一个连续的统一体。有时遇到有先兆偏头痛患者可表现为无先兆偏头痛，同样，学者们认为二型之间既可能有不同的病理生理，又可能是一个连续的统一体。

偏头痛应与下列疼痛相鉴别：

1.紧张型头痛

又称肌收缩型头痛。其临床特点是：头痛部位较弥散，可位于前额、双侧、顶、枕及颈部。头痛性质常呈钝痛，头部压迫感、紧箍感，患者常述犹如戴着一个帽子。头痛常呈持续性，可时轻时重。多有头皮、颈部压痛点，按摩头颈部可使头痛缓解，多有额、颈部肌肉紧张。多少伴有恶心、呕吐。

2.丛集性头痛

又称组胺性头痛，Horton 综合征。表现为一系列密集的、短暂的、严重的单侧钻痛。与偏头痛不同，头痛部位多局限并固定于一侧眶部、球后和额颞部。发病时间常在夜间，并使患者痛醒。发病时间固定，起病突然而无先兆，开始可为一侧鼻部烧灼感或球后压迫感，继之出现特定部位的疼痛，常疼痛难忍，并出现面部潮红、结膜充血、流泪、流涕、鼻塞。为数不少的患者出现 Horner 征,可出现畏光,不伴恶心、呕吐。诱因可为发作群集期饮酒,兴奋或服用扩血管药引起。发病年龄常较偏头痛晚,平均 25 岁,男女之比约 4∶1。罕见家族史。治疗包括:非甾体类消炎止痛剂;激素治疗;睾丸素治疗;吸氧疗法(国外介绍为 100% 氧,8~10L/min,共 10~15 分钟,仅供参考);麦角胺咖啡因或双氢麦角碱睡前应用,对夜间头痛特别有效;碳酸锂疗效尚有争议,但多数介绍其有效,但中毒剂量有时与治疗剂量很接近,曾有老年患者(精神患者)服一片致昏迷者,建议有条件者监测血锂水平,不良反应有胃肠道症状、肾功能改变、内分泌改变、震颤、眼球震颤、抽搐等;其他药物尚有钙通道阻滞剂、sumatriptan 等。

3.痛性眼肌麻痹

又称 Tolosa-Hunt 综合征。是一种以头痛和眼肌麻痹为特征,涉及特发性眼眶和海绵窦的炎性疾病。病因可为颅内颈内动脉的非特异性炎症,也可能涉及海绵窦。常表现为球后及眶周的顽固性胀痛、刺痛,数天或数周后出现复视,并可有第Ⅲ、Ⅳ、Ⅵ脑神经受累表现,间隔数月数年后复发,需行血管造影以排除颈内动脉瘤。皮质类固醇治疗有效。

4.颅内占位所致头痛

占位早期,头痛可为间断性或晨起为重,但随着病情的发展,多成为持续性头痛,进行性加重,可出现颅内高压的症状与体征,如头痛、恶心、呕吐、视盘水肿,并可出现局灶症状与体征,如精神改变。偏瘫、失语、偏身感觉障碍、抽搐、偏盲、共济失调,眼球震颤等,典型者鉴别不难。但需注意,也有表现为十几年的偏头痛,最后被确诊为巨大血管瘤者。

四、防治

(一)一般原则

偏头痛的治疗策略包括两个方面:对症治疗及预防性治疗。对症治疗的目的在于消除、抑制或减轻疼痛及伴随症状。预防性治疗用来减少头痛发作的频度及减轻头痛严重性。对偏头痛患者是单用对症治疗还是同时采取对症治疗及预防性治疗,要具体分析。一般说来,如果头痛发作频度较小,疼痛程度较轻,持续时间较短,可考虑单纯选用对症治疗。如果头痛发作频度较大,疼痛程度较重,持续时间较长,对工作、学习、生活影响较明显,则在给予对症治疗的同时,给予适当的预防性治疗。总之,既要考虑到疼痛对患者的影响,又要考虑到药物不良反应对患者的影响,有时还要参考患者个人的意见。Saper 的建议是每周发作 2 次以下者单独给予药物性对症治疗,而发作频繁者应给予预防性治疗。

不论是对症治疗还是预防性治疗均包括两个方面,即药物干预及非药物干预。

非药物干预方面,强调患者自助。嘱患者详细记录前驱症状,头痛发作与持续时间及伴随症状,找出头痛诱发及缓解的因素,并尽可能避免。如避免某些食物,保持规律的作息时间,规律饮食。不论是在工作日,还是周末抑或假期,坚持这些方案对于减轻头痛发作非常重要,接受这些建议对 30% 患者有帮助。另有人倡导有规律的锻炼,如长跑等,可能有效地减少头痛发作。认知和行为治疗,如生物反馈治疗等,已被证明有效,另有患者于头痛时进行痛点压迫,于凉爽、安静、暗淡的环境中独处,或以冰块冷敷均有一定效果。

(二)药物对症治疗

偏头痛对症治疗可选用非特异性药物治疗,包括简单的止痛药,非甾体消炎药及麻醉剂。对于轻、中度头痛,简单的镇痛药及非甾体消炎药常可缓解头痛的发作。常用的药物有脑清片、对乙酰氨基酚、阿司匹林、萘普生、吲哚美辛、布洛芬、罗通定等。麻醉药的应用是严格限制的，Saper 提议主要用于严重发作，其他治疗不能缓解，或对偏头痛特异性治疗有禁忌或不能忍受的情况下应用。偏头痛特异性 5－HT 受体拮抗剂主要用于中、重度偏头痛。偏头痛特异性 5－HT 受体拮抗剂结合简单的止痛剂，大多数头痛可得到有效的治疗。

5－HT 受体拮抗剂治疗偏头痛的疗效是肯定的。麦角胺咖啡因既能抑制去甲肾上腺素的再摄取，又能拮抗其与 β 肾上腺素受体的结合，于先兆期或头痛开始后服用 1 片，常可使头痛发作终止或减轻，如效不显，于数小时后加服 1 片，每日不超过 4 片，每周用量不超过 10 片。该药缺点是不良反应较多，并且有成瘾性，有时剂量会越来越大。常见不良反应为消化道症状、心血管症状，如恶心、呕吐、胸闷、气短等。孕妇、心肌缺血、高血压、肝肾疾病等忌用。

麦角碱衍生物酒石酸麦角胺，Sumatriptan 和二氢麦角胺为偏头痛特异性药物，均为 5－HT 受体拮抗剂。这些药物作用于中枢神经系统和三叉神经中受体介导的神经通路，通过阻断神经源性炎症而起到抗偏头痛作用。

酒石酸麦角胺主要用于中、重度偏头痛，特别是当简单的镇痛治疗效果不足或不能耐受时。其有多项作用：既是 5－HT$_{1A}$、5－HT$_{1B}$、5－HT$_{1D}$ 和 5－HT$_{1F}$ 受体拮抗剂，又是 α－肾上腺素受体拮抗剂，通过刺激动脉平滑肌细胞 5－HT 受体而产生血管收缩作用；它可收缩静脉容量性血管，抑制交感神经末端去甲肾上腺素再摄取。作为 5－HT$_1$ 受体拮抗剂，它可抑制三叉神经血管系统神经源性炎症，其抗偏头痛活性中最基础的机制可能在此，而非其血管收缩作用。其对中枢神经递质的作用对缓解偏头痛发作亦是重要的。给药途径有口服、舌下及直肠给药。生物利用度与给药途径关系密切。口服及舌下含化吸收不稳定，直肠给药起效快，吸收可靠。为了减少过多应用导致麦角胺依赖性或反跳性头痛，一般每周应用不超过 2 次，应避免大剂量连续用药。Saper 总结酒石酸麦角胺在下列情况下慎用或禁用：年龄 55～60 岁（相对禁忌）；妊娠或哺乳；心动过缓（中至重度）；心室疾病（中至重度）；胶原－肌肉病；心肌炎；冠心病，包括血管痉挛性心绞痛；高血压（中至重度）；肝，肾损害（中至重度）；感染或高热/败血症；消化性溃疡性疾病；周围血管病；严重瘙痒。另外，该药可加重偏头痛造成的恶心、呕吐。

sumatriptan 亦适用于中、重度偏头痛发作。作用于神经血管系统和中枢神经系统，通过抑制或减轻神经源性炎症而发挥作用。曾有人称 sumatriptan 为偏头痛治疗的里程碑。皮下用药 2 小时，约 80% 的急性偏头痛有效。尽管 24～48 小时内 40% 的患者重新出现头痛，这时给予第 2 剂仍可达到同样的有效率。口服制剂的疗效稍低于皮下给药，起效亦稍慢，通常在 4 小时内起效。皮下用药后 4 小时给予口吸制剂不能预防再出现头痛，但对皮下用药后 24 小时内出现的头痛有效。sumatriptan 具有良好的耐受性，其不良反应通常较轻和短暂，持续时间常在 45 分钟以内。包括注射部位的疼痛、耳鸣、面红、烧灼感热感、头昏、体重增加、颈痛及发音困难。少数患者于首剂时出现非心源性胸部压迫感，仅有很少患者于后续用药时再出现这些症状。罕见引起与其相关的心肌缺血。

Saper 总结应用 sumatriptan 注意事项及禁忌证为：年龄超过 55～60 岁（相对禁忌证）；妊娠或哺乳；缺血性心肌病（心绞痛、心肌梗死病史记录到的无症状性缺血）；不稳定型心绞痛；高血压（未控制）；基底型或偏瘫型偏头痛；未识别的冠心病（绝经期妇女，男性＞40 岁，心脏病危险因素如高血压、高脂血症、肥胖、糖尿病、严重吸烟及强阳性家族史）；肝肾功能损害（重度）；

同时应用单胺氧化酶抑制剂或单胺氧化酶、酒石酸双氢麦角胺的效果超过酒石酸麦角胺。大多数患者起效迅速,在中、重度发作特别有用,也可用于难治性偏头痛,与酒石酸麦角胺有共同的机制,但其动脉血管收缩作用较弱。有选择性收缩静脉血管的特性,可静脉注射、肌内注射及鼻腔吸入。静脉注射途径给药起效迅速。肌内注射生物利用度达100%。鼻腔吸入的绝对生物利用度40%,应用酒石酸双氢麦角胺后再出现头痛的频率较其他现有的抗偏头痛剂小。这可能与其半衰期长有关。

酒石酸双氢麦角胺较酒石酸麦角胺具有较好的耐受性。恶心和呕吐的发生率及程度非常低,静脉注射最高,肌内注射及鼻吸入给药低。极少成瘾和引起反跳性头痛。通常的不良反应包括胸痛、轻度肌痛、短暂的血压上升。不应给予有血管痉挛反应倾向的患者。包括已知的周围性动脉疾病、冠状动脉疾病(特别是不稳定性心绞痛或血管痉挛性心绞痛)或未控制的高血压。注意事项和禁忌证同酒石酸麦角胺。

(三)药物预防性治疗

偏头痛的预防性治疗应个体化,特别是剂量的个体化。可根据患者体重,一般身体情况。既往用药体验等选择初始剂量,逐渐加量,如无明显不良反应,可连续用药2~3天,无效时再接用其他药物。

1.抗组织胺药物

苯噻啶为一有效的偏头痛预防性药物。可每日2次,每次0.5mg起,逐渐加量,一般可增加至每日3次,每次1.0mg,最大量不超过6mg/天。不良反应为嗜睡、头昏、体重增加等。

2.钙通道拮抗剂

氟桂利嗪,每晚1次,每次5~10mg,不良反应有嗜睡、锥体外系反应、体重增加、抑郁等。

3.β-受体阻滞剂

普萘洛尔,开始剂量3次/天,10mg/次,逐渐增加至60mg/天,也有介绍120mg/天,心率<60次/分钟者停用。哮喘、严重房室传导阻滞者禁用。

4.抗抑郁剂

阿米替林每日3次,25mg/次逐渐加量。可有嗜睡等不良反应,加量后不良反应明显。氟西汀(我国商品名百优解)20mg/片,每晨1片,饭后服,该药初始剂量及有效剂量相同,服用方便,不良反应有睡眠障碍、胃肠道症状等,常较轻。

5.其他

非甾体消炎药,如萘普生;抗惊厥药,如卡马西平、丙戊酸钠等;舒必剂、泰必利;中医中药(辨证施治、辨经施治、成方加减、中成药)等皆可试用。

(四)关于特殊类型偏头痛

与偏头痛相关的先兆是否需要治疗及如何治疗,目前尚无定论。通常先兆为自限性的、短暂的,大多数患者于治疗尚未发挥作用时可自行缓解。如果患者经历复发性、严重的、明显的先兆,考虑舌下含化尼非地平,但头痛有可能加重,且疗效亦不肯定。给予sumatriptan及酒石酸麦角胺的疗效亦尚处观察之中。

(五)关于难治性、严重偏头痛性头痛

这类头痛主要涉及偏头痛持续状态,头痛常不能为一般的门诊治疗所缓解。患者除持续

的进展性头痛外尚有一系列生理及情感症状,如恶心、呕吐、腹泻、脱水、抑郁、绝望,甚至自杀倾向。用药过度及反跳性依赖、戒断症状常促发这些障碍。这类患者常需收入急症室观察或住院,以纠正患者存在的生理障碍,如脱水等;排除伴随偏头痛出现的严重的神经内科或内科疾病;治疗纠正药物依赖;预防患者于家中自杀等。应注意患者的生命体征,可做心电图检查。药物可选用酒石酸双氢麦角胺、sumatriptan 鸦片类及止吐药,必要时亦可谨慎给予氯丙嗪等。可选用非肠道途径给药,如静脉或肌内注射给药。一旦发作控制,可逐渐加入预防性药物治疗。

(六)关于妊娠妇女的治疗

Schulman 建议给予地美罗注射剂或片剂,并应限制剂量。还可应用泼尼松,其不易穿过胎盘,在妊娠早期不损害胎儿,但不宜应用太频。如欲怀孕,最好尽最大可能不用预防性药物并避免应用麦角类制剂。

(七)关于儿童偏头痛

儿童偏头痛用药的选择与成人有很多重叠,如止痛药物、钙离子通道拮抗剂、抗组织胺药物等,但也有人质疑酒石酸麦角胺药物的疗效。如能确诊,重要的是对儿童及其家长进行安慰,使其对本病有一个全面的认识,以缓解由此带来的焦虑,对治疗当属有益。

五、护理

(一)护理评估

1.健康史

(1)了解头痛的部位、性质和程度:询问是全头疼还是局部头疼;是搏动性头疼还是胀痛、钻痛;是轻微痛、剧烈痛还是无法忍受的疼痛。偏头疼常描述为双侧头部的搏动性疼痛。

(2)头疼的规律:询问头疼发病的急缓,是持续性还是发作性,起始与持续时间,发作频率,激发或缓解的因素,与季节、气候、体位、饮食、情绪、睡眠、疲劳等的关系。

(3)有无先兆及伴发症状:如头晕、恶心、呕吐、面色苍白、潮红、视物不清、闪光、畏光、复视、耳鸣、失语、偏瘫、嗜睡、发热、晕厥等。典型偏头疼发作常有视觉先兆和伴有恶心、呕吐、畏光。

(4)既往史与心理社会状况:询问患者的情绪、睡眠、职业情况以及服药史,了解头疼对日常生活、工作和社交的影响,患者是否因长期反复头疼而出现恐惧、忧郁或焦虑心理。大部分偏头疼患者有家族史。

2.身体状况

检查意识是否清楚,瞳孔是否等大等圆、对光反射是否灵敏;体温、脉搏、呼吸、血压是否正常;面部表情是否痛苦,精神状态怎样;眼睑是否下垂,有无脑膜刺激征。

3.主要护理问题及相关因素

(1)偏头疼:与发作性神经血管功能障碍有关。

(2)焦虑:与偏头疼长期、反复发作有关。

(3)睡眠形态紊乱:与头疼长期反复发作和(或)焦虑等情绪改变有关。

(二)护理措施

1.避免诱因

告知患者可能诱发或加重头疼的因素,如情绪紧张、进食某些食物、饮酒、月经来潮、用力性动作等;保持环境安静、舒适、光线柔和。

2.指导减轻头疼的方法

如指导患者缓慢深呼吸,听音乐、练气功、生物反馈治疗,引导式想象,冷、热敷以及理疗、按摩、指压止痛法等。

3.用药护理

告知止痛药物的作用与不良反应,让患者了解药物依赖性或成瘾性的特点,如大量使用止痛剂,滥用麦角胺咖啡因可致药物依赖。指导患者遵医嘱正确服药。

第五节　急性脊髓炎

一、概述

脊髓炎系指由于感染或毒素侵及脊髓所致的疾病,更因其在脊髓的病变常为横贯性者,故亦称横贯性脊髓炎。

二、病因

脊髓炎不是一个独立的疾病,它可由许多不同的病因所引起,主要包括感染与毒素两类。

(一)感染

感染是引致脊髓炎的主要原因之一。可以是原发的,亦可以为继发的。原发性者最为多见,即指由于病毒所引致的急性脊髓炎而言。继发性者为起病于急性传染病,如麻疹、猩红热、白喉、流行性感冒、丹毒、水痘、肺炎、心内膜炎、淋病与百日咳等病的病程中,疫苗接种后或泌尿系统慢性感染性疾病时。

(二)毒素

无论外源毒素或内源毒素,当作用于脊髓时均可引致脊髓炎。较为常见可能引起脊髓炎的外源毒素有下列几种:即一氧化碳中毒、二氧化碳中毒、脊髓麻醉与蛛网膜下腔注射药物等。脊髓炎亦偶可发生妊娠或产后期。

三、病理

脊髓炎的病理改变,主要在脊髓本身。

(一)急性期

脊髓肿胀、充血、发软、灰质与白质界限不清。镜检则可见细胞浸润,小量出血,神经胶质增生,血管壁增厚,神经细胞和纤维变性改变。

(二)慢性期

脊髓萎缩、苍白、发硬,镜检则可见神经细胞和纤维消失,神经胶质纤维增生。

四、临床表现

病毒所致的急性脊髓炎多见于青壮年,散在发病。起病较急,一般多有轻度前驱症状,如低热、全身不适或上呼吸道感染的症状,脊髓症状急骤发生。可有下肢的麻木与麻刺感,背痛并放射至下肢或围绕躯体的束带状感觉等,一般持续一或二日(罕有持续数小时者),长者可至1周,即显现脊髓横贯性损害症状,因脊髓横贯性损害可为完全性者,亦可为不完全性者,同时因脊髓罹患部位的不同,故其症状与体征亦各异,胸节脊髓最易罹患,此盖因胸髓最长与循环功能不全之故,兹依脊髓罹患节段,分别论述其症状与体征如下:

(一)胸髓

胸髓脊髓炎患者的最初症状为下肢肌力弱,可迅速进展而成完全性瘫痪。病之早期,瘫痪为弛缓性者,此时肌张力低下,浅层反射与深层反射消失,病理反射不能引出,是谓脊髓休克,为痉挛性截瘫。与此同时出现膀胱与直肠的麻痹,故初为尿与大便潴留,其后为失禁。因病变的横贯性,故所有感觉束皆受损,因此病变水平下的各种感觉皆减退或消失。感觉障碍的程度,决定于病变的严重度。瘫痪的下肢可出现血管运动障碍,如水肿与少汗或无汗。阴茎异常搏起偶可见到。

由于感觉消失,营养障碍与污染,故褥疮常发生于骶部,股骨粗隆,足跟等骨骼隆起处。

(二)颈髓

颈髓脊髓炎患者,弛缓性瘫痪见于上肢,而痉挛性瘫痪见于下肢。感觉障碍在相应的颈髓病变水平下,病变若在高颈髓(颈髓3、4)则为完全性痉挛性四肢瘫痪且并有膈肌瘫痪,可出现呼吸麻痹,并有高热,可导致死亡。

(三)腰骶髓

严重的腰骶髓脊髓炎呈现下肢的完全性弛缓性瘫痪,明显的膀胱与直肠功能障碍,下肢腱反射消失,其后肌肉萎缩。

五、实验室检查

血液中白细胞数增多,尤以中性多形核者为甚。脑脊髓液压力可正常,除个别急性期脊髓水肿严重者外,一般无椎管阻塞现象。脑脊髓液外观无色透明,白细胞数可增高,主要为淋巴细胞、蛋白质含量增高、糖与氯化物含量正常。

六、诊断与鉴别诊断

确定脊髓炎的部位与病理诊断并不困难,其特点包括起病急骤,有前驱症状,迅即发生的脊髓横贯性损害症状与体征以及脑脊髓液的异常等。但欲确定病因则有时不易,详细的病史非常重要,例如起病前不久曾疫苗接种,则其脊髓炎极可能与之有关。本病需与急性硬脊膜外脓肿,急性多发性神经根神经炎,视神经脊髓炎和脊髓瘤相鉴别。

七、治疗

一切脊髓炎患者在急性期皆应绝对卧床休息。急性期可应用糖皮质激素,如氢化可的松100～200mg 或地塞米松 5～10mg 静脉滴注,1 天 1 次,连续 10 天,以后改为口服泼尼松,已有并发感染或为预防感染,可选用适当的抗生素,并应加用维生素 B_1、B_{12} 等。有呼吸困难者应注意呼吸道通畅,勤翻身,定时拍背,务使痰液尽量排出,如痰不能咳出或有分泌物储积,可行气管切开。必须采取一切措施预防褥疮的发生,患者睡衣与被褥必须保持清洁、干燥、柔软、且无任何皱褶。骶部应置于裹有白布的橡皮圈上,体位应定时变换,受压部分的皮肤亦应涂擦滑石粉。若褥疮已发生,可局部应用氧化锌粉,代马罗或鞣酸软膏。

尿潴留时应使用留置导尿管,每3～4小时放尿一次,每日应以3%硼酸或1%呋喃西林或者1%高锰酸钾液,每次250mL冲洗灌注,应停留0.5小时再放出,每天冲洗1～2次,一有功能恢复迹象时则应取去导尿管,训练患者自动排尿。

便秘时应在食物中增加蔬菜,给予缓泻剂必要时灌肠。

急性期时应注意避免屈曲性截瘫的发生以及注意足下垂的预防,急性期后应对瘫痪肢进行按摩、全关节的被动运动与温浴,可改善局部血循环与防止挛缩。急性期后仍为弛缓性瘫痪时,可应用平流电治疗。

八、护理

(一)评估要点

1.一般情况

了解患者起病的方式、缓急;有无接种疫苗、病毒感染史;有无受凉、过劳、外伤等明显的诱因和前驱症状。评估患者的生命体征有无改变,了解对疾病的认识。

2.专科情况

(1)评估患者是否存在呼吸费力、吞咽困难和构音障碍。

(2)评估患者感觉障碍的部位、类型、范围及性质。观察双下肢麻木、无力的范围、持续时间;了解运动障碍的性质,分布、程度及伴发症状。评估运动和感觉障碍的平面是否上升。

(3)评估排尿情况:观察排尿的方式、次数与量,了解膀胱是否膨隆。区分是尿潴留还是充溢性尿失禁。

(4)评估皮肤的情况:有无皮肤破损、发红等。

3.实验室及其他检查

(1)肌电图是否呈失神经改变:下肢体感诱发电位及运动诱发电位是否异常。

(2)脊髓MRI是否有典型的改变,即病变部位脊髓增粗。

(二)护理诊断

1.躯体移动障碍

与脊髓病变所致截瘫有关。

2.排尿异常

与自主神经功能障碍有关。

3.低效性呼吸形态

与高位脊髓病变所致呼吸肌麻痹有关。

4.感知改变

与脊髓病变、感觉传导通路受损有关。

5.潜在并发症

压疮、肺炎、泌尿系统感染。

（三）护理措施

1.心理护理

双下肢麻木、无力易引起患者情绪紧张，护理人员应给予安慰，向患者及家属讲解疼痛过程。教会患者分散注意力的方法，如听音乐、看书。多与患者进行沟通，树立战胜疾病的信心，提高疗效。

2.病情观察

（1）监测生命体征：如血压偏低、心率慢、呼吸慢、血氧饱和度低、肌张力低、立即报告医生，同时建立静脉通道，每15分钟监测生命体征1次，直至正常。

（2）观察双下肢麻木，无力的范围、持续时间。

（3）监测血常规、脑脊液中淋巴细胞及蛋白、肝功能、肾功能情况，并准确记录。

3.皮肤护理

每1～2小时翻身1次，并观察受压部位皮肤情况。保持皮肤清洁、干燥，床单柔软、平坦、舒适，受压部位皮肤用软枕、海绵垫悬空，防止压疮形成。保持肢体的功能位置，定时活动，防止关节挛缩和畸形，避免屈曲性痉挛的发生。

4.饮食护理

饮食上给予清淡、易消化、营养丰富的食物，新鲜的瓜果和蔬菜，如苹果、梨、香蕉、冬瓜、木耳等，避免辛辣刺激性强和油炸食物。

5.预防并发症

（1）预防压疮，做到"七勤"。如已发生压疮，应积极换药治疗。

（2）做好便秘、尿失禁、尿潴留的护理，防治尿路感染。

（3）注意保暖，避免受凉。经常拍背，帮助排痰，防止坠积性肺炎。

（四）应急措施

如患者出现呼吸费力、呼吸动度减小、呼吸浅慢、发绀、吞咽困难时，即刻给予清理呼吸道，吸氧，建立人工气道，应用简易呼吸器进行人工捏球辅助呼吸，有条件者给予呼吸机辅助呼吸；建立静脉液路，按医嘱给予抢救用药，必要时行气管插管或气管切开。

（五）健康教育

1.入院教育

（1）鼓励患者保持良好的心态，关心、体贴、尊重患者，树立战胜疾病的信心。

（2）告知本病的治疗、护理及预后等相关知识。

（3）病情稳定后及早开始瘫痪肢体的功能锻炼。

2.住院教育

（1）指导患者按医嘱正确服药，告知药物的不良反应与服药注意事项。

（2）给予高热量、高蛋白、高维生素饮食，多吃酸性及纤维素丰富的食物，少食胀气食物。

（3）告知患者及家属膀胱充盈的表现及尿路感染的表现，鼓励多饮水，2500～3000mL/天，保持会阴部清洁、保持床单位及衣物整洁、干燥。

（4）指导患者早期进行肢体的被动与主动运动。

3.出院指导

(1)坚持肢体的功能锻炼和日常生活动作的训练,忌烟酒,做力所能及的家务和工作,促进功能恢复。

(2)患者出院后,继续遵医嘱服药。

(3)定期门诊复查,一旦发现肢体麻木、乏力、四肢瘫痪等情况,立即就医。

第六节　重症肌无力

重症肌无力(MG)是乙酰胆碱受体抗体(AchRAb)介导的,细胞免疫依赖及补体参与者的神经肌肉接头处传递障碍的自身免疫性疾病。病变主要累及神经肌肉接头突触后膜上乙酰胆碱受体(AchR)。临床特征为部分或全身骨骼肌易疲劳,通常在活动后加重、休息后减轻,具有晨轻容重等特点。MG 在一般人群中发病率为 8/10 万~20/10 万,患病率约为 50/10 万。

一、病因

(1)重症肌无力确切的发病机制目前仍不明确,但是有关该病的研究还是很多的,其中,研究最多的是有关重症肌无力与胸腺的关系,以及乙酰胆碱受体抗体在重症肌无力中的作用。大量的研究发现,重症肌无力患者神经,肌肉接头处突触后膜上的乙酰胆碱受体(AchR)数目减少,受体部位存在抗 AchR 抗体,且突触后膜上有 IgG 和 C_3 复合物的沉积。

(2)血清中的抗 AchR 抗体的增高和突触后膜上的沉积所引起的有效的 AchR 数目的减少,是本病发生的主要原因,而胸腺是 AchR 抗体产生的主要场所。因此,本病的发生一般与胸腺有密切的关系。所以,调节人体 AchR,使之数目增多,化解突触后膜上的沉积,抑制抗 AchR 抗体的产生是治愈本病的关键。

(3)很多临床现象也提示本病和免疫机制紊乱有关。

二、诊断要点

(一)临床表现

本病根据临床特征诊断不难。起病隐袭,主要表现受累肌肉病态疲劳,肌肉连续收缩后出现严重肌无力甚至瘫痪,经短暂休息后可见症状减轻或暂时好转。肌无力多于下午或傍晚劳累后加重,晨起或休息后减轻,称之为"晨轻暮重"。首发症状常为眼外肌麻痹,出现非对称性眼肌麻痹和上睑下垂,斜视和复视,严重者眼球运动明显受限,甚至眼球固定,瞳孔光反射不受影响。面肌受累表现皱纹减少,表情困难,闭眼和示齿无力;咀嚼肌受累使连续咀嚼困难,进食经常中断;延髓肌受累导致饮水呛咳,吞咽困难,声音嘶哑或讲话鼻音;颈肌受损时抬头困难,严重时出现肢体无力,上肢重于下肢,近端重于远端。呼吸肌、膈肌受累,出现咳嗽无力、呼吸困难,重症可因呼吸肌麻痹继发吸入性肺炎可导致死亡。偶有心肌受累可突然死亡,平滑肌和膀胱括约肌一般不受累。感染、妊娠、月经前常导致病情恶化,精神创伤、过度疲劳等可为诱因。

(二)临床试验

肌疲劳试验,如反复睁闭眼、握拳或两上肢平举,可使肌无力更加明显,有助诊断。

(三)药物试验

1.新斯的明试验

以甲基硫酸新斯的明 0.5mg 肌内注射或皮下注射。如肌力在半至 1 小时内明显改善时可以确诊,如无反应,可次日用 1mg、1.5mg,直至 2mg 再试,如 2mg 仍无反应,一般可排除本病。为防止新期的明的毒碱样反应,需同时肌内注射阿托品 0.5~1.0mg。

2.氯化腾喜龙试验

适用于病情危重、有延髓性麻痹或肌无力危象者。用 10mg 溶于 10mg 生理盐水中缓慢静脉注射,至 2mg 后稍停 20 秒,若无反应可注射 8mg,症状改善者可确诊。

(四)辅助检查

1.电生理检查

常用感应电持续刺激,受损肌反应及迅速消失。此外,也可行肌电图重复频率刺激试验,低频刺激波幅递减超过 10% 以上,高频刺激波幅递增超过 30% 以上为阳性。单纤维肌电图出现颤抖现象延长,延长超过 $50\mu s$ 者也属阳性。

2.其他

血清中抗 AchR 抗体测定约 85% 患者增高。胸部 X 线摄片或胸腺 CT 检查,胸腺增生或伴有胸腺肿瘤,也有辅助诊断价值。

三、鉴别要点

(1)本病眼肌型需与癔症、动眼神经麻痹、甲状腺毒症、眼肌型营养不良症、眼睑痉挛鉴别。

(2)延髓肌型者,需与真假延髓性麻痹鉴别。

(3)四肢无力者需与神经衰弱、周期性瘫痪、感染性多发性神经炎、进行性脊肌萎缩症、多发性肌炎和癌性肌无力等鉴别。特别由支气管小细胞肺癌所引起的 Lambert Eaton 综合征与本病十分相似,但药物试验阴性。肌电图(EMG)有特征异常,静息电位低于正常,低频重复电刺激活动电位渐次减小,高频重复电刺激活动电位渐次增大。

四、规范化治疗

(一)胆碱酯酶抑制剂

主要药物是溴吡斯的明,剂量为 60mg,每日 3 次口服。可根据患者症状确定个体化剂量,若患者吞咽困难,可在餐前 30 分钟服药;如晨起行走无力,可起床前服长效溴吡斯的明 180mg。

(二)皮质激素

皮质激素适用于抗胆碱酯酶药反应较差并已行胸腺切除的患者。由于用药早期肌无力症状可能加重,患者最初用药时应住院治疗,用药剂量及疗程应根据患者具体情况做个体化处理。

1.大剂量泼尼松

开始剂量为 60~80mg/天,口服,当症状好转时可逐渐减量至相对低的维持量,隔日服 5~15mg/天,隔日用药可减轻不良反应发生。通常 1 个月内症状改善,常于数月后疗效达到高峰。

2.甲泼尼龙冲击疗法

反复发生危象或大剂量泼尼松不能缓解,住院危重病例、已用气管插管或呼吸机可用,每日 1g,口服。连用 3～5 日。如 1 个疗程不能取得满意疗效,隔 2 周可再重复 1 个疗程,共治疗 2～3 个疗程。

(三)免疫抑制剂

严重的或进展型病例必须做胸腺切除术,并用抗胆碱酯酶药。症状改善不明显者可试用硫唑嘌呤;小剂量皮质激素未见持续疗效的患者也可用硫唑嘌呤替代大剂量皮质激素,常用剂量为 2～3mg/(kg·d),最初自小剂量 1mg/(kg·d)开始,应定期检查血常规和肝、肾功能。白细胞低于 $3×10^9$/L 应停用;可选择性抑制 T 和 B 淋巴细胞增生,每次 1g,每日 2 次,口服。

(四)血浆置换

用于病情急骤恶化或肌无力危象患者,可暂时改善症状,或于胸腺切除术前处理,避免或改善术后呼吸危象,疗效持续数日或数月,该法安全,但费用昂贵。

(五)免疫球蛋白

通常剂量为 0.4g/(kg·d),静脉滴注,连用 3～5 日,用于各种类型危象。

(六)胸腺切除

60 岁以下的 MG 患者可行胸腺切除术,适用于全身型 MG 包括老年患者,通常可使症状改善或缓解,但疗效常在数月或数年后显现。

(七)危象的处理

1.肌无力危象

肌无力危象最常见,常因抗胆碱酯药物剂量不足引起注射依酚氯铵或新斯的明后症状减轻,应加大抗胆碱酯药的剂量。

2.胆碱能危象

抗胆碱酯酶药物过量可导致肌无力加重,出现肌束震颤及毒蕈碱样反应,依酚氯铵静脉注射无效或加重,应立即停用抗胆碱酯酶药,待药物排出后重新调整剂量或改用其他疗法。

3.反拗危象

抗胆碱酯酶药不敏感所致。依酚氯铵试验无反应。应停用抗胆碱酯酶药,输液维持或改用其他疗法。

(八)慎用和禁用的药物

奎宁、吗啡及氨基苷类抗生素、新霉素、多黏菌素、巴龙霉素等应禁用,地西泮、苯巴比安等应慎用。

五、护理

(一)护理诊断

1.活动无耐力

与神经肌肉联结点传递障碍;肌肉萎缩、活动能力下降;呼吸困难、氧供需失衡有关。

2.废用综合征

与神经肌肉障碍导致活动减少有关。

3.吞咽障碍

与神经肌肉障碍(呕吐反射减弱或消失;咀嚼肌肌力减弱;感知障碍)有关。

4.生活自理缺陷

与眼外肌麻痹、眼睑下垂或四肢无力、运动障碍有关。

5.营养不足,低于机体需要量

与咀嚼无力、吞咽困难致摄入减少有关。

(二)护理措施

(1)轻症者适当休息,避免劳累、受凉、感染、创伤、激怒。病情进行性加重者须卧床休息。

(2)在急性期,鼓励患者充分卧床休息。将患者经常使用的日常生活用品(如:便器、卫生纸、茶杯等)放在患者容易拿取的地方。根据病情或患者的需要协助其日常生活活动,以减少能量消耗。

(3)指导患者使用床档、扶手、浴室椅等辅助设施,以节省体力和避免摔伤。鼓励患者在能耐受的活动范围内,坚持身体活动。患者活动时,注意保持周围环境安全,无障碍物,以防跌倒,路面防滑,防止滑倒。

(4)给患者和家属讲解活动的重要性,指导患者和家属对受累肌肉进行按摩和被动/主动运动,防止肌肉萎缩。

(5)选择软饭或半流质饮食,避免粗糙干硬、辛辣等刺激性食物。根据患者需要供给高蛋白、高热量、高维生素饮食。吃饭或饮水时保持端坐、头稍微前倾的姿势。给患者提供充足的进餐时间、喂饭速度要慢,少量多餐,交替喂液体和固体食物,让患者充分咀嚼,吞咽后再继续喂。把药片碾碎后制成糊状再喂药。

(6)注意保持进餐环境安静、舒适:进餐时,避免讲话或进行护理活动等干扰因素。进食宜在口服抗胆碱酯酶药物后 30~60 分钟,以防呛咳。如果有食物滞留,鼓励患者把头转向健侧,并控制舌头向受累的一侧清除残留的食物或喂食数口汤,让食物咽下。如果误吸液体,让患者上身稍前倾,头稍微低于胸口,便于分泌物引流并擦去分泌物。在床旁备吸引器,必要时吸引。患者不能由口进食时,遵医嘱给予营养支持或鼻饲。

(7)注意观察抗胆碱酯酶药物的疗效和不良反应,严格执行用药时间和剂量,以防因用量不足或过量导致危象的发生。

(三)应急措施

(1)一旦出现重症肌无力危象,应迅速通知医生;立即给予吸痰、吸氧,简易呼吸器辅助呼吸,做好气管插管或切开,人工呼吸机的准备工作;备好新斯的明等药物,按医嘱给药,尽快解除危象。

(2)避免应用一切加重神经肌肉传导障碍的药物,如吗啡、利多卡因、链霉素、卡那霉素、庆大霉素和磺胺类药物。

(四)健康指导

1.入院教育

(1)给患者讲解疾病的名称,病情的现状、进展及转归。

(2)根据患者需要给患者和家属讲解饮食营养的重要性,取得他们的积极配合。

2.住院教育

(1)仔细向患者解释治疗药物的名称、药物的用法、作用和不良反应。

(2)告知患者常用药治疗方法、不良反应、服药注意事项,避免因服药不当而诱发肌无力危象。

(3)肌无力症状明显时,协助做好患者的生活护理,保持口腔清洁防止外伤和感染等并发症。

3.出院指导

(1)保持乐观情绪、生活规律、饮食合理、睡眠充足,避免疲劳、感染、情绪抑郁和精神创伤等诱因。

(2)注意根据季节、气候,适当增减衣服,避免受凉、感冒。

(3)按医嘱正确服药,避免漏服。自行停服和更改药量。

(4)患者出院后应随身带有卡片,包括姓名、年龄、住址、诊断证明,目前所用药物及剂量,以便在抢救时参考。

(5)病情加重时及时就诊。

第七节　帕金森病

帕金森病由 James Parkinson(1817 年)首先描述,旧称震颤麻痹,是发生于中年以上的中枢神经系统慢性进行性变性疾病,病因至今不明。多缓慢起病,逐渐加重。其病变主要在黑质和纹状体。其他疾病累及锥体外系统也可引起同样的临床表现者,则称为震颤麻痹综合征或帕金森综合征。65 岁以上人群患病率为 1000/10 万,随年龄增高,男性稍多于女性。

一、临床表现

(一)震颤

肢体和头面部不自主抖动,这种抖动在精神紧张时和安静时尤为明显,病情严重时抖动呈持续性,只有在睡眠后消失。

(二)肌肉僵直,肌张力增高

表现手指伸直,掌指关节屈曲,拇指内收,腕关节伸直,头前倾,躯干俯屈,髋关节和膝关节屈曲等特殊姿势。

(三)运动障碍

运动减少,动作缓慢,写字越写越小,精细动作不能完成,开步困难,慌张步态,走路前冲,呈碎步,面部缺乏表情。

(四)其他症状

多汗、便秘,油脂脸,直立性低血压,精神抑郁症状等,部分患者伴有智力减退。

二、体格检查

(一)震颤

检查可发现静止性、姿势性震颤,手部可有搓丸样动作。

(二)肌强直

患肢肌张力增高,可因均匀的阻力而出现"铅管样强直",如伴有震颤则似齿轮样转动,称为"齿轮样强直"。四肢躯干颈部和面部肌肉受累出现僵直,患者出现特殊姿态。

(三)运动障碍

平衡反射、姿势反射和翻正反射等障碍以及肌强直导致的一系列运动障碍,写字过小症以及慌张步态等。

(四)自主神经系统体征

仅限于震颤一侧的大量出汗和皮脂腺分泌增加等体征,食管、胃及小肠的功能障碍导致吞咽困难和食管反流,以及顽固性便秘等。

三、辅助检查

(一)MRI

唯一的改变为在 T_2 相上呈低信号的红核和黑质网状带间的间隔变窄。

(二)正电子发射计算机断层扫描(PET)

可检出纹状体摄取功能下降,其中又以壳核明显,尾状核相对较轻,即使症状仅见于单侧的患者也可查出双侧纹状体摄功能降低。尚无明确症状的患者 PET 若检出纹状体的摄取功能轻度下降或处于正常下界,以后均发病。

四、诊断

(一)诊断思维

(1)帕金森病实验室检查及影像学检查多无特殊异常,临床诊断主要依赖发病年龄。典型临床症状及治疗性诊断(即应用左旋多巴有效)。

(2)帕金森病诊断明确后,还须进行 UPDRS 评分及分级,来评判帕金森病的严重程度并指导下步治疗。

(二)鉴别诊断

1.脑炎后帕金森综合征

通常所说的昏睡性脑炎所致帕金森综合征,已近 70 年未见报道,因此该脑炎所致脑炎后帕金森综合征也随之消失。近年报道病毒性脑炎患者可有帕金森样症状,但本病有明显感染症状,可伴有颅神经麻痹、肢体瘫痪、抽搐、昏迷等神经系统损害的症状,脑脊液可有细胞数轻中度增高、蛋白增高、糖减低等。病情缓解后其帕金森样症状随之缓解,可与帕金森病鉴别。

2.肝豆状核变性

隐性遗传性疾病,约 1/3 有家族史,青少年发病,可有肢体肌张力增高、震颤、面具样脸、扭转痉挛等锥体外系症状。具有肝脏损害,角膜 K-F 环及血清铜蓝蛋白降低等特征性表现,可与帕金森病鉴别。

3.特发性震颤

特发性震颤属显性遗传病,表现为头、下颌、肢体不自主震颤,震颤频率可高可低高频率者甚似甲状腺功能亢进,低频者甚似帕金森震颤。本病无运动减少、肌张力增高及姿势反射障碍并于饮酒后消失,普萘洛尔治疗有效等,可与原发性帕金森病鉴别。

4.进行性核上性麻痹

本病也多发于中老年,临床症状可有肌强直、震颤等锥体外系症状。但本病有突出的眼球凝视障碍、肌强直以躯干为重、肢体肌肉受累轻而较好的保持了肢体的灵活性。颈部伸肌张力增高致颈项过伸与帕金森病颈项屈曲显然不同,均可与帕金森病鉴别。

5.Shy—Drager 综合征

临床常有锥体外系症状,但因有突出的自主神经症状,如:晕厥、直立性低血压、性功能及膀胱功能障碍,左旋多巴制剂治疗无效等,可与帕金森病鉴别。

6.药物性帕金森综合征

过量服用利血平、氯丙嗪、氟哌啶醇及其他抗抑郁药物均可引起锥体外系症状,因有明显的服药史,并于停药后减轻可资鉴别。

7.良性震颤

良性震颤指没有脑器质性病变的生理性震颤(肉眼不易觉察)和功能性震颤。

功能性震颤包括:

(1)生理性震颤加强(肉眼可见):多呈姿势性震颤,与肾上腺素能的调节反应增强有关;也见于某些内分泌疾病,如嗜铬细胞瘤、低血糖、甲状腺功能亢进。

(2)可卡因和乙醇中毒以及一些药物的不良反应:癔症性震颤,多有心因性诱因,分散注意力可缓解震颤。

(3)其他:情绪紧张时和做精细动作时出现的震颤。良性震颤临床上无肌强直、运动减少和姿势异常等帕金森病的特征性表现。

五、治疗

(一)一般治疗

因本病的临床表现为震颤强直、运动障碍、便秘和生活不能自理,故家属及医务人员应鼓励 PD 早期患者多做主动运动,尽量继续工作,培养业余爱好,多吃蔬菜水果或蜂蜜,防止摔跤,避免刺激性食物和烟酒。对晚期卧床患者,应勤翻身,多在床上做被动运动,以防发生关节固定、褥疮及坠积性肺炎。

(二)药物治疗

PD 宜首选内科治疗,多数患者可通过内科药物治疗缓解症状。

各种药物治疗虽能使患者的症状在一定时期内获得一定程度的好转,但皆不能阻止本病的自然发展。药物治疗必须长期坚持,而长期服药则药效减退和不良反应难以避免。虽然有相当一部分患者通过药物治疗可获得症状改善,但即使目前认为效果较好的左旋多巴或复方多巴(美多芭及信尼麦)也有 15% 左右患者根本无效。用于治疗本病的药物种类繁多,现今最常用者仍为抗胆碱能药和多巴胺替代疗法。

1.抗胆碱能药物

该类药物最早用于 Parkinson 病的治疗,常用者为苯海索 2mg,每日 3 次口服,可酌情增加;东莨菪碱 0.2mg,每日 3~4 次口服;甲磺酸苯扎托品 2~4mg,每日 1~3 次口服等。因甲磺酸苯扎托品对周围副交感神经的阻滞作用,不良反应多,应用越来越少。

2.多巴胺替代疗法

此类药物主要补充多巴胺的不足,使乙酰胆碱多巴胺系统重获平衡而改善症状。最早使用的是左旋多巴,但其可刺激外周多巴胺受体,引起多方面的外周不良反应,如恶心、呕吐、厌食等消化道症状和血压降低、心律失常等心血管症状。目前不主张单用左旋多巴治疗,用它与苄丝肼或卡比多巴的复合制剂。

常用的药物有美多芭、息宁或帕金宁。

(1)美多芭:是左旋多巴和苄丝肼4:1配方的混合剂。对病变早期的患者,开始剂量可用62.5mg,日服3次。如患者开始治疗时症状显著,则开始剂量可为125mg,每日3次;如效果不满意,可在第2周每日增加125mg,第3周每日再增加125mg。如果患者的情况仍不满意,则应每隔1周,每日再增加125mg;如果美多芭的日剂量>1000mg需再增加剂量只能每月增加1次。该药明显减少了左旋多巴的外周不良反应,但却不能改善其中枢不良反应。

(2)息宁:是左旋多巴和卡比多巴10:1的复合物,开始剂量可用125mg,日服2次,以后根据病情逐渐加量。其加药的原则和上述美多芭的加药原则是一致的。帕金宁是左旋多巴和卡比多巴10:1的复合物的控释片,它可使左旋多巴血浓度更稳定并达4~6小时,有利于减少左旋多巴的剂末现象、开始现象和剂量高峰多动现象。但是,控释片也有一些缺陷,如起效慢,并且由于在体内释放缓慢,有可能在体内产生蓄积作用,反而有时出现异动症的现象,改用美多芭后消失。

3.多巴胺受体激动剂

多巴胺受体激动剂能直接激动多巴胺能神经细胞突触受体刺激多巴胺释放。

(1)溴隐亭:最常用,对震颤疗效好,对运动减少和强直均不及左旋多巴,常用剂量维持量为每日15~40mg。

(2)协良行:患者使用时应逐步增加剂量,以达到不出现或少出现不良反应的目的。一般来讲,增加到每日0.3mg是比较理想的剂量,但对于个别早期的患者,可能并不需要增加到这个剂量,那么可以在你认为合适的剂量长期服用而不再增加。如果效果不理想,还可以根据病情的需要及对药物的耐受情况,每隔5天增加0.025mg或0.05mg。

(3)泰舒达:使用剂量是每日100~200mg。可以从小剂量每日50mg开始,可逐渐增加剂量。在帕金森病的早期,可以单独使用泰舒达治疗帕金森病,剂量最大可增加至每日150mg。如果和左旋多巴合并使用,剂量可以维持在每日50~150mg。一般每使用250mg左旋多巴,可考虑合并使用泰舒达50mg左右。

(三)外科手术治疗

1.立体定向手术治疗

立体定向手术包括脑内核团毁损、慢性电刺激和神经组织移植。

(1)脑内核团毁损。

1)第一次手术适应证:长期服药治疗无效或药物治疗不良反应严重者;疾病进行性缓慢发展已超过3年以上;年龄在70岁以下;工作能力和生活能力受到明显限制(按Hoehn和Yahr分级为Ⅱ~Ⅳ级);术后短期复发,同侧靶点再手术。

2)第二次对侧靶点毁损手术适应证:第一次手术效果好,术后震颤僵直基本消失,无任何并发症者;手术近期疗效满意并保持在12个月以上;年龄在70岁以下;两次手术间隔时间要1年;目前无明显自主神经功能紊乱症状或严重精神症状,病情仍维持在Ⅱ～Ⅳ级。

禁忌证:症状很轻,仍在工作者;年老体弱;出现严重关节挛缩或有明显精神障碍;严重的心、肝、肾功能不全,高血压脑动脉硬化者或有其他手术禁忌者。

(2)脑深部慢性电刺激(DBS):目前DBS最常用的神经核团为丘脑腹中间核(VIM),丘脑底核(STN)和苍白球腹后部(PVP)。

慢性刺激术控制震颤的效果优于丘脑腹外侧核毁损术,后者发生并发症也常影响手术的成功。通过改变刺激参数可减少不必要的不良反应,远期疗效可靠。该法尚可用于非帕金森性震颤,如多发硬化和创伤后震颤。

丘脑底核(STN)也是刺激术时选用的靶点。有学者(1994年)报道应用此方法观察治疗一例运动不能的PD患者。靶点定位方法为脑室造影,并参照立体定向脑图谱,同时根据慢性电极刺激和电生理记录进行调整。发现神经元活动自发增多的区域位于AC-PC平面下2～4mm,AC-PC线中点旁10mm。对该处进行130Hz刺激,可立即缓解运动不能症状(主要在对侧肢体),但不诱发半身舞蹈症等运动障碍。上述观察表明,对STN进行慢性电刺激可用于治疗运动严重障碍的PD患者。

2.脑细胞移植和基因治疗

帕金森病脑细胞移植术和基因治疗已在动物实验上取得很大成功,但最近临床研究显示胚胎脑移植只能轻微改善60岁以下患者的症状,并且50%的患者在手术后出现不随意运动的不良反应,因此,目前此手术还不宜普遍采用。基因治疗还停留在实验阶段。

六、护理

(一)护理评估

1.健康史评估

(1)询问患者职业,农民的发病率较高,主要是他们与杀虫剂、除草剂接触有关。

(2)评估患者家族中有无患此病的人,PD与家族遗传有关,患者的家族发病率为7.5%～94.5%。

(3)评估患者居住、生活、工作的环境,农业环境中神经毒物(杀虫剂、除草剂),工业环境中暴露重金属等是PD的重要危险因素。

2.临床观察评估

帕金森病常为50岁以上的中老年人发病,发病年龄平均为55岁男性稍多,起病缓慢,进行性发展,首发症状多为动作不灵活与震颤,随着病程的发展,可逐渐出现下列症状和体征。

(1)震颤:常为首发症状,多由一侧上肢远端(手指)开始,逐渐扩展到同侧下肢及对侧肢体,下颌、口唇、舌及头部通常最后受累,典型表现是静止性震颤,拇指与屈曲的示指间呈"搓丸样"动作,安静或休息时出现或明显,随意运动时减轻或停止,紧张时加剧,入睡后消失。

(2)肌强直:肌强直表现为屈肌和伸肌同时受累,被动运动关节时始终保持增高的阻力,类似弯曲软铅管的感觉,故称"铅管样强直";部分患者因伴有震颤,检查时可感到在均匀掌的阻力中出现断续停顿,如同转动齿轮感,称为"齿轮样强直",是由于肌强直与静止性震颤叠加所致。

(3)运动迟缓:表现为随意动作减少,包括行动困难和运动迟缓,并因肌张力增高,姿势反射障碍而表现一系列特征性运动症状,如起床、翻身、步行、方向变换等运动迟缓;面部表情肌活动减少,常常双眼凝视,瞬目运动减少,呈现"面具"脸;手指做精细动作如扣钮、系鞋带等困难;书写时字越写越小,呈现"写字过小征"。

(4)姿势步态异常:站立时呈屈曲体姿,步态障碍甚为突出,患者自坐位、卧位起立困难,迈步后即以极小的步伐向前冲去,越走越快。不能及时停步或转弯,称慌张步态。

(5)其他症状:反复轻敲眉弓上缘可诱发眨眼不止。口、咽、腭肌运动障碍,讲话缓慢,语音低沉单调,流涎,严重时可有吞咽困难。还有顽固性便秘、直立性低血压等;睡眠障碍;部分患者疾病晚期可出现认知功能减退、抑郁和视幻觉等,但常不严重。

3.诊断性检查评估

(1)头颅 CT:CT 可显示脑部不同程度的脑萎缩表现。

(2)生化检测:采用高效液相色谱(HPLC)可检测到脑脊液和尿中 HVA 含量降低。

(3)基因检测:DNA 印迹技术、PCR、DNA 序列分析等在少数家族性 PD 患者可能会发现基因突变。

(4)功能显像检测:采用 PET 或 SPECT 与特定的放射性核素检测,可发现 PD 患者脑内 DAT 功能显著降低,且疾病早期即可发现,D2 型 DA 受体(D2R)活性在疾病早期超敏、后期低敏,以及 DA 递质合成减少,对 PD 的早期诊断、鉴别诊断及病情进展监测均有一定的价值。

(二)护理问题

1.运动障碍

帕金森病患者由于其基底核或黑质发生病变,以致负责运动的锥体外束发生功能障碍,患者运动的随意肌失去了协调与控制,产生运动障碍并随之带来一定的意外伤害。

(1)跌倒:震颤、关节僵硬、动作迟缓,协调功能障碍常是患者摔倒的原因。

(2)误吸:舌头、唇、颈部肌肉和眼睑亦有明显的震颤及吞咽困难。

2.营养摄取不足

患者常因手、头不自主的震颤,进食时动作太慢,常常无法独立吃完一顿饭,以致未能摄取日常所需热量,因此,约有 70% 的患者有体重减轻的现象。

3.便秘

由于药物的不良反应、缺乏运动、胃肠道中缺乏唾液(因吞咽能力丧失,唾液由口角流出),液体摄入不足及肛门括约肌无力,所以大多数患者有便秘。

4.尿潴留

吞咽功能障碍以致水分摄取不足,贮存在膀胱的尿液不足 $200\sim300\text{mL}$,则不会有排尿的冲动感;排尿括约肌无力引起尿潴留。

5.精神障碍

疾病使患者协调功能不良、顺口角流唾液,而且又无法进行日常生活的活动,因此患者会有心情抑郁、产生敌意、罪恶感或无助感等情绪反应。由于外观的改变,有些患者还会发生因自我形象的改变而造成与社会隔离的问题。

(三)护理目标

(1)患者未发生跌倒或跌倒次数减少。

(2)患者有足够的营养;患者进食水时不发生呛咳。

(3)患者排便能维持正常。

(4)患者能维持部分自我照顾的能力。

(5)患者及家属的焦虑症状减轻。

(四)护理措施

1.安全护理

(1)安全配备,由于患者行动不便,在病房楼梯两旁、楼道、门把附近的墙上,增设沙发或木制的扶手,以增加患者开、关门的安全性;配置牢固且高度适中的座厕,沙发或椅。以利于患者坐下或站起,并在厕所、浴室增设可供扶持之物,使患者排便及穿脱衣服方便;应给患者配置助行器辅助设备;呼叫器置于患者床旁,日常生活用品放在患者伸手可及处。

(2)定时巡视,主动了解患者的需要,既要指导和鼓励患者增强自我照顾能力,做力所能及的事情,又要适当协助患者洗漱、进食、沐浴、如厕等。

(3)防止患者自伤。患者动作笨拙,常有失误,应谨防其进食时烫伤。端碗持筷困难者,尽量选择不易打碎的不锈钢餐具,避免使用玻璃和陶瓷制品。

2.饮食护理

(1)增加饮食中的热量、蛋白质的含量及容易咀嚼的食物;吃饭少量多餐。定时监测体重变化;在饮食中增加纤维与液体的摄取,以预防便秘。

(2)进食时,营造愉快的气氛,因患者吞咽困难及无法控制唾液,所以有的患者喜欢单独进食;应将食物事先切成小块或磨研,并给予粗大把手的叉子或汤匙,使患者易于把持;给予患者充分的进食时间,若进食中食物冷却了,应予以温热。

(3)吞咽障碍严重者,吞咽可能极为困难,在进食或饮水时有呛咳的危险,而造成吸入性肺炎,故不要勉强进食,可改为鼻饲喂养。

3.保持排便畅通

给患者摄取足够的营养与水分,并教导患者解便与排尿时,吸气后闭气,利用增加腹压的方法解便与排尿。另外,依患者的习惯,在进食后半小时应试着坐于马桶上排便。

4.运动护理

告之患者运动锻炼的目的在于防止和推迟关节低直和肢体挛缩,与患者和家属共同制定锻炼计划,以克服运动障碍的不良影响。

(1)尽量参与各种形式的活动,如散步、太极拳、床边体操等。注意保持身体和各关节的活动强度与最大活动范围。

(2)对于已出现某些功能障碍或坐起已感到困难的患者,要有目的有计划地锻炼。告诉患者知难而退或由他人包办只会加速功能衰退。如患者感到坐立位变化有困难,应每天做完一般运动后,反复练习起坐动作。

(3)必须指导患者注意姿势,以预防畸形。应小心观察头与颈部是否有弯曲的倾向。正确姿势有助于头、颈直立。躺于床上时,不应垫枕头,且患者应定期俯卧。

(4)本病常使患者起步困难和步行时突然僵住,因此嘱患者步行时思想要放松。尽量跨大步伐;向前走时脚要抬高,双臂摆动,目视前方而不要注视地面;转弯时,不要碎步移动,否则会失去平衡;护士和家属在协助患者行走时,不要强行拖着患者走;当患者感到脚黏在地上时,可告诉患者先向后退一步,再往前走,这样会比直接向前容易。

(5)过度震颤者让他坐在有扶手的椅子上,手抓着椅臂,可以稍加控制震颤。

(6)晚期患者出现显著的运动障碍时。要帮助患者活动关节,按摩四肢肌肉,注意动作轻柔,勿给患者造成疼痛。

(7)尽量试着独立完成日常生活的活动,自己安排娱乐活动,培养兴趣。

(8)让患者穿轻便宽松的衣服,可减少流汗与活动的束缚。

5.合并抑郁症的护理

帕金森病患者的抑郁与帕金森疾病程度呈正相关,即患者的运动障碍愈重对其神经心理的影响愈严重。在护理患者时要教会患者一些心理调适技巧:重视自己的优点和成就;尽量维持过去的兴趣和爱好,积极参加文体活动,寻找业余爱好;向医生、护士及家人倾诉内心想法,疏泄郁闷,获得安慰和同情。

6.睡眠异常的护理

(1)创造良好的睡眠环境:建议患者要有舒适的睡眠环境,如室温和光线适宜;床褥不宜太软,以免翻身困难;为运动过缓和僵直较重的患者提供方便上下床的设施;卧室内放尿壶及便器,有利于患者夜间如厕等。避免在有限的睡眠时间内实施影响患者睡眠的医疗护理操作,必须进行的治疗和护理操作应穿插于患者的自然觉醒时,以减少被动觉醒次数。

(2)睡眠卫生教育:指导患者养成良好的睡眠习惯和方式,建立比较规律的活动和休息时间表。

(3)睡眠行为干预。

1)刺激控制疗法:只在有睡意时才上床;床及卧室只用于睡眠,不能在床上阅读、看电视或工作;若上床15~20分钟不能入睡,则应考虑换别的房间,仅在又有睡意时才上床(目的是重建卧室与睡眠间的关系);无论夜间睡多久,清晨应准时起床;白天不打瞌睡。

2)睡眠限制疗法:教导患者缩短在床上的时间及实际的睡眠时间,直到允许躺在床上的时间与期望维持的有效睡眠时间一样长。当睡眠效率超过90%时,允许增加15~20分钟卧床时间。睡眠效率低于80%,应减少15~20分钟卧床时间。睡眠效率80%~90%则保持卧床时间不变。最终,通过周期性调整卧床时间直至达到适度的睡眠时间。

3)依据睡眠障碍的不同类型和药物的半衰期遵医嘱有的放矢地选择镇静催眠药物。并主动告知患者及家属使用镇静催眠药的原则,即最小剂量,间断、短期用药,注意停药反弹。规律停药等。

7.治疗指导

药物不良反应的观察。

(1)遵医嘱准时给药,预防或减少"开关"现象、剂末现象、异动症的发生。

(2)药物治疗初起可出现胃肠不适,表现为恶心、呕吐等,有些患者可出现幻觉。但这些不良反应可以通过逐步增加剂量或降低剂量的办法得到克服。特别值得指出的是,有一部分患者过分担心药物的不良反应。表现为尽量推迟使用治疗帕金森病的药物,或过分地减少药物的服用量,这不仅对疾病的症状改善没有好处,长期如此将导致患者的心、肺、消化系统等出现严重问题。

(3)精神症状:服用苯海索、金刚烷胺药物后,患者易出现幻觉,当患者表述一些离谱事时,护士应考虑到是服药引起的幻觉,立即报告医生,遵医嘱给予停药或减药,以防其发生意外。

8.功能神经外科手术治疗护理

(1)手术方法:外科治疗方法目前主要有神经核团细胞毁损手术与脑深部电刺激器埋置手术两种方式。原理是为了抑制脑细胞的异常活动,达到改善症状的目的。

(2)手术适应证:诊断明确的原发性帕金森病患者都是手术治疗的适合人群,尤其是对左旋多巴(美多巴或息宁)长期服用以后疗效减退,出现了"开关"波动现象,异动症和"剂末"恶化效应的患者。

(3)手术并发症:因手术靶点的不同,会有不同的并发症。苍白球腹后部(PVP)切开术可能出现偏盲或视野缺损,丘脑腹外侧核(VIM)毁损术可出现感觉异常如嘴唇、指尖麻木等,丘脑底核(STN)毁损术可引起偏瘫。

(4)手术前护理。

1)术前教育:相关知识教育。

2)术前准备:术前——大头颅备皮;对术中术后应用的抗生素遵医嘱做好皮试;嘱患者晚12:00后开始禁食水药;嘱患者清洁个人卫生,并在术前晨起为患者换好干净衣服。

3)术前 30 分钟给予患者术前哌替啶 25mg 肌内注射;并将一片美多芭备好交至接手术者以便术后备用。

4)患者离病房后为其备好麻醉床、无菌小巾、一次性吸痰管心电监护。

(5)手术后护理。

1)交接患者:术中是否顺利,有无特殊情况发生、术后意识状态、伤口的引流情况等。

2)安置患者于麻醉床上,头枕于无菌小巾上,取平卧位,嘱患者卧床 2 天,减少活动。以防诱发颅内出血;嘱患者禁食、水、药 6 小时后逐渐改为流食、半流食、普通饮食。

3)术后治疗效果观察:原有症状改善情况并记录。

4)术后并发症的观察:术后患者会出现脑功能障碍、脑水肿、颅内感染、颅内出血等并发症。因此术后严密观察患者神志、瞳孔变化,有无高热、头疼、恶心、呕吐等症状;有无偏盲、视野变窄及感知觉异常;观察患者伤口有无出血及分泌物等。

5)心电监测、颅脑监测 24 小时,低流量吸氧 6 小时。

9.给予患者及家属心理的支持

对于心情抑郁的患者,应鼓励其说出对别人依赖感的感受。对于怀有敌意、罪恶感或无助感的患者,应给予帮助与支持,提供良好的照顾。寻找患者有兴趣的活动,鼓励患者参与。

10.健康教育

(1)指导术后服药(参见本章节治疗中所述),针对手术的患者,要让患者认识到手术虽然改善运动障碍,但体内多巴胺缺乏客观存在,仍需继续服药。

(2)指导日常生活中的运动训练:告知患者运动锻炼的目的在于防止和推迟关节僵直和肢

体挛缩,与患者和家属共同制定锻炼计划,以克服运动障碍的不良影响。

1)关节活动度的训练:脊柱、肩、肘、腕、指、髋、膝、踝及趾等各部位都应进行活动度训练。对于脊柱,主要进行前屈后伸、左右侧屈及旋转运动。

2)肌力训练:上肢可进行哑铃操或徒手训练;下肢股四头肌的力量和膝关节控制能力密切相关,可进行蹲马步或反复起坐练习;腰背肌可进行仰卧位的桥式运动或俯卧位的燕式运动;腹肌力量较差行仰卧起坐训练。

3)姿势转换训练:必须指导患者注意姿势,以预防畸形。应小心观察头与颈部是否有弯曲的倾向。正确姿势有助于头,颈直立。躺于床上时,不应垫枕头,且患者应定期俯卧,注意翻身。卧位转为坐位,坐位转为站位训练。

4)重心转移和平衡训练:训练坐位平衡时可让患者重心在两臀间交替转移,也可训练重心的前后移动;训练站立平衡时双足分开 5～10cm,让患者从前后方或侧方取物,待稳定后便可突然施加推或拉外力,最好能诱发患者完成迈步反射。

5)步行步态训练:对于下肢起步困难者,最初可用脚踢患者的足跟部向前,用膝盖推挤患者腘窝使之迈出第一步,以后可在患者足前地上放一矮小障碍物,提醒患者迈过时方能起步。抬腿低可进行抬高腿练习,步距短的患者行走时予以提醒;步频快则应给予节律提示。对于上下肢动作不协调的患者,一开始嘱患者做一些站立相的两臂摆动,幅度可较大;还可站于患者身后,两人左、右手分别共握一根体操棒,然后喊口令一起往前走,手的摆动频率由治疗师通过体操棒传给患者。

6)让患者穿轻便宽松的衣服,可减少流汗与活动的束缚。

第八节　癫痫

一、定义

(一)癫痫

癫痫是一组由不同病因所引起,脑部神经元过度同步化,且常具有自限性的异常放电所导致的综合征,以发作性、短暂性、重复性及通常为刻板性的中枢神经系统功能失常为特征。

(二)痫性发作

为大脑神经元的一次不正常的过度放电,并包括高度同步的一些行为上的改变。

(三)急性发作

由于大脑结构出现损害或代谢障碍,或急性全身性的代谢紊乱而引起的痫性发作。例如低血糖、酒精中毒等可能引起易感个体痫性发作。

二、病因

癫痫的病因复杂,是获得性和遗传性因素等多因素共同作用的结果。目前根据病因分为三类,即症状性、特发性(遗传性)和隐源性。病因与年龄有明显的关系。在新生儿期病因主要为感染,代谢异常(如维生素 B_6 依赖、低血糖低钙血症)、出生时缺氧、颅内出血、脑部发育异常；婴儿或年龄小的儿童的病因主要为热性惊厥、遗传代谢性或发育异常性疾病、原发性/遗传性综合征、感染、发育异常、退行性变化；儿童和青春期年轻人主要病因为海马硬化、原发性/遗传性综合征、退行性疾病、发育异常、创伤、肿瘤；成年人最常见的病因为创伤、肿瘤。脑血管病、先天性代谢病、酒精/药物、海马硬化、感染多发性硬化。退行性疾病；老年人的主要病因为脑血管病、药物/酒精、肿瘤、创伤、退行性变化（如痴呆病）。

三、癫痫发作的临床表现

癫痫发作的共同特征：发作性、短暂性、重复性、刻板性。不同类型癫痫发作的特点分述如下。

（一）部分性发作

此类发作起始时的临床表现和脑电图均提示发作起源于大脑皮质的局灶性放电，根据有无意识改变和继发全身性发作又分为以下几类。

1.单纯部分性发作

起病于任何年龄，发作时患者意识始终存在，异常放电限于局部皮质内，发作时的临床表现取决于异常放电的部位。分为以下4类。

（1）部分运动性发作：皮质运动区病灶诱发的局灶性运动性癫痫表现为身体相应部位的强直和阵挛。痫性放电按人体运动区的分布顺序扩展时称 Jackson 发作，多起始于拇指和示指、口角或趾和足，阵挛从起始部位逐渐扩大，可以扩展至一侧肢体或半身，但不扩展至全身。神志始终清楚，发作过后可有一过性发作的肢体瘫痪，称 Todd 瘫痪，可持续数分钟至数日。病灶位于辅助运动区时，发作表现为头或躯体转向病灶的对侧、一侧上肢外展伴双眼注视外展的上肢。

（2）部分感觉（体觉性发作或特殊感觉）性发作：不同感觉中枢的痫性病灶可诱发相应的临床表现，如针刺感、麻木感、视幻觉、听幻觉、嗅幻觉、眩晕、异味觉等。

（3）自主神经性发作：包括上腹部不适感、呕吐、面色苍白、潮红、竖毛、瞳孔散大、尿失禁等。

（4）精神性发作：表现为情感障碍、错觉、结构性幻觉、识别障碍、记忆障碍等。

2.复杂部分性发作

起病于任何年龄，但青少年多见。痫性放电通常起源于颞叶内侧或额叶，也可起源于其他部位。发作时有意识障碍，发作期脑电图有单侧或双侧不同步的病灶。

常见以下类型：

（1）单纯部分性发作开始，继而意识障碍。

（2）自动症：系在癫痫发作过程中或发作后意识蒙眬状态下出现的协调的相适应的不自主动作，事后往往不能回忆。自动症可表现为进食样自动症、模仿样自动症、手势样自动症、词语性自动症、走动性自动症、假自主运动性自动症和性自动症等。

（3）仅有意识障碍。

（4）意识障碍伴有自动症。发作后常有疲惫、头昏、嗜睡，甚至定向力不全等。

3.部分性发作进展为继发全面性发作

可表现为全身强直-阵挛、强直或阵挛，发作时脑电图为部分性发作迅速泛化成为两侧半球全面性发放。单纯部分性发作可发展为复杂部分性发作,单纯或复杂部分性发作也可进展为全面性发作。

(二)全面性发作

全面性发作的临床表现和脑电图都提示双侧大脑半球同时受累,临床表现多样,多伴有意识障碍并可能是首发症状,分为6类。

1.全面性强直阵挛发作(GTCS)

是最常见的发作类型之一,以意识丧失和全身对称性抽搐为特征,伴自主神经功能障碍。大多数发作前无先兆,部分患者可有历时极短含糊不清或难以描述的先兆。

其后进入:①强直期,患者突然出现肌肉的强直性收缩,影响到呼吸肌时发生喘鸣、尖叫、面色青紫,可出现舌咬伤、尿失禁,持续10~30秒进入阵挛期。②阵挛期,表现为一张一弛的阵挛惊厥性运动,呼吸深而慢,口吐白沫,全身大汗淋漓,持续30秒至数分钟。③阵挛后期,阵挛期末出现深呼吸,所有肌肉松弛。整个发作过程持续5~10分钟,部分患者进入深睡状态。清醒后常感到头昏、头痛和疲乏无力。发作间期脑电图半数以上有多棘慢复合波、棘慢复合波或尖慢复合波。发作前瞬间脑电活动表现为波幅下降,呈抑制状态,强直期呈双侧性高波幅棘波爆发,阵挛期为双侧性棘波爆发与慢波交替出现,发作后为低波幅不规则慢波。

2.强直性发作

多见于弥漫性脑损害的儿童,睡眠中发作较多。表现为全身或部分肌肉的强直性收缩,往往使肢体固定于某种紧张的位置,伴意识丧失、面部青紫、呼吸暂停、瞳孔散大等。发作持续数秒至数十秒。发作间期脑电图可有多棘慢复合波或棘慢复合波,发作时为广泛性快活动或10~25Hz棘波,其前后可有尖慢复合波。

3.阵挛性发作

几乎都发生于婴幼儿,以重复性阵挛性抽动伴意识丧失为特征,持续1至数分钟。发作间期脑电图可有多棘慢复合波或棘慢复合波,发作时为10~15Hz棘波或棘慢复合波。

4.肌阵挛发作

发生于任何年龄。表现为突发短促的震颤样肌收缩,可对称性累及全身,可突然倒地,也可能限于某个肌群,轻者仅表现为头突然前倾。单独或成簇出现,刚入睡或清晨欲醒时发作频繁。发作间期脑电图呈现双侧同步的3~4Hz多棘慢复合波或棘慢复合波,发作时可见广泛性棘波或多棘慢复合波。

5.失神发作

分为典型失神和非典型失神发作。

(1)典型失神发作:儿童期起病,预后较好,有明显的自愈倾向。表现为突然发生和突然终止的意识丧失,同时中断正在进行的活动。有时也可伴有自动症或轻微阵挛,一般只有几秒钟。发作后即刻清醒,继续发作前活动,每日可发作数次至数百次。脑电图在发作期和发作间期均可在正常的背景上出现双侧同步对称的3Hz棘慢复合波。

(2)非典型失神发作:多见于有弥漫性脑损害的患儿,常合并智力减退,预后较差。发作和终止均较典型者缓慢,肌张力改变明显。发作期和发作间期脑电图表现为不规则、双侧不对称、不同步的棘慢复合波。

四、常见癫痫及癫痫综合征的临床表现

(一)与部位有关的癫痫

1.与发病年龄有关的特发性癫痫

(1)具有中央-颞区棘波的良性儿童性癫痫:好发于 2～13 岁,有显著的年龄依赖性,多于 16 岁前停止发作。男女比例为 1.5∶1。发作与睡眠关系密切,大约 75% 的患儿只在睡眠时发生。多表现为部分性发作,出现口部、咽部、一侧面部的阵挛性抽搐,偶尔可以涉及同侧上肢,有时会发展为全面强直阵挛发作,特别是在睡眠中。一般体格检查神经系统检查及智力发育均正常。脑电图显示中央颞区单个或成簇出现的尖波或棘波,可仅局限于中颞部或中央区,也可向周围扩散。异常放电与睡眠密切相关,睡眠期异常放电明显增多。

(2)具有枕区放电的良性儿童癫痫:好发年龄 1～14 岁,4～5 岁为发病高峰。发作期主要表现为视觉异常和运动症状。一般首先表现为视觉异常,如一过性视力丧失、视野暗点、偏盲、幻视等。视觉异常之后或同时可出现一系列的运动症状,如半侧阵挛、复杂部分发作伴自动症,全身强直阵挛发作。发作后常常伴有头痛和呕吐,约 30% 的患者表现为剧烈的偏侧头痛,17% 还伴有恶心、呕吐。发作频率不等,清醒和睡眠时都有发作。一般体格检查、神经系统检查及智力发育均正常。典型发作间期脑电图表现为背景正常,枕区出现高波幅的双相棘波,棘波位于枕区或后颞,单侧或双侧性。

(3)原发性阅读性癫痫:由阅读引起,没有自发性发作的癫痫综合征。临床表现为阅读时出现下颌痉挛,常伴有手臂的痉挛,如继续阅读则会出现全身强直-阵挛发作。

2.症状性癫痫

(1)颞叶癫痫:主要发生在青少年,起病年龄为 10～20 岁,62% 的患者在 15 岁以前起病。发作类型有多种,主要包括单纯部分性发作、复杂部分性发作以及继发全身性发作。发作先兆常见,如上腹部感觉异常、似曾相识、嗅觉异常、幻视、自主神经症状等。复杂部分性发作多表现为愣神,各种自动症如咀嚼、发音、重复动作以及复杂的动作等。发作间期脑电图正常或表现为一侧或双侧颞区尖波/棘波、尖慢波/棘慢波、慢波。蝶骨电极或长程监测可以提高脑电图阳性率。

(2)额叶癫痫:发作形式表现为单纯性或复杂性部分性发作,常伴有继发全身性发作。丛集性发作,每次发作时间短暂,刻板性突出,强直或姿势性发作及下肢双侧复杂的运动性自动症明显,易出现癫痫持续状态。发作间期脑电图可显示正常,背景不对称、额区尖波/棘波、尖慢波/棘慢波、慢波。

(3)枕叶癫痫:发作形式主要为伴有视觉异常的单纯性发作,伴有或不伴有继发全身性发作。复杂部分性发作是因为发放扩散到枕叶以外的区域所致。视觉异常表现为发作性盲点、偏盲、黑蒙、闪光、火花、光幻视及复视等,也可出现知觉性错觉,如视物大小的变化或距离变化以及视物变形;非视觉性症状表现为眼和头强直性或阵挛性向病灶对侧或同侧转动,有时只有眼球转动,眼睑抽动或强迫性眼睑闭合,可见眼震。发作间期脑电图表现为枕部背景活动异常,如一侧性 α 波波幅降低、缺如或枕部尖波/棘波。

(4)顶叶癫痫:发作形式为单纯部分性发作,伴有或不伴有继发全身性发作。通常有明显主观感觉异常症状。少数有烧灼样疼痛感。

(5)儿童慢性进行性局限型癫痫状态:表现为持续数小时,数天,甚至数年的,仅影响身体某部分的节律性肌阵挛。脑电图表现为中央区局灶性棘慢波,但无特异性。

(6)有特殊促发方式的癫痫综合征:指发作前始终存在环境或内在因素所促发的癫痫。有些癫痫发作由特殊感觉或知觉所促发(反射性癫痫)。也可由高级脑功能的整合(如记忆或模式认知)所促发。

(二)全身型癫痫和癫痫综合征

1.与发病年龄有关的特发性癫痫

(1)良性家族性新生儿惊厥:发病年龄通常在出生后 2～3 天,男女发病率大致相当。惊厥形式以阵挛为主,有时呈强直性发作,也可表现为呼吸暂停,持续时间一般不超过 1～3 分钟起病开始日内发作频繁,以后发作减少,有些病例的散在发作持续数周。发作期脑电图可见快波棘波,发作间期脑电图检查正常。部分有病例局灶性或多灶性异常。

(2)良性新生儿惊厥:发作常在出生后 3～4 天发生,男孩多于女孩。惊厥形式以阵挛为主,可从一侧开始,然后发展到另一侧,很少为全身四肢同时阵挛,发作持续时间为 1～3 分钟。发作频繁,1/3 患儿出现呼吸暂停。惊厥开始时神经系统检查正常,惊厥持续状态时可出现昏睡状态及肌张力低下。60%病例发作间期脑电图可见交替出现的尖样 θ 波,部分可显示局灶性异常。发作期 EEG 可见有规律的棘波或慢波。

(3)良性婴儿肌阵挛癫痫:病前精神运动发育正常,发病年龄为出生后 4 个月至 3 岁男孩多见,部分患者有热性惊厥史或惊厥家族史。发作表现为全身性粗大肌阵挛抽动,可引起上肢屈曲,如累及下肢可出现跌倒。发作 1～3 秒,发作主要表现在清醒时,无其他类型的发作。脑电图背景活动正常,发作间期脑电图正常或有短暂的全导棘慢波,多棘慢波爆发,发作期全导棘慢波或多棘慢波爆发。

(4)儿童失神发作:发病年龄 3～10 岁,发病高峰年龄为 6～7 岁,男女之比约为 2∶3。发作形式为典型的失神发作,表现为突然意识丧失,但不跌倒,精神活动中断,正在进行的活动停止。两眼凝视前方,持续数秒钟,绝大多数在 30 秒以内,很少超过 45 秒。随之意识恢复,发作频繁,每天数次至数百次。临床表现可分为简单失神和复杂失神两种。简单失神发作仅有上述表现,约占 10%。复杂失神发作占大多数,表现为失神发作同时可伴有其他形式的发作,常见为轻微阵挛,失张力、自动症,自主神经的症状,患儿智力发育正常。神经系统检查无明显异常。脑电图表现为正常背景上双侧同步的 3Hz 的棘慢波综合。光和过度换气可诱发发作。

(5)青少年期失神发作:在青春期或青春期前开始发作,无性别差异。发作形式为典型的失神发作,但其他临床表现与儿童失神癫痫不同。约 80%伴有强直-阵挛发作。大部分患者在醒后不久发生。15%～20%的病例伴有肌阵挛发作。发作频率明显少于儿童失神发作。智力发育正常、脑电图背景正常,发作期和发作间期显示 3Hz 弥漫性棘慢波综合。

(6)青少年肌阵挛性癫痫:发病年龄主要集中在 8～22 岁。平均发病年龄为 15 岁,发病无性别差异。发作形式以肌阵挛为主。约 30%的患者发展为强直-阵挛、阵挛强直-阵挛和失神发作。发作常出现在夜间,凌晨或打盹后。最早的症状往往是醒后不久即出现肌阵挛或起床不久手中所拿的物品突然不自主地掉落。85%的患儿在起病数月或数年后出现全面性强直阵挛发作,10%～15%的患儿有失神发作。患者神经系统发育及智能均正常,神经影像学检查正常。一般不能自行缓解,亦无进行性恶化。发作期脑电图表现为广泛、快速、对称的多棘慢波,随后继发少数慢波。发作间期脑电图可有快速、广泛、不规则的棘慢波放电,睡眠剥夺、闪光刺激等可诱发发作。

(7)觉醒时全身强直阵挛发作的癫痫:起病于 10~20 岁,主要于醒后不久发作,第 2 个发作高峰为傍晚休息时间,绝大部分以全身强直-阵挛发作为唯一发作形式。剥夺睡眠和其他外界因素可激发发作。常有遗传因素。

(8)其他全身性特发性癫痫:指其他自发性癫痫,如不属于上述综合征之一可归于本项内。

(9)特殊活动诱导的癫痫。

包括反射性癫痫及其他非特异因素(不眠、戒酒、药物戒断、过度换气)诱发的癫痫。

2.隐源性或症状性癫痫

(1)West 综合征(婴儿痉挛):是一类病因不同、几乎只见于婴儿期的、有特异性脑电图表现且抗癫痫药物治疗效果不理想的癫痫综合征。由特异性三联征组成:婴儿痉挛、精神运动发育迟滞及 EEG 高度节律失调。85%~90% 的患儿在出生后 1 年内发病,发病高峰为 6~8 个月,发病性别无显著差异。痉挛可为屈曲性、伸展性和混合性三种形式。

(2)Lennox-Gastaut 综合征:特发性 LGS 无明确病因。症状性 LGS 的病因主要包括:围生期脑损伤、颅内感染、脑发育不良、结节性硬化和代谢性疾病等。LGS 的主要特点包括:起病年龄早,多在 4 岁前发病,1~2 岁最多见;发作形式多样,可表现为强直发作、肌阵挛发作、不典型失神发作、失张力发作和全身强直-阵挛性发作等多种发作类型并存;发作非常频繁;常伴有智力发育障碍。脑电图表现为背景活动异常,慢棘慢波复合(<3Hz)。

(3)肌阵挛-猝倒性癫痫:常有遗传因素。起病年龄为 6 个月至 6 岁,发病高峰年龄为 3~4 岁。发作形式多样,常见轴性肌阵挛发作,以头、躯干为主,表现为突然、快速地用力点头、向前弯腰,同时两臂上举。有时在肌阵挛后出现肌张力丧失,表现为屈膝、跌倒,不能站立。发病前智力发育正常,发病后有智力减退。脑电图早期有 4~7Hz 节律,余正常,以后可有不规则快棘慢综合波或多棘慢波综合波。

(4)肌阵挛失神发作性癫痫:起病年龄 2~12.5 岁,发病高峰年龄为 7 岁男性略多于女性。发作类型以失神发作和肌阵挛发作为主。表现为失神发作伴双侧节律性肌阵挛性抽动,发作持续时间较失神发作长大约 10~60 秒。约一半患儿在发病前即有不同程度的智力低下,但无其他神经系统的异常发现。脑电图上可见双侧同步对称,节律性的 3Hz 棘慢复合波,类似失神发作。

3.症状性全身性癫痫及癫痫综合征

包括无特殊病因的早期肌阵挛性癫痫性脑病、伴爆发抑制的早发性婴儿癫痫性脑病,其他症状性全身性癫痫和有特殊病因的癫痫。

(1)早发性肌阵挛性脑病:出生后 3 个月内(多在 1 个月内)起病,男女发病率大致相当,病前无脑发育异常。初期为非连续性的单发肌阵挛(全身性或部分性),然后为怪异的部分性发作,大量的肌阵挛或强直阵挛。脑电图特征为"爆发-抑制"随年龄增长可逐渐进展为高度节律失调。家族性病例常见,提示与先天代谢异常有关。

(2)伴爆发抑制的早发性婴儿癫痫性脑病:又称大田原综合征。新生儿及婴儿早期起病,半数以上发病在1个月以内,男女发病率无明显差异。发作形式以强直痉挛为主。常表现为"角弓反张"姿势,极度低头、肢伸向前、身体绷紧,发作极为频繁。伴有严重的精神运动障碍,常在4~6个月时进展为婴儿痉挛。脑电图呈周期性爆发抑制波形是本病的特点,但并非本病所特有。

(三)不能分类的癫痫

1.新生儿癫痫

由于新生儿的特点,癫痫发作的临床表现常容易被忽略。发作包括眼水平性偏斜、伴或不伴阵挛,眼睑眨动或颤动、吸吮、咂嘴及其他颊唇口动作。游泳或踏足动作,偶尔为呼吸暂停发作。新生儿发作还见于肢体的强直性伸展、多灶性阵挛性发作,局灶性阵挛性发作。脑电图表现为爆发抑制性活动。

2.婴儿重症肌阵挛性癫痫

起病年龄1岁以内,病因不清,发作形式以肌阵挛为主。早期为发热诱发长时间的全身性或一侧性惊厥发作,常被误诊为婴儿惊厥,1~4岁以后渐出现无热惊厥,易发生癫痫持续状态。进行性精神运动发育倒退,特别是语言发育迟缓。60%的患儿有共济失调,20%的患儿有轻度的锥体束征。脑电图表现为广泛性棘慢波、多棘慢波。

3.慢波睡眠中伴有连续性棘慢波的癫痫

本型癫痫由各种发作类型联合而成。在睡眠中有部分性或全身性发作,当觉醒时为不典型失神,不出现强直发作。特征脑电图表现为在慢波睡眠相中持续的弥散性棘慢波。

4.获得性癫痫性失语

又称Landau-Kleffner综合征(LKS),主要特点为获得性失语和脑电图异常。本病的病因尚未明确,发病年龄在18个月至13岁,约90%在2~8岁起病。男性发病略高于女性。发病前患儿语言功能正常。失语表现为能听到别人说话的声音,但不能理解语言的意义,逐渐发展为不能用语言进行交流,甚至完全不能表达。患儿已有的书写或阅读功能也逐渐丧失。失语的发展过程有3种类型:突发性失语,症状时轻时重,最终可以恢复;失语进行性发展,最终导致不可恢复的失语;临床逐渐出现失语,病情缓慢进展,失语恢复的情况不尽一致。80%的患者合并有癫痫发作。约一半患者以癫痫为首发症状,而另一半以失语为首发症状。癫痫的发作形式包括部分运动性发作、复杂部分性发作,全面性强直-阵挛发作,失张力发作或不典型发作。清醒和睡眠时均有发作,发作的频率不等。70%的患儿有精神行为异常,表现为多动、注意力不集中、抑郁、暴躁、智力减退,易激动和破坏性行为,有些患儿可表现为孤独症样动作。发作间期清醒脑电图背景活动多正常,异常脑电活动可见于单侧或双侧颞区单个或成簇的棘波、尖波或1.5~2.5Hz的棘慢波综合。睡眠时异常放电明显增多,阳性率几乎100%。有时异常放电呈弥漫性分布。

(四)特殊癫痫综合征

热性惊厥:指初次发作在1个月至6岁,在上呼吸道感染或其他感染性疾病的初期,当体温在38℃以上时突然出现的惊厥,排除颅内感染或其他导致惊厥的器质性或代谢性异常。有明显的遗传倾向。发病与年龄有明显的依赖性,首次发作多见于6个月至3岁。

五、癫痫的诊断思路

(一)确定是否为癫痫

1.病史

癫痫有两个重要特征,即发作性和重复性。发作性是指突然发生,突然停止;重复性是指在一次发作后,间隔一定时间后会有第二次乃至更多次相同的发作。癫痫患者就诊时间多在发作间歇期,体格检查多正常,因此诊断主要根据病史。但患者发作时常有意识丧失,难以自述病情,只能依靠目睹患者发作的亲属及其他在场人员描述,经常不够准确。医生如能目睹患者的发作,对诊断有决定性的作用。

2.脑电图检查

脑电图的痫性放电是癫痫的一个重要特征,也是诊断癫痫的主要证据之一。某些形式的电活动对癫痫的诊断具有特殊的意义。与任何其他检查一样,脑电图检查也有其局限性,对临床表现为痫性发作的患者,脑电图检查正常不能排除癫痫,脑电图出现癫痫波形,而临床无癫痫发作的患者也不能诊断癫痫,只能说明其存在危险因素。目前脑电图检查主要有:常规脑电图检查、携带式脑电图检查及视频脑电图监测。随着视频脑电图监测的临床应用,提高了癫痫诊断的阳性率。

(二)明确癫痫发作的类型或癫痫综合征

不同类型的癫痫治疗方法亦不同,发作类型诊断错误可能导致药物治疗的失败。

(三)确定病因

脑部 MRI,CT 检查可确定脑结构性异常或损害。

六、癫痫的治疗

(一)药物治疗

首先明确癫痫诊断,然后根据脑电图(EEG)、神经影像学检查进一步确诊、确定发作类型及可能属于哪种癫痫综合征,最后确定病因,尤其对首次发作者。应注意已知的与癫痫相关的可逆性代谢异常状态,如低、高血钠症,低、高血糖症,低血钙等;某些疾病,如高血压脑病、脑炎、颅内占位等;药物撤退或中毒,如酒精、巴比妥类等。一般情况下,首次发作后暂不进行药物治疗,通常推荐有计划的随诊。有多次(两次或两次以上)发作,其发作间隔≥24 小时,应开始有规律运用抗癫痫药物治疗。用药前应向患者及其家属说明癫痫治疗的长期性、药物的毒副作用和生活中的注意事项。依从性是应用抗癫痫药物成败的关键因素之一。

根据发作类型选择抗癫痫药物(AEDS),部分性发作选择卡马西平(CBZ)和苯妥英钠(PHT),其次为丙戊酸钠(VPA)奥卡西平(OXC)、氨己烯酸(VGB)、苯巴比妥(PB)、扑痫酮(PMD)、拉莫三嗪(LTG)、加巴喷丁(GBP)、托吡酯(TPM);全身性发作时,选用 VPA。症状性癫痫选用 CBZ 或 PHT;Lennox－Gastaut 综合征选用氯硝西泮和 VPA;婴儿痉挛选用 ACTH、VPA 和硝西泮。失神发作首选乙琥胺(ESM),但在我国首选为 VPA,其次为 LTG、氯硝西泮。肌阵挛发作首选 VPA,其次为 LTG、氯硝西泮。原发性 GTCS 首选 VPA、CBZ、PHT。

1.治疗原则

精简用药种类,坚持单药治疗。约 80% 的癫痫患者单药治疗有效,且比药物合用副反应少;无药物相互作用;依从性比药物合用好;费用相对较少。所有新诊断的癫痫患者只要可能都应选用单药治疗。

2.联合用药原则

如单药治疗确实无效,可考虑在一种有效或效差的 AEDS 基础上加第 2 种 AEDS。

其一般原则是:

(1)尽量不选择化学结构或作用机制相似的药物。如 PB+PMD、PHT+CBZ。

(2)药物之间相互作用大的一般不搭配,如 PHT+CBZ(均为肝酶诱导剂)。

(3)毒副反应相同或可能产生特殊反应者不宜搭配,如 PBC+CBZ(加重嗜睡)。坚持长期规则用药,AEDS 控制发作后必须坚持长期服用的原则,除非出现严重不良反应,否则不宜随意减量或停药,以免诱发癫痫状态。

3.个体化治疗方案

每例患者应根据不同的发作类型和癫痫综合征、年龄、个体特殊情况(如妊娠、肝肾功能损害患者),从小剂量(小儿按千克体重)开始逐渐加量,观察临床反应,参考血药浓度,个体化调整维持剂量的大小。进行药物监测可提高药物的有效性和安全性,当有相互作用的药物联用时、癫痫发作控制不理想时,有药物中毒的迹象或症状出现时及加药或改变剂量后近 2 周时都应检查血药浓度。

4.疗程与增减药、停药原则

增药适当快,减药一定要慢。有缓慢减药(1~2 年)与快速减药(1.5~9 个月)两种方式。据资料统计,两种方式减药后癫痫复发的危险性无差异。但对有耐药性的药物如 PB 要慢减,一种药停完后再停另一种药。

5.停药的条件

当癫痫患者用药≥2 年无发作 24 小时脑电图无痫样放电可考虑停药;一般需要 5~12 个月的时间完全停用,停药前应再次检查脑电图及药物血浓度。如停药后复发,需重新治疗,复发后用药应持续 3~5 年再考虑停药,甚至有可能要终生服药。

目前有许多新的 AEDS 运用于临床,最常见的有托吡酯(妥泰,TPM)、加巴喷丁(GBP)、拉莫三嗪(LTG)、氨己烯酸(VGB)、唑尼沙胺(ZNS)、非尔氨脂(FBM)、替加平(TGB)、乐凡替拉西坦(LEV)、氟柳双胺(progabide)、氟苯桂嗪(西比灵)、司替戊醇(stiripentol)等。新的AEDS 可用于添加治疗和单一治疗,但基于目前临床应用有限。新药价格昂贵。一般多作为添加药物治疗顽固性癫痫,作为单一治疗的临床应用有待进一步总结经验。

(二)迷走神经刺激治疗

近年来国外有学者采用间断迷走神经刺激辅助治疗癫痫,控制癫痫发作能取得一定疗效。临床实验研究表明,迷走神经刺激疗法可使发作减少 75%,高频率刺激优于低频率刺激。迷走神经刺激后常见的不良反应有声音嘶哑、轻咳、咽痛、感觉异常等,但治疗结束后,上述副反应消失。迷走神经刺激疗法对心肺功能无明显影响,对难治性癫痫治疗是一种安全有效的新办法。

(三)手术治疗

目前癫痫的治疗尽管有神经外科手术、立体定向放射或生物反馈技术等方法,但控制癫痫主要还是药物治疗。癫痫患者经过正规的抗癫痫药物治疗,最终仍有 $15\%\sim20\%$ 成为难治性癫痫,这部分癫痫采用内科的药物治疗是无法控制发作的,因而应考虑外科手术治疗。但是,难治性癫痫的手术是否成功,关键在于手术前定位是否准确,应采用多种检查,但主要是电生理检查。一般头皮脑电图不能准确定位,必须做硬膜下电极或深部电极配合 Video 监测,监测到患者的临床发作,仔细分析发作前瞬间、发作中以及发作后脑电图变化才能准确定出引起癫痫发作的病灶。MRI、MRC(磁共振波谱)可起到重要辅助作用。此外,SPECT、PET 对癫痫病灶定位有重要价值,但并非绝对特异,对癫痫病灶定位一定要多方检查、综合分析,避免失误。

目前癫痫的手术治疗主要有以下几种:

(1)大脑半球切除术。

(2)局部、脑叶和多个脑叶切除术。

(3)颞叶切除术。

(4)胼胝体切开术。

(5)立体定向术。

七、癫痫的护理

(一)主要护理诊断及医护合作性问题

1.清理呼吸道无效

与癫痫发作时意识丧失有关。

2.生活自理缺陷

与癫痫发作时意识丧失有关。

3.知识缺乏

缺乏长期正确服药的知识。

4.有受伤的危险

与癫痫发作时意识突然丧失、全身抽搐有关。

5.有窒息的危险

与癫痫发作时喉头痉挛、意识丧失、气道分泌物增多误入气管有关。

6.潜在并发症

脑水肿、酸中毒,或水电解质失衡。

(二)护理目标

(1)患者呼吸道通畅。

(2)未发生外伤、窒息等并发症。

(3)患者的生活需要得到满足。

(4)对疾病的过程、预后、预防有一定了解。

(三)护理措施

1.一般护理

保持环境安静,避免过劳、便秘、睡眠不足、感情冲动及强光刺激等;适当参加体力和脑力活动,劳逸结合,做力所能及的工作,间歇期可下床活动,出现先兆即刻卧床休息;癫痫发作时应有专人护理,并加以防护,以免坠床及碰伤。切勿用力按压患者的肢体以免骨折。

2.饮食护理

给予清淡饮食、避免过饱,戒烟、酒。因发作频繁不能进食者给予鼻饲流质。

3.症状护理

当患者正处在意识丧失和全身抽搐时,首先应采取保护性措施,防止发生意外。而不是先给药。

(1)防止外伤:迅速使患者就地躺下,用厚纱布包裹的压舌板或筷子,纱布、手绢等置于上,下臼齿间以防咬伤舌头及颊部;癫痫发作时切勿用力按压抽搐的肢体,以免造成骨折及脱臼;抽搐停止前,护理人员应守护在床边观察患者是否意识恢复,有无疲乏、头痛等。

(2)防止窒息:患者应取头低侧卧位,下颌稍向前,解开衣领和腰带,取下活动性假牙,及时吸出痰液。必要时托起下颌,将舌用舌钳拉出,以防舌后坠引起呼吸道阻塞。不可强行喂食,喂水,以免误入气管窒息或致肺内感染。

4.用药护理

根据癫痫发作的类型遵医嘱用药,切不可突然停药、间断、不规则服药,注意观察用药疗效和不良反应。

5.癫痫持续状态护理

严密观察病情变化,一旦发生癫痫持续状态,应立即采取相应的抢救措施:

(1)立即按医嘱地西泮 10～20mg 缓慢静脉推注,速度每分钟不超过 2mg,用药中密切观察呼吸、心律、血压的变化,如出现呼吸变浅、昏迷加深、血压下降,应暂停注射。

(2)保持病室环境安静,避免外界各种刺激,应设专人守护,床周加设护栏以保护患者免受外伤。护理人员的所有操作动作要轻柔,尽量集中。

(3)严密观察病情变化,做好生命体征、意识、瞳孔等方面的监测,及时发现并处理高热,周围循环衰竭,脑水肿等严重并发症。

(4)连续抽搐者应控制入液量,按医嘱快速静脉滴注脱水剂。并给氧气吸入,以防缺氧所致脑水肿。

(5)保持呼吸道通畅和口腔清洁,防止继发感染。

6.心理护理

癫痫患者常因反复发作、长期服药而精神负担加重,感到生气、焦虑、无能为力。护理人员应了解患者的心理状态,有针对性提供帮助。避免采取强制性措施等损害患者自尊心的行为。鼓励患者正确认识疾病,克服自卑心理,努力消除诱发因素,以乐观心态接受治疗。鼓励家属、亲友向患者表达不嫌弃和关爱的情感,解除患者的精神负担,增强其自信心。

7.健康指导

(1)避免诱发因素:向患者及家属介绍本病基本知识及发作时家庭紧急护理方法。避免诱发因素如过度疲劳、睡眠不足、便秘、感情冲动、受凉感冒、饥饿过饱等,反射性癫痫还应避免突然的声光刺激、惊吓、外耳道刺激等因素。

(2)合理饮食:保持良好的饮食习惯,给予清淡且营养丰富的饮食为宜,不宜辛辣、过咸,避免饥饿或过饱,戒烟酒。

（3）适当活动：鼓励患者参加有益的社交活动，适当参与体力和脑力活动，做力所能及的工作，注意劳逸结合，保持乐观情绪。

（4）注意安全：避免单独行动，禁止参与危险性的工作和活动，如攀高、游泳、驾驶车辆、带电作业等；随身携带简要病情诊疗卡，注明姓名、地址、病史、联系电话等，以备发作时取得联系，便于抢救。

（5）用药指导：应向患者及家属说明遵守用药原则的重要性，要坚持长期、规律服药，不得突然停药，减药，漏服药等。注意药物不良反应，一旦发现立即就医。

（四）护理评价

患者的基本生活需要得到满足，能够避免诱因，有效地预防发作，积极配合治疗。未发生并发症。

第二章 泌尿外科疾病的护理

第一节 泌尿系统损伤

泌尿系统损伤以男性尿道损伤最为常见,肾和膀胱次之,输尿管损伤最少见。泌尿系统损伤大多合并于胸、腹、腰部或骨盆的严重损伤,常被掩盖忽视,因此,判断泌尿系统损伤时,应注意有无合并其他脏器的损伤。泌尿系统损伤的主要表现为疼痛、出血、尿外渗和感染,如处理不当,可产生管腔狭窄和尿瘘。

一、肾损伤

(一)概述

肾损伤是严重多发性损伤的一部分,多见于成年男性。其原因为上腹部或腰部受到暴力性打击、剧烈的竞技运动、交通事故等。主要表现有休克、血尿、疼痛、腰部肿块、发热等。

1.病因

(1)开放性损伤:多因弹片、枪弹和刺伤等引起,常合并胸部、腹部等内脏损伤。

(2)闭合性损伤:因直接暴力(如撞击、挤压和骨折等)、间接暴力(如对冲伤等)或搬动重物时强烈的肌肉收缩所致。临床上最多见为闭合性肾损伤。

(3)医源性损伤:因肾穿刺、腔内泌尿系统检查或治疗等所致。

(4)肾本身病变:如肾积水、肾肿瘤、肾结核或肾囊性疾病的患者,因轻微创伤即可造成严重的"自发性"肾破裂。

2.病理

根据肾损伤的程度分为以下病理类型。

(1)肾挫伤:损伤仅局限于部分肾实质,肾被膜及肾盂黏膜完好,形成被膜下血肿或肾瘀斑,有轻度暂时性血尿,多能自行愈合。大多数患者属此类损伤。

(2)肾部分裂伤:肾实质部分裂伤伴有被膜或肾盂黏膜两者之一亦有破裂,则易形成肾周围脓肿和尿外渗或有明显的血尿,轻者能自愈,重者需手术治疗。

(3)肾全层裂伤:肾实质、被膜和肾盂肾盏均破裂,大量血液或尿液渗到肾周围组织,引起广泛的肾周血肿,同时亦流入肾盂内而有明显血尿。这类肾损伤均需手术治疗。

(4)肾蒂裂伤:肾蒂血管损伤比较少见。肾蒂或肾段血管断裂,血尿不明显,常因大出血、休克来不及诊治而死亡肾损伤后,如果腹膜同时有破裂,血尿流入腹腔,导致腹膜炎。另外,肾损伤若合并其他器官损伤(如肝、脾、肠系膜、胃等损伤),使病情更复杂。

(二)护理评估

1.健康史

了解受伤的原因、时间、地点、部位、姿势、暴力性质、强度和作用部位,受伤至就诊期间的病情变化及就诊前采取的急救措施和效果等。

2.临床表现

(1)休克:严重肾裂伤、肾蒂裂伤,尤其是合并其他脏器损伤时,因损伤和失血易出现休克,甚至危及生命。

(2)血尿:肾损伤患者大多有血尿,但血尿与损伤程度不一致,肾挫伤时出现少量血尿,肾部分裂伤或肾全层裂伤呈现肉眼血尿。肾蒂血管断裂、肾动脉血栓形成、肾盂和输尿管断裂或被血块阻塞时,血尿不明显甚至无血尿。

(3)疼痛:肾包膜下血肿、肾周围软组织损伤引起患侧腰、腹部疼痛,尿液、血液渗入腹腔或伴有腹部器官损伤时,出现全腹疼痛和腹膜刺激症状,血块通过输尿管时发生绞痛。

(4)腰腹部肿块:肾周围组织有血液渗入形成血肿和尿外渗,使局部肿胀形成肿块,有明显触痛和肌强直。

(5)发热:肾损伤后有吸收热。尿外渗易继发感染,形成肾周围脓肿和化脓性腹膜炎,常伴有全身中毒症状。

(6)紧张、恐惧:患者因疼痛发作,血尿或排尿障碍等引起的生活方式改变,出现情绪状态变化,常伴有紧张、恐惧等心理反应;其家属面对突如其来的打击,感到精神紧张,担心治疗需要的费用,在心理上产生沉重的负担。

3.辅助检查

(1)实验室检查:尿液分析可见大量红细胞;血常规检查示血红蛋白与红细胞比容持续降低,提示有活动性出血;伴有感染时白细胞增多,血尿是诊断肾损伤的重要依据。

(2)影像学检查。

1)X线检查:若见肾阴影增大,提示有肾被膜下血肿;若肾区阴影增大,则显示肾周围出血;若腰大肌阴影消失,则提示肾周围组织有大量出血。

2)CT:明显显示肾皮质裂伤、尿外渗和血肿范围,显示无活力的肾组织,并可了解肝、脾、胰腺等脏器及大血管的情况,为首选检查。

3)排泄性尿路造影:使用大剂量造影剂做静脉推注,发现造影剂排泄减少,肾、腰大肌影像消失及造影剂外渗,了解肾损伤的范围和程度。

4)腹主动脉造影:适宜于排泄性尿路造影未能提供肾损伤的范围和程度者,腹主动脉造影显示肾动脉和肾实质损伤情况。

5)超声检查:有助于了解对侧肾情况。

(三)治疗要点

肾损伤的处理与肾损伤程度直接相关,根据肾损伤情况选择不同的治疗方法,多数肾挫裂伤可用保守治疗。

1.紧急处理

有大出血、休克的患者,采取紧急抢救措施,如输液、输血、复苏等,观察生命体征,做好手术探查的准备。

2.保守治疗

绝对卧床休息,密切观察病情,及时补充血容量和热量,维持水、电解质及酸碱平衡,保持足够尿量,必要时遵医嘱输血,应用抗生素预防感染,使用镇静、止痛和止血药物。

3.手术治疗

(1)开放性肾损伤:施行手术探查、清创、缝合及引流,探查腹部脏器有无损伤。

(2)闭合性肾损伤。

在保守治疗期间发生以下情况时,需施行手术治疗:

1)经积极抗休克后,症状未见好转,提示有内出血。

2)血尿逐渐加重,血红蛋白和红细胞比容进行性下降。

3)腰部、腹部肿块增大,局部症状明显。

4)有腹腔内脏器损伤。

4.并发症处理

因血、尿外渗和继发感染等引起并发症,如腹膜后尿囊肿、肾周脓肿等要进行切开引流。

(四)主要护理诊断及合作性问题

1.排尿异常

与肾损伤有关。

2.疼痛

与损伤后局部肿胀尿外渗等有关。

3.组织灌流量改变

与肾损伤出血有关。

4.潜在并发症

感染、休克等。

(五)护理措施

1.非手术治疗及术前护理

(1)绝对卧床休息2～4周,病情稳定、血尿消失1周后,可离床活动,过早离床活动有可能再度出血。通常肾挫裂伤损伤4～6周才趋于愈合。

(2)病情观察。

1)定时测量生命体征,如患者出现血压下降、呼吸和脉搏增快、面色苍白、精神不振、四肢湿冷等情况,提示发生休克,按休克处理。

2)观察血红蛋白变化,了解患者失血程度及病情是否好转;观察血尿变化,定时进行尿液分析。每4小时留1份血尿标本,按顺序排列进行比色和动态观察,如颜色逐渐加深,说明出血加重,反之则病情好转。

3)观察腰部肿胀情况和腹膜刺激征,每日在腰或腹壁上描画出肿块范围,了解病变范围是增大或缩小,估计渗血或渗尿情况;如出现腹膜刺激征,应考虑肾挫伤渗血、渗尿刺激后腹膜所致。

(3)维持体液及血容量的平衡:在病情允许的情况下经口摄入水分,或遵医嘱及时输液,维持肾灌注和补充血容量,保持足够尿量。

(4)心理护理。体贴、关心患者,稳定患者情绪,消除患者恐惧心理,鼓励患者增强战胜疾病的信心。

(5)有手术指征者,在抗休克治疗的同时,积极做好急诊手术前准备工作。

2.手术后护理

(1)病情观察:术后 24~48 小时,观察出血和排尿情况,定时测血压、脉搏,注意伤口引流物的量、性状和有无出血。留置导尿,观察尿量和血尿变化,防止发生肾衰竭。

(2)体位:肾切除术后卧床 2~3 日,肾修补或肾部分切除术后需卧床休息 2 周,以防止手术后出血。患者若无异常,逐渐下床活动。

(3)术后 24 小时禁食,肠蠕动恢复后逐渐恢复饮食。多饮水,每日 2500~3000mL。

(4)预防感染:严格执行无菌技术操作,保持伤口及引流部位的敷料清洁干燥,遵医嘱使用抗生素。

(六)健康教育

(1)教会患者观察尿液的颜色、排尿通畅程度等,发现异常及时就诊;解释多喝水的意义,避免各种有害于肾的因素。

(2)患者出院后 2~3 个月注意休息,避免从事重体力劳动,以免发生再度出血。1 年后复查,了解有无肾功能减退等并发症。

二、膀胱损伤

(一)概述

膀胱损伤在临床上主要指膀胱破裂,多为下腹部遭暴力打击或骨盆骨折后骨片穿破膀胱所致。膀胱排空时深藏在骨盆内,受到骨盆和其他软组织的保护,除非骨盆骨折,其一般不易发生损伤。膀胱充盈时易遭受损伤。膀胱损伤分为开放性和闭合性,以闭合性损伤为多见。闭合性膀胱损伤有挫伤和破裂之分,以膀胱破裂最为严重。

1.病因

(1)开放性损伤:由锐器或子弹所致贯穿伤,常合并其他脏器,如直肠、阴道等损伤,易形成腹壁尿瘘、膀胱直肠瘘或膀胱阴道瘘。

(2)闭合性损伤:膀胱充盈时下腹部受撞击、挤压,骨盆骨折的骨片刺破膀胱壁。

(3)医源性损伤:见于膀胱镜检查、尿道扩张、尿道手术、难产及下腹部手术造成膀胱破裂及损伤。

2.病理改变

(1)挫伤:仅伤及膀胱黏膜或肌层,局部出血或形成血肿,发生血尿,无尿外渗。

(2)膀胱破裂。

分为腹膜内型和腹膜外型两类:

1)腹膜内型:膀胱壁破裂伴腹膜破裂,常见于膀胱顶部与后壁,尿液流入腹腔,引起急性腹膜炎;亦有病变的膀胱(如膀胱结核、膀胱溃疡等)过度膨胀,发生破裂称为自发性破裂。

2)腹膜外型:膀胱壁破裂,但腹膜完整。骨盆骨折后骨片穿破膀胱,引起腹膜外膀胱破裂,尿液外渗到膀胱周围组织及耻骨后间隙,感染后易形成盆腔炎症及脓肿。

(二)护理评估

1.健康史

注意询问患者发生损伤的原因,如弹片、子弹或锐器贯通所致;下腹部有无遭受撞击、挤压或外伤致骨盆骨折等损伤;最近有无膀胱镜检查和治疗等。

2.临床表现

(1)休克:膀胱破裂引起尿外渗及腹膜炎;骨盆骨折所致剧痛合并大出血,创伤严重常发生休克。

(2)排尿困难和血尿:患者有尿意,但不能排尿或仅排出少量血尿,如果膀胱破裂后,尿液流入腹腔或膀胱周围,则无尿液自尿道排出。

(3)腹痛及腹膜刺激征:腹膜内膀胱破裂,尿液流入腹腔引起全腹剧痛、腹肌紧张、压痛及反跳痛等急性腹膜炎症状,并有移动性浊音。腹膜外膀胱破裂、尿外渗及血肿引起耻骨上压痛,直肠指检触到直肠前壁肿物和触痛。

(4)尿瘘:开放性损伤体表有伤口漏尿,如与直肠或阴道相通,则有直肠或阴道漏尿。闭合性损伤在尿外渗感染后破溃,也可形成尿瘘。

(5)紧张、恐惧:患者膀胱损伤后因出现腹痛、排尿困难、血尿、尿瘘等症状,担心膀胱破裂丧失排尿功能而难以修复,面对突如其来的打击,常伴有紧张、恐惧等心理反应。

3.辅助检查

(1)导尿试验:膀胱破裂时,导尿管顺利插入膀胱,仅有少量血尿流出或无尿流出。从导尿管注入无菌生理盐水 200mL,片刻后吸出,如液体量差别很大,提示膀胱破裂。

(2)腹部 X 线检查:发现骨盆或其他骨折。

(3)膀胱造影:若造影剂外漏提示膀胱破裂。

(4)超声检查:提示腹腔内有大量液体。

(三)治疗要点

1.紧急处理

休克患者采取紧急抢救措施,如输液、输血等,进行抗休克治疗;需尽早手术治疗并使用广谱抗生素防治感染。

2.保守治疗

对于膀胱挫伤、膀胱镜检查或经尿道电切手术不慎引起的膀胱损伤,患者症状较轻,尿外渗量少,从尿道插入尿管持续引流 7~10 日,保持引流通畅。

3.手术治疗

腹膜外膀胱破裂病情严重,须尽早清除外渗尿液,施行膀胱修补术。腹膜内膀胱破裂,行剖腹探查,分层修补腹膜与膀胱壁,同时清除尿外渗和处理其他脏器损伤。

(四)主要护理诊断及合作性问题

1.组织灌注量改变

与损伤后尿外渗、出血、休克有关。

2.疼痛

与损伤及尿外渗有关。

3.排尿异常

与膀胱破裂排尿功能受损有关。

4.潜在并发症

休克、感染。

(五)护理措施

1.一般护理

给予患者营养丰富、易消化食物,提高机体抵抗力;鼓励患者多饮水,解释其可起到冲洗尿路的作用。

2.病情观察

伤后 2 日内每隔 1～2 小时测量生命体征,如患者血压下降、脉搏加快、面色苍白,提示休克发生,按休克处理。若体温超过 38.5℃,遵医嘱物理降温,给予抗生素预防感染。观察腹痛及腹膜刺激症状,了解血液与尿液渗入腹膜腔的情况,判断有无再出血发生。

3.手术后护理

(1)保持留置导尿管通畅,妥善固定导尿管及连接管,定时观察尿液引流情况,并记录 24 小时引流尿液的颜色、性状和量;每日进行 2 次尿道口及尿管周围消毒,预防泌尿系统感染。

(2)耻骨上膀胱造瘘管护理:回病房后应妥善固定造瘘管,防止滑脱;立即用 1∶5000 呋喃西林维持滴入冲洗,冲洗速度应根据尿液颜色而定,一般术后 3 日内滴速宜快,冲洗液量可达 3000～4000mL,以后可以逐渐减慢滴速,直至尿液澄清,如有堵塞,可加压冲洗,以保持引流通畅;保持造瘘口周围皮肤清洁、干燥,每日更换敷料,必要时造瘘口周围涂抹氧化锌软膏保护皮肤;造瘘管一般留置 10 日左右,拔管前要先夹管,如排尿困难或切口处漏尿则延期拔管。

(3)留置导尿管 8～10 日,拔管前应夹住尿管,训练膀胱排尿,1～2 日后方可拔出;观察患者拔管后排尿情况,如有异常重复放置导尿管。

4.心理护理

患者突发意外受伤,心理存在不同程度的恐惧感,担心自己残疾。了解患者的心理动态,体贴、关心患者,稳定患者情绪,消除患者恐惧心理,从而使患者增强战胜疾病的信心。

(六)健康教育

告诉患者膀胱损伤的情况,教会患者康复训练的方法;教会患者护理留置导尿管,预防其脱落,保持导尿管通畅;拔导尿管前,应闭管训练其排尿。

三、尿道损伤

(一)概述

尿道损伤多见于男性,男性尿道在解剖上以尿生殖膈为界分为前尿道和后尿道,前尿道包括球部和阴茎部,后尿道包括膜部和前列腺部,损伤易发生在球部和膜部。男性尿道损伤是泌尿外科常见的急症,若处理不当,常产生尿道狭窄、尿瘘等并发症。

1.病因

开放性损伤多见于战伤和锐器伤,常伴阴囊、阴茎、会阴部贯穿伤;闭合性损伤多见于骑跨伤与骨盆骨折;医源性损伤见于经尿道的器械检查或手术操作。

2.病理改变

根据尿道损伤程度可分为尿道挫伤、破裂及断裂。尿道挫伤时仅有水肿和出血,愈合后不发生尿道狭窄;尿道破裂或断裂可引起尿道周围血肿和尿液外渗,尿外渗的范围取决于尿道损伤的位置。

(1)前尿道损伤:多发生在球部,血液与尿液外渗至会阴、阴茎、阴囊,向上扩展蔓延至腹壁。

（2）后尿道损伤：多见于膜部，膜部尿道断裂时尿液外渗至膀胱、前列腺周围，与腹膜外型膀胱破裂相同。

（二）护理评估

1.健康史

了解患者受伤的原因，如会阴部有无遭受锐器撞击、挤压或骑跨伤史；了解患者有无骨盆骨折病史；最近有无做过尿道的器械检查或手术操作等。

2.临床表现

（1）血尿：前尿道损伤时尿道口滴血，尿液为血尿。后尿道损伤时，初期血尿或终末滴血。尿道完全断裂时，不出现血尿。

（2）疼痛：尿道球部损伤，会阴部肿胀，疼痛，排尿时剧烈。后尿道损伤伴骨盆骨折，移动时疼痛，下腹部痛，局部肌肉紧张，并有压痛。病情发展出现腹胀及肠鸣音减弱。

（3）排尿困难和尿潴留：尿道挫裂伤时，尿道局部水肿，尿道外括约肌痉挛，出现排尿困难。尿道完全断裂则发生尿潴留。

（4）局部血肿与瘀斑：球部尿道损伤，常会发生会阴部、阴囊处血肿及瘀斑。

（5）尿外渗：尿道全层断裂后，用力排尿时，尿液从裂口处渗入周围组织引起尿外渗。

（6）休克：后尿道损伤伴有骨盆骨折，常因大出血导致失血性休克。

3.心理状况

尿道损伤后，患者担心尿道狭窄或闭锁，担心性功能降低或出现阳痿，担心因尿流改道致排尿形态改变，担心尿道无法恢复等，患者产生悲观、孤独等心理，甚至对生活失去信心。

4.辅助检查

（1）导尿试验：检查尿道是否连续、完整。前尿道损伤可在严格无菌操作下轻缓插入导尿管，在尿道损伤处，常有阻碍感，一旦插入导尿管，说明尿道连续完整，应留置持续导尿并作为治疗支架引流尿液。后尿道损伤伴骨盆骨折，一般不宜插入导管，以免加重损伤。

（2）X线检查：疑有骨盆骨折或膀胱损伤摄腹部平片。必要时行尿道造影了解尿道损伤部位和程度，尿道断裂时有造影剂外渗。

（三）治疗要点

其原则是有效引流尿液，恢复尿道连续性，控制和预防感染，预防并发症。尿道挫伤和轻度裂伤，一般可以自愈，不需治疗。尿道损伤排尿困难，安置导尿管成功者，作为治疗支架并引流尿液，留置导尿10～14日。尿道撕裂伤，不能插入导尿管者，可行膀胱穿刺造瘘术。尿道断裂伴有骨盆骨折等复合外伤，前尿道损伤采用尿道修补术或尿道吻合术；后尿道损伤则采用尿道复位手术，若后期有狭窄，定期扩张尿道。

（四）主要护理诊断及合作性问题

1.排尿异常

与尿道损伤后尿道的连续性破坏、尿道完全断裂有关。

2.疼痛

与尿道损伤尿外渗有关。

3.有感染的危险

与尿道损伤、破裂后免疫力低下有关。

4.预感性悲哀

与尿道损伤、尿道完全断裂有关。

(五)护理措施

1.一般护理

采取平卧位,骨盆骨折患者睡硬板床,不得随意搬动患者,以免加重损伤。患者应避免排尿,防止尿外渗。能经口进食患者,鼓励其多饮水,饮食宜给予高热量、高蛋白质、易消化食物。

2.病情观察

(1)伤后及术后2日内,定时测生命体征,注意有无休克症状发生。观察体温及白细胞变化,及时发现感染征象。

(2)尿外渗做多处切开引流者,观察伤口敷料渗出情况,引流物的量、色、性状及气味。若发现敷料有污染及时更换,以免发生感染。

3.留置导尿管及膀胱造瘘管护理

(1)带有留置尿管或膀胱造瘘管的患者,应24小时观察尿的颜色、性状和尿量,保持引流管通畅,避免扭曲、折叠,防止引流管脱落。

(2)带有留置尿管者,做尿道口周围清洁2次/日;未行膀胱穿刺造瘘术或无膀胱破裂者,冲洗膀胱1～2次/日,预防泌尿系统感染。

(3)留置尿管2周左右可以拔除,拔管后根据排尿通畅情况,适时扩张尿道。带有造瘘管的患者2周左右拔管,拔管时先夹闭造瘘管,如自行排尿顺利则予以拔管。造瘘口以无菌敷料覆盖,5～7日自行愈合。

(4)保持手术切口清洁干燥,有渗出及时更换敷料,用抗生素治疗预防感染。

4.尿道扩张护理

行后期尿道扩张时,根据患者尿道情况选择大小合适的尿道扩张器,适时定期进行尿道扩张,扩张时严格无菌操作,防止感染,动作轻缓,防止损伤、出血。

5.心理护理

采取心理疏导、解释、安慰、鼓励等方法,告诉患者要面对现实,有信心战胜疾病。尤其亲属及好友给患者精神鼓励和物质支持,可有利于解除患者的后顾之忧。

(六)健康教育

(1)向患者说明多饮水、进食易消化食物的意义,告诉患者在卧床、活动时的注意事项,卧床期间防止压疮发生。

(2)解释留置导尿管及膀胱造瘘管的意义,患者后期尿道扩张时,配合医师做好尿道扩张术,以免尿道狭窄或加重。

第二节　泌尿系统结石

一、概述

尿路结石又称尿石症,是泌尿外科最常见疾病之一。男性发病多于女性,约为 3 : 1,好发年龄为 20～55 岁。我国尿路结石以长江以南多见,北方相对较少。按尿路结石所在的部位基本分为上尿路结石和下尿路结石。上尿路结石是指肾和输尿管结石,下尿路结石包括膀胱结石和尿道结石。临床以上尿路结石多见。结石成分有草酸钙、磷酸钙和磷酸镁铵、尿酸、胱氨酸等。上尿路结石以草酸钙结石多见,膀胱结石及尿道结石以磷酸镁铵结石多见。

(一)病因及发病机制

尿路结石的病因极为复杂,有许多因素影响尿路结石的形成。尿中形成结石晶体的盐类呈超饱和状态、抑制晶体形成物质不足和核基质的存在是形成结石的主要因素。

1.尿液因素

(1)形成结石物质排出过多:尿液中钙、草酸、尿酸排出量增加,长期卧床,甲状旁腺功能亢进等,使尿钙排出增多。痛风、慢性腹泻和长期使用噻嗪类利尿剂等患者尿酸排出增高。内源性合成草酸增加或吸收草酸增加,引起高草酸尿症。

(2)尿的 pH 改变:在酸性尿中常形成尿酸结石和胱氨酸结石;在碱性尿中常形成磷酸镁铵结石和磷酸钙结石。

(3)尿中抑制晶体形成因子不足:如枸橼酸焦磷酸盐、镁、肾钙素和某些微量元素等减少。

(4)尿量减少,使尿中的盐类和有机物质浓度增高。

2.尿路局部因素

如尿路梗阻时,尿液淤积,导致晶体或基质在引流较差部位沉积,若继发尿路感染,则易形成结石(如磷酸镁铵结石和磷酸钙结石),细菌坏死组织脓块均形成结石核心。

3.全身因素

内分泌代谢异常,如甲状旁腺功能亢进,钙、磷代谢异常,导致高尿钙;儿童缺乏动物蛋白易发生膀胱结石;动物蛋白、维生素 D 摄入过多,B 族维生素缺乏,纤维素摄入过少等易诱发上尿路结石。

(二)病理生理

尿路结石多数原发于肾和膀胱,在排出过程中可停留在输尿管和尿道。泌尿系统各部位的结石都能造成梗阻,致结石以上部位积水。较大的结石或表面粗糙的结石可损伤尿路黏膜,损伤后易合并感染。结石引起损伤、梗阻、感染,梗阻与感染也可使结石增大,三者互为因果,促使病变发展,最终破坏肾组织,损伤肾功能。

二、护理评估

(一)健康史

评估时注意了解患者的年龄、性别、职业、饮食习惯、水的摄入量及发病地区等;了解有无痛风、泌尿系统感染、甲状旁腺功能亢进、营养不良及长期卧床史;了解患者家族中有无遗传因素等。

(二)临床表现

1.上尿路结石

(1)疼痛:结石大、移动小的肾盂及肾盏结石可引起上腹和腰部钝痛。结石活动或引起输尿管完全梗阻时,刺激括约肌痉挛,引起肾绞痛。典型的绞痛位于腰部或上腹部,沿输尿管向下腹部和会阴部放射,可至大腿内侧。疼痛性质为刀割样阵发性绞痛,程度剧烈,患者辗转不安,面色苍白、冷汗,甚至休克;伴随症状为恶心、呕吐。疼痛时间持续数分钟至数小时不等,可伴明显肾区叩击痛。结石位于输尿管膀胱壁段和输尿管口处或结石伴感染时,患者可有尿频、尿急、尿痛症状,男性患者有尿道和阴茎头部放射痛。

(2)血尿:患者活动或绞痛后出现肉眼或镜下血尿,以后者常见。有些患者以活动后出现镜下血尿为其唯一的临床表现。

(3)其他症状:结石引起严重肾积水时,可触到增大的肾;继发急性肾盂肾炎或肾积脓时,可有发热、畏寒、脓尿、肾区压痛。双侧上尿路完全性梗阻时可导致无尿。

2.下尿路结石

(1)膀胱结石:主要是膀胱刺激症状,如尿频、尿急和排尿终末疼痛。典型症状为排尿突然中断并感疼痛,疼痛放射至阴茎头部和远端尿道,小儿常搓拉阴茎;变换体位又能继续排尿。膀胱结石时常有终末血尿,合并感染时可出现脓尿。

(2)尿道结石:典型表现为排尿困难、点滴状排尿及尿痛,甚至造成急性尿潴留。前尿道结石可沿尿道扪及。后尿道结石经直肠指检可触及。

(三)心理状况

患者常突然发生绞痛、血尿,感到恐惧,辗转不安,担心结石给自己身体造成的损害;患者及家属担心治疗效果,易产生焦躁心理。

(四)辅助检查

1.实验室检查

(1)尿液检查:可有镜下血尿,有时可见较多的白细胞或结晶。

(2)酌情测定肾功能及 24 小时尿钙、尿磷、尿酸、肌酐、草酸等。必要时做尿细菌培养可助选择抗菌药物。

2.影像学检查

(1)X 线检查:是诊断泌尿系统结石的重要方法,约 95%以上的尿路结石可在 X 线尿路平片(KUB)上显影,明确结石部位、大小及数量。

(2)B 超检查:能发现 X 线平片不能显示的小结石,还能显示肾结构改变和肾积水等。

(3)排泄性尿路造影:可显示结石所致的尿路形态、引起结石的局部因素和肾功能改变。

(4)逆行肾盂造影:通常用于其他方法不能确诊时,可显示结石所在肾的结构和功能。可发现 X 线不显影的结石,明确结石位置及双肾功能情况。

3.输尿管肾镜检查

可直接观察到结石,适用于其他方法不能确诊或同时进行治疗时。

三、治疗要点

治疗原则是解决结石所致梗阻,保护肾功能,预防感染。主要采用非手术疗法、体外冲击波碎石疗法和手术疗法。

(一)非手术疗法

结石直径＜0.6cm，光滑，无尿路梗阻和感染，纯尿酸结石和胱氨酸结石，采用此法，具体措施包括：大量饮水、调节饮食、控制感染、解痉止痛、调节尿 pH、药物治疗等。结石直径＜0.4cm，光滑，大多能自行排出。

(二)体外冲击波碎石疗法(ESWL)

通过 X 线、超声对结石进行定位，将冲击波聚焦后作用于结石，将其打碎成砂粒，在尿液冲刷作用下，经由输尿管、膀胱、尿道排出的方法。此法安全、有效，适用于大多数上尿路结石者，最适于直径＜2.5cm 的结石。

结石过大者，残余结石率高，需多次碎石；结石长期停留已与周围组织粘连，不易击碎，或碎石后难以排出；胱氨酸结石、草酸钙结石质硬，不易击碎。碎石后随尿较常见，不需特殊治疗；碎石排出过程中，引起肾绞痛，应给予对症处理。若击碎的碎石堆积于输尿管内，引起"石街"，急诊行输尿管肾镜取石术。若需再次碎石治疗，间隔时间不少于 7 日。

(三)手术疗法

由于腔内泌尿手术及体外冲击波碎石疗法的快速发展，绝大多数上尿路结石不再需要手术治疗。

1.非开放手术治疗

(1)输尿管肾镜取石或碎石术，适用于中、下段输尿管结石，平片不显影结石。不能用体外冲击波碎石者。

(2)经皮肾镜取石或碎石术，适用于直径＞2.5cm 的肾盂结石及下肾盏结石；尤其适用于结石远端尿路梗阻、质硬的结石、残余结石等。

2.开放手术治疗

上述方法无效时，需用此法，仅少数患者采用。根据结石的部位选择手术，如输尿管切开取石术、肾盂切开取石术、肾窦内肾盂切开取石术、肾实质切开取石术、肾部分切除术等。手术前必须了解肾功能。

四、主要护理问题及合作性问题

(一)疼痛

与结石阻塞及刺激输尿管壁有关。

(二)舒适的改变：恶心、呕吐等

与结石疼痛引起的反射作用有关。

(三)排尿异常

与结石阻塞、损伤肾及输尿管黏膜有关。

(四)有感染的危险

与尿路梗阻有关。

(五)潜在并发症

手术后出血、血尿、感染。

五、护理措施

(一)非手术患者护理

1.肾绞痛的护理

卧床休息,局部热敷,遵医嘱注射阿托品、哌替啶、黄体酮等药物,缓解疼痛。

2.促进排石

嘱患者大量饮水,增加尿量,降低尿中形成结石物质的浓度,减少晶体沉积,是预防结石形成和增大最有效的方法。饮水量在 3000mL/d 以上,睡前应饮水,保持尿量在 2000mL/d 以上;在患者心肺功能耐受的情况下,指导患者做跳跃运动,增加结石排出的体位优势;控制感染,有助于结石排出。

3.饮食调节

选择合适的食物有助于预防结石。钙结石者,限制含钙食物和草酸丰富的食物,多食用含纤维素丰富的食物;尿酸结石者,不宜食用高嘌呤食物。

4.尿液的观察

通过尿液可以观察碎石排出情况,尤其在做碎石治疗时,每次排尿于玻璃瓶内给予过滤,并保留结石以便分析其成分。调节尿 pH,口服枸橼酸合剂、碳酸氢钠等碱化尿液,预防尿酸和胱氨酸结石;口服氯化铵等酸化尿液,使用抗生素治疗尿路感染,有利于防止感染性结石的形成。

(二)体外冲击波碎石术护理

(1)术前排空膀胱内的尿液。

(2)治疗后鼓励患者多饮水,饮水大约在 3000mL/d 以上,必要时静脉补充液体,以利于冲洗尿路,排出碎石。术后每次尿液均需过滤,将结石存留,以便观察碎石排出情形,并做结石成分分析;在碎石排出经过输尿管时,患者可能出现肾绞痛,遵医嘱用解痉剂和镇痛剂。

(3)定期摄泌尿系统平片,以了解碎石排出的情形。

(4)如果细碎石迅速大量涌入输尿管,形成"石街"梗阻尿路时,需用输尿管镜取石等其他方法治疗。

(5)出院后若患者出现肾绞痛、发热、血尿等异常现象时,需立即复诊;出院时,碎石并未完全排出者,需定期到门诊做追踪检查。

(三)手术患者护理

1.术前护理

鼓励患者多饮水,起到内冲洗作用;皮肤准备根据手术部位而定;女性患者需给予会阴冲洗,以保持会阴部清洁;手术当天送患者至手术室前,需先送患者至 X 线室,再摄一张泌尿系统平片,确定结石的位置是否有移动,作为选择切开部位的参考。

2.术后护理

(1)饮食护理:术后肠蠕动恢复后,可进普通饮食,结石患者每日应饮水 2500～3000mL。尿内沉淀物过多,按医嘱口服药物,调整尿的酸碱性,防止结石复发。

(2)观察尿液排出情况:手术后注意观察尿量与尿色,术后 12 小时尿液大都带有血色,若出现鲜红而浓的血尿时,是出血的征象;每小时尿量至少应维持 50mL,如摄入量充足而每小时尿量仅为 20~30mL(各引流管引流通畅)时,需立即通知医师处理。

(3)伤口护理:保持伤口敷料的干燥与无菌,尿液浸湿敷料时应及时更换。

(4)维持引流管通畅:施行肾及上段输尿管切开取石术,必须安放肾周引流管,以引流肾内及其周围的渗出液;根据各种手术方式不同置各种不同的引流管,如肾造瘘管、输尿管支架引流管、膀胱造瘘管可能直接插入手术部位引流尿液,以利于伤口的愈合。①护理人员必须了解引流管插入的部位及其目的。②各种引流管需维持通畅,没有医嘱不可关闭引流管,尤其肾造瘘者,肾造瘘管按常规不冲洗,以免引起感染。必须冲洗造瘘管时,应严格无菌操作,并在医师指导下进行或协助医师进行。③引流管要适当地固定,避免脱落扭曲。④引流袋放置要低于肾,下床走路时要低于髋部。⑤观察引流液的量、颜色、有无出血现象。

(5)维持呼吸道通畅:肾和输尿管上部手术,通常是由第 12 肋缘下切口,手术切口正好在横膈下方,当深呼吸时会引起疼痛,以至于影响呼吸状况,导致肺扩张不全或其他的呼吸道并发症。下列方法可减轻患者疼痛而维持适当的换气:手术后 24~48 小时,每 3~4 小时依据患者情况给予止痛剂,止痛剂给予后 30 分钟指导患者做深呼吸运动、有效咳嗽及翻身。当患者主诉患侧肌肉疼痛时,可给予按摩、热敷等;48 小时后,安排合适的体位,取半卧位,以利于呼吸及引流;鼓励患者早期离床活动。

(6)并发症的预防与护理:肾实质切开取石者,因肾实质质脆且含丰富的血管,应绝对卧床 2 周,减轻肾的损伤,防止继发出血。注意密切观察敷料及引流管,若有鲜红色引流液且量较多伴有血凝块形成,应注意血压、脉搏的变化,如发现异常,及时通知医师。肾输尿管术后,大多数患者出现腹胀,患者发生腹胀时,应禁食 24~48 小时。必要时可行胃肠减压,给予促进肠蠕动的药物,以减轻腹胀现象。

(四)心理护理

给患者讲解尿路结石的相关知识,消除患者的焦虑和恐惧心理,取得患者治疗上的配合。做体外冲击波碎石术前,向患者讲明碎石术的原理及碎石过程中可能出现的感觉和不适,消除患者的顾虑。

六、健康指导

(一)大量饮水

可增加尿量,稀释尿液,可减少尿中晶体沉积。成人应保持每日尿量在 2000mL 以上,尤其是睡前及半夜适当饮水,效果更好。

(二)活动与休息

有结石的患者在饮水后要多活动,以利于结石排出。

(三)解除局部因素

尽早解除尿路梗阻、感染、异物等因素,以减少结石形成。

(四)饮食指导

根据所患结石成分调节饮食。含钙结石者宜食用含纤维丰富的食物,限制含钙、草酸成分多的食物,如牛奶、奶制品、豆制品、巧克力、坚果等;浓茶、菠菜、番茄、土豆、芦笋等含草酸量高,也不宜食用。尿酸结石者不宜食用含嘌呤高的食物,如动物内脏、豆制品、啤酒。

(五)药物预防

根据结石成分碱化或酸化尿液,预防结石复发。如尿酸和胱氨酸结石的预防可口服枸橼酸合剂、碳酸氢钠等碱化尿液;口服氯化铵使尿液酸化,有利于防止磷酸钙及磷酸镁铵结石的生长;维生素 B_6 有助于减少尿中草酸含量,氧化镁可增加尿中草酸溶解度;口服别嘌醇可减少尿酸形成,对含钙结石有抑制作用。

(六)预防骨脱钙

伴甲状旁腺功能亢进症者,必须手术摘除腺瘤或增生组织。鼓励长期卧床者加强功能锻炼,防止骨脱钙,减少尿钙含量。

(七)复诊

定期行尿液检查、X 线或 B 超检查,观察有无复发及残余结石情况。若出现剧烈肾绞痛、恶心、呕吐、寒战、高热、血尿等症状,及时就诊。

第三节　泌尿系统肿瘤

泌尿及男性生殖系统肿瘤是泌尿外科是最常见的疾病之一,且其发病率和死亡率都有增长的趋势。泌尿系统肿瘤中最常见的是膀胱癌,其次是肾癌。男性生殖系统中最常见的肿瘤是前列腺癌,但在我国比较少见。

一、肾肿瘤患者的护理

肾肿瘤多为恶性,好发于 40 岁以上男性,常见的有肾癌、肾盂癌、肾母细胞瘤。肾癌的确切病因尚不清楚。吸烟可能是肾癌发生的危险因素,有些化学物质可使动物致癌,但能否使人发生肾癌尚未证实。肾癌发病有家族倾向,尤其是 3 号、11 号染色体异常家族性肾癌。

肾癌是源于肾实质的恶性肿瘤,发生于肾小管上皮细胞,又称肾细胞癌。肾盂癌多为乳头状瘤或乳头状癌,常有早期淋巴转移。肾母细胞瘤从胚胎性肾组织中发生,又称肾胚胎瘤,肿瘤增长极快,早期即侵入肾周围组织,是婴幼儿中最常见的恶性肿瘤之一。

(一)护理评估

1.健康史

了解患者所从事的职业、生活环境和习惯,询问有无致癌物质接触史。了解患者是否嗜好吸烟,家族中有无类似的疾病等。

2.临床表现

(1)血尿:无痛性全程肉眼血尿常是患者就诊的初发症状,常无任何诱因,也不伴有其他排尿症状。数次血尿后,常自行停止,再次发作后,病情逐渐加重。

(2)肿块:随着肿瘤增大,可在肋缘下触及包块,较硬,表面不平,如癌和周围组织粘连则肿块固定,不随呼吸上下活动,双手合诊时肾肿块触诊更为清晰。

(3)疼痛:肾癌早期,常无任何疼痛不适,病变晚期则可由于肿块压迫肾包膜或牵拉肾蒂而引起腰部酸胀坠痛,偶因血块梗阻输尿管引起肾绞痛。

(4)其他(肾外综合征):左肾癌可伴继发性左侧精索静脉曲张,癌栓侵及下腔静脉时可出现下肢水肿,如肺转移可出现咳嗽、咯血,骨骼转移可出现病理性骨折等。晚期患者常出现明显消瘦、贫血、低热、食欲缺乏、体重减轻等恶病质表现。

3.心理状况

肾肿瘤患者多表现为间歇性、无痛性肉眼血尿,病情直观,常给患者造成较大的精神压力,易产生恐惧、焦虑等心理问题。

4.辅助检查

(1)B超:能检出直径 1cm 以上的肿瘤,且能准确地分辨囊性病变或实性占位病变。

(2)X线平片:可见肾外形增大、不规则;造影可见肾盏、肾盂因受肿瘤挤压有不规则变形、狭窄或充盈缺损,如龙爪样畸形、花瓣状变形、缺损不显影等。静脉肾盂造影还能了解对侧肾功能情况。

(3)CT、MRI 等检查:可早期发现较小的肾实质内肿瘤,诊断符合率较高。

(二)治疗要点

以手术治疗为主,辅以放疗和化疗。早期行根治性肾切除术,手术配合放射治疗及化学治疗可显著提高手术生存率,小儿肾母细胞瘤生存率更高。

(三)主要护理诊断和合作性问题

1.排尿异常

与肾肿瘤有关。

2.有感染的危险

与组织坏死、尿路梗阻等因素有关。

3.焦虑与恐惧

与手术或肾肿瘤有关。

4.营养失调:低于机体需要量

与肿瘤长期消耗及放疗、化疗的不良反应有关。

(四)护理措施

1.一般护理、心理护理、化疗及放疗护理

参见肿瘤患者的护理。

2.手术前后护理

(1)肾切除后,如有肾蒂血管结扎线松脱,造成大出血;肾部分切除,创面也极易引起出血。因此,术后 24～48 小时严密监测生命体征,防止发生失血性休克;密切观察手术切口引流物的量、性状和出血情况。

(2)术后 24 小时禁食,肠蠕动恢复后,逐渐恢复饮食;术后应留置导尿管,监测尿量变化及血尿、尿比重等;术后卧床 2～3 日,患者若无异常,逐渐下床活动。

(五)健康指导

告知患者术后每 2～3 个月复查一次;保证休息,加强营养,适度锻炼,增强体质,正确用药。

二、膀胱肿瘤患者的护理

(一)概述

膀胱癌是全身常见的恶性肿瘤,在泌尿系统肿瘤中,其发病率占首位,且有增加趋势。本病好发于50～70岁老年人,男女之比为4:1。

1.病因

膀胱癌病因复杂,真正的发病原因目前尚不完全清楚。其病因可能与下列因素有关。

(1)职业与环境因素:联苯胺、β－萘胺、4氨基双联苯等可致膀胱癌,因此从事与染料、橡胶、塑料、油漆有关工作者发病率高,吸烟也是重要的致癌因素。

(2)其他因素:色氨酸及烟酸代谢异常、膀胱白斑、腺性膀胱炎、尿结石、尿潴留等疾病,以及遗传因素与免疫功能、病毒感染等因素都是诱发膀胱癌的病因。

2.病理

膀胱癌大多来源于上皮细胞,占95%以上,其中90%以上为移行细胞癌,鳞状细胞癌和腺癌较少见,但恶性程度远较移行细胞癌为高,非上皮来源的癌如横纹肌肉瘤等则罕见。膀胱癌在病理改变上根据细胞大小、形态、染色深浅、核改变、分裂象等分为四级。一、二级分化较好,属低度恶性;三、四级分化不良,属高度恶性。

(二)护理评估

1.健康史

了解患者年龄、性别、职业、生活环境和生活习惯,询问有无上述致癌物质接触史;是否嗜好吸烟;家族中有无类似的疾病;是否存在膀胱慢性病变和膀胱结石的长期物理刺激。

2.临床表现

(1)血尿:绝大多数膀胱肿瘤患者的首发症状是无痛性血尿,如肿瘤位于三角区或其附近,血尿常为终末出现。如肿瘤出血较多时,亦可出现全程血尿。血尿可间歇性出现,常能自行停止或减轻,容易造成"治愈"或"好转"的错觉。血尿严重者因血块阻塞尿道内口可引起尿潴留。血尿程度与肿瘤大小、数目、恶性程度可不完全一致。

(2)膀胱刺激症状:肿瘤坏死、溃疡、合并感染时,患者可出现尿频、尿急、尿痛等膀胱刺激症状。

(3)其他:当肿瘤浸润达肌层时,患者可出现疼痛症状,肿瘤较大影响膀胱容量、肿瘤发生在膀胱颈部或出血严重形成血凝块等影响尿流排出时,可引起排尿困难,甚至尿潴留。膀胱肿瘤位于输尿管口附近影响上尿路尿液排空时,可造成患侧肾积水。晚期膀胱肿瘤患者有贫血、水肿、下腹部肿块等症状,盆腔广泛浸润时可引起腰骶部疼痛和下肢水肿。

3.心理状况

患者因反复肉眼血尿,常给患者造成较大的精神压力,易产生恐惧、焦虑等心理问题。

4.辅助检查

(1)尿常规及脱落细胞检查:方便快捷,尿中易找到脱落的癌细胞,可作为血尿患者的初步筛选。

(2)膀胱镜检查:直接观察膀胱内的肿瘤,以及肿瘤的大小、数目、部位、形态及浸润等,同时取活检以明确诊断。

（3）X 线检查：行尿路造影了解膀胱有无充盈缺损、上尿路有无肿瘤或肾积水。CT 可明确病变范围及有无转移。

（4）超声检查：能发现较小的膀胱肿瘤，诊断符合率较高。

（三）治疗要点

以手术治疗为主，辅以放疗和化疗。根据病情行经尿道电切、经膀胱肿瘤切除、膀胱部分切除、膀胱全切除术。

（四）主要护理诊断及合作性问题

1.排尿异常

与肿瘤部位、大小、合并坏死、出血等有关。

2.营养不良

低于机体需要量与肿瘤所致消耗有关。

3.体液不足

与摄入不足及失血有关。

4.有感染的危险

与组织坏死、尿路梗阻等因素有关。

5.焦虑

与手术或肿瘤有关。

（五）护理措施

1.术前护理

膀胱全切后肠管代膀胱术的患者，按结肠直肠手术进行肠道准备；女性患者术前 3 日开始冲洗阴道，每日 1～2 次；手术日早晨常规插胃管。做好其他常规准备。

2.术后护理

（1）对手术后留置导尿管和耻骨上膀胱造口的患者，保持引流通畅并记录引流量，注意观察引流液的量、颜色、性状，做好相应的常规护理。

（2）膀胱全切回肠代膀胱的患者，应密切观察和记录左、右输尿管支架管及回肠代膀胱引流管引流的尿液，以了解双肾及回肠代膀胱功能。输尿管支架管一般术后 2 周拔除；代膀胱内留置的乳胶管一般术后 1 周拔除。同时观察和记录和残腔引流管的引流量和性质，以判断有无内出血发生，残腔引流管术后 2～3 日引流液减少时可拔除。回肠造口周围每日消毒 1 次，涂抹氧化锌软膏以保护皮肤。选用 2 个合适的造口尿袋交替使用，当患者起床活动时将尿袋固定到大腿上。应定时测定血电解质浓度和血 pH，以便及时发现和纠正电解质紊乱和酸中毒。

（3）膀胱全切、输尿管皮肤造口术后，应经常观察成形皮肤乳头的血运情况，如出现回缩、颜色变紫等血运障碍表现，立即报告医师处理。造口管皮肤及尿袋的护理同回肠代膀胱术。

（4）对需要膀胱内灌注化疗药物的患者，应将用蒸馏水或等渗盐水稀释的化疗药物，经尿管缓慢注入膀胱内，每 15 分钟变换一次体位，保留 2 小时后排出。

(六)健康指导

1.康复指导

术后适当锻炼、加强营养,增强体质;禁止吸烟,对密切接触致癌物质者加强劳动保护。

2.定期复查

膀胱肿瘤切除后易复发,因此膀胱癌术后应密切随访,1年内应每3个月行膀胱镜检查一次,1年后无复发者酌情延长复查时间。术后保留膀胱的患者膀胱灌注卡介苗(BCG)对于预防或推迟复发有一定疗效。

3.自我护理

尿流改道术后佩戴接尿器者,教会患者自我护理。

第四节　泌尿及男性生殖系统结核

泌尿及男性生殖系统结核包括肾结核、输尿管结核、膀胱结核、附睾结核及前列腺精囊结核。其中肾最早受累,成为主要的发病部位。

一、概述

肾结核多发生在20~40岁的青壮年,约占70%,男性多于女性。近年来,平均发病年龄有上升的趋势,老年患者增多。由于肺结核经血行播散引起肾结核需要3~10年及以上的时间,因此10岁以下的小儿很少发生。一般原发病灶结核杆菌,经血行播散到双肾肾小球毛细血管丛中,在肾皮质内形成多发性微结核病灶,若免疫力强,可自行愈合,不出现症状,称病理肾结核;若免疫力差,肾皮质内未愈合的病灶穿过肾小球基底膜,侵入邻近肾小管发展为不易愈合的肾髓质结核,进而发生肾乳头溃疡,干酪坏死,蔓延至肾盏、肾盂或波及全肾,并累及尿路其他部位,以及生殖系统而出现临床症状,称临床肾结核。

肾结核病灶逐渐扩大、相互融合并坏死形成干酪性脓肿,破溃后成为结核性空洞。纤维化和钙化为肾结核的病理特点,病灶愈合时因纤维化可发生尿路狭窄。肾盏颈狭窄可形成闭合性脓肿;肾盂出口狭窄或输尿管壁增厚、钙化、僵硬与管腔狭窄,可加速肾组织破坏,形成结核性脓肾;若肾广泛钙化,输尿管完全闭合,无含菌尿进入膀胱,症状缓解,尿液恢复正常,这种情况称为"肾自截"。

膀胱结核初期为黏膜充血、水肿,然后形成结核结节和结核性溃疡并侵及肌层引起纤维化。这种病变,若引起对侧输尿管口狭窄或呈"洞穴状"。失去抗反流作用,可造成对侧肾积水或输尿管反流。膀胱发生广泛纤维化,可使容量显著减少,形成挛缩膀胱。结核性溃疡穿透膀胱壁,可形成膀胱阴道瘘或膀胱直肠瘘。尿道结核纤维化可发生尿道狭窄。后尿道结核经逆行感染可引起前列腺、附睾结核。

二、护理评估

(一)健康史

(1)询问有无结核病病史(如肺结核、骨结核)及与结核患者接触史。结核杆菌经血行播散达肾皮质,呈双侧感染,形成粟粒状结节;若抵抗力强,多能自行愈合,常无临床症状。

(2)评估有无抵抗力下降,当过度劳累、营养不良等致抵抗力下降时,病变逐渐发展蔓延,形成一侧或双侧肾结核。结核菌从肾皮质侵入髓质,并在局部形成结核病灶,随病变进展逐渐扩大融合,形成干酪样坏死和空洞,最终形成结核样脓肾。

(3)询问本次患病主要表现及时间、伴随症状和全身情况。

(二)临床表现

1.膀胱刺激征

大多数患者有尿频、尿急、尿痛等症状。最初因含有结核杆菌的脓尿刺激膀胱黏膜引起尿频,结核病变蔓延到膀胱,膀胱刺激症状加重,如果有膀胱挛缩,每日数十次排尿,严重出现尿失禁。

2.血尿、脓尿

以肉眼血尿为主要症状。血尿多来自膀胱,亦来自肾。患者通常有程度不同的脓尿,尿液呈洗米水样。

3.腰痛

晚期结核性脓肾致肾体积增大,表现腰痛,少数患者因血块或脓块阻塞输尿管而引起肾绞痛。

4.全身症状

出现消瘦、发热、盗汗、乏力、贫血、食欲减退等结核中毒症状。双肾或单侧肾结核,伴有对侧肾盂积水时,出现慢性肾功能不全表现,如水肿、贫血、恶心、呕吐、尿少或无尿等。

(三)心理状况

肾结核患者病程长,需要长期用药治疗,如患者不能坚持,药物治疗效果不佳,需手术治疗者,患者会对手术产生恐惧,同时担心手术后肾功能恢复不好产生忧虑和焦虑等。

(四)辅助检查

1.尿液检查

尿中可见大量脓细胞、红细胞。

2.尿细菌学检查

(1)尿结核菌培养阳性率达 80%～90%。

(2)尿沉淀物找抗酸杆菌,连查 3 次,必要时重复检查,其阳性率为 50%～70%。注意包皮垢杆菌、枯草杆菌亦属抗酸杆菌。

3.膀胱镜

膀胱黏膜可见充血、水肿、结核结节、溃疡、结核性肉芽肿及瘢痕形成等,膀胱三角区和输尿管开口附近病变尤为明显,必要时取活检。

4.X 线检查

(1)有钙化病变时,X 线可见肾区钙化影。

(2)排泄性尿路造影,了解肾和输尿管病变。

(3)逆行性输尿管肾盂造影,早期表现有肾盂边缘不整齐,如虫蚀样改变,以后肾盂呈不规则的扩大或模糊变形,有时可见与肾盏连接的空洞。病变严重者,肾功能丧失,肾盏肾盂完全不显影。

三、治疗要点

其原则是抗结核药物治疗、全身营养支持疗法,必要时手术治疗,积极处理晚期并发症。早期采用抗结核药物治疗,多数患能治愈;如果化疗半年尿液检查仍不正常或 X 线检查显示效果不佳,改用手术治疗,如肾切除术、肾部分切除术、肾病灶清除术等。晚期并发结核性膀胱挛缩时,采用扩大膀胱术或尿流改道术;有肾和输尿管积水,切除狭窄段行对端吻合术或输尿管膀胱吻合术。

四、主要护理诊断及合作性问题

(一)尿失禁

与膀胱结核、膀胱挛缩有关。

(二)营养失调

低于机体需要量与结核病变消耗、结核病灶浸润有关。

(三)疼痛

与肾积脓肿胀、膀胱结核排尿痛有关。

(四)知识缺乏

缺乏对该病的了解及抗结核用药知识。

(五)潜在并发症

出血、继发感染、肾功能不全。

五、护理措施

(一)生活护理

指导患者进食营养丰富、富含维生素的饮食;纠正贫血,必要时给予输血、补液。多饮水,以减轻结核性脓尿对膀胱的刺激。保证休息,改善全身状况。

(二)病情观察

使用抗结核药物期间应加强观察,注意药物的毒副反应,发现异常及时告知医师并协助处理。

(三)手术患者的护理

1.术前护理

做好重要脏器功能检查,了解肾外有无结核,进行对症治疗和护理。提高患者的身体素质,增加耐受手术的能力。术前应用足量抗结核药物治疗,肾切除患者用药应不少于 2 周,肾部分切除术患者用药 3~6 个月。

2.术后护理

(1)取合适体位:肾切除患者血压平稳后可取半卧位。全肾切除术后 24 小时即可离床活动。肾结核病灶清除或部分肾切除的患者,应卧床休息 1~2 周,减少活动,以防继发性出血。

(2)加强观察,注意体温变化,伤口有无渗出及渗出物的量和性状。肾切除术后,需密切观察健侧肾功能,应连续 3 日记录 24 小时尿量,观察第一次排尿的时间、颜色、尿量。若术后 6 小时无尿或 24 小时少尿,说明可能存在健侧肾功能障碍,应及时通知医师进行处理。

(3)保持术后各引流管通畅,并观察引流物的量、颜色和性质。

(4)术后应继续抗结核治疗 3～6 个月,以防止结核复发。

(四)心理护理

向患者耐心解释泌尿系统结核的临床特点,稳定患者情绪,增强患者的信心,使其积极配合治疗。正确应对手术或术后并发症对日常生活的影响。

六、健康指导

(一)康复指导

加强营养,注意休息,适当活动,避免劳累,以增强机体抵抗力,促进康复。

(二)用药指导

(1)术后继续抗结核治疗 6 个月以上,以防结核复发。

(2)用药要保持联合、规律、全程,不可随意间断或减量、减药,不规则用药可产生耐药性而影响治疗效果。

(3)用药期间须注意药物的不良反应,定期复查肝肾功能,测听力、视力等;勿用和慎用对肾有毒性的药物,如氨基糖苷类、磺胺类药物等。

(4)定期复查:术后应每月检查尿常规和尿结核杆菌,连续半年尿中无结核杆菌称为稳定转阴。5 年不复发者可视为治愈。

第五节　良性前列腺增生症

良性前列腺增生症简称前列腺增生,是以排尿困难为主要特征的老年男性常见病。男性自 35 岁以后前列腺有不同程度的增生,50 岁以后出现临床症状。

一、概述

(一)病因

尚不清楚,目前认为,老龄和有功能的睾丸是发病的基础,随着年龄增长,睾酮、双氢睾酮及雌激素的改变和失衡是前列腺增生的重要因素。受寒、劳累、情绪改变、进食辛辣食物及酗酒等因素,常可使原因病情加重。

(二)病理改变

前列腺分为移行带、中央带和外周带三部分,正常移行带约占前列腺组织的 5%,中央带和外周带分别占 25% 和 70%。中央带似楔形并包绕射精管,外周带组成了前列腺的背侧及外侧部分。前列腺增生的程度与尿流梗阻的程度不成比例,而与增生的部位有关,如增生部分伸向膀胱,极易堵塞尿道内口,即使增生不大,便引起严重梗阻。膀胱出口梗阻,逼尿肌增厚,黏膜面出现小梁,严重时形成小室和假性憩室。长期排尿困难使膀胱高度扩张或膀胱内高压,导致输尿管末端丧失其活瓣作用,发生膀胱输尿管反流;梗阻和反流引起肾积水和肾功能损害;由于梗阻后膀胱内尿液潴留容易继发感染和结石。

二、护理评估

(一)健康史

详细了解患者健康状况,如年龄、有无进行性排尿困难,以及排尿困难的程度;询问患者有无因受寒、饮酒、劳累等发生过尿潴留;了解治疗经过,有无伴随其他疾病,如心脑血管疾病、糖尿病等。

(二)临床表现

1.尿频

是最初最早出现的症状,夜间较明显。早期因前列腺充血刺激引起,随梗阻加重,残余尿量增多,尿频更加明显。

2.排尿困难

进行性排尿困难为本病最主要的症状,轻度梗阻时排尿迟缓、断续、尿后滴沥;严重梗阻时排尿费力,射程缩短、尿线变细而无力,甚至成点滴状。

3.尿潴留

梗阻严重者膀胱残余尿量增多,导致膀胱收缩无力,发生尿潴留,并出现充溢性尿失禁。前列腺增生的任何阶段都可能发生急性尿潴留,多因气候变化、饮酒、劳累等使前列腺突然充血、水肿所致。

4.其他症状

合并感染、结石时,有尿频、尿急、尿痛等膀胱刺激症状;因局部充血发生无痛性血尿。少数患者晚期出现肾积水和肾功能不全表现。由于腹内压增高导致腹股沟疝、痔等。

(三)心理状况

患者因长期排尿困难或反复尿潴留,出现不同程度的焦虑;有的患者因年龄大、担心手术的危险等而产生恐惧,甚至不配合治疗。

(四)辅助检查

1.直肠指检

简便而重要的诊断方法,可触到增大的前列腺,表面光滑、质韧,中央沟变浅或消失。

2.超声检查

测量前列腺体积,检查内部结构,是否突入膀胱,并估计残余尿量。

3.尿流率测定

初步判断梗阻程度,若最大尿流率<15mL/s,说明排尿不畅;<10mL/s则梗阻严重,必须治疗。评估最大尿流率时,排尿量必超过150mL才有意义。

4.血清前列腺特异抗原(PSA)测定

帮助诊断排除前列腺癌。

5.膀胱镜检查

可直接看到前列腺增大的程度和部位,有助于确诊。用于膀胱肿瘤诊断时需同时做活组织检查或针吸细胞学检查。

三、治疗要点

(一)药物治疗

适用于梗阻较轻或难以耐受手术治疗的患者。应用 α 受体阻滞剂、激素或采用射频和微波治疗,减轻症状。

(二)手术治疗

适用于药物治疗无效或膀胱残余尿量超过 60mL,最大尿流率<10mL/s,屡发急性尿潴留者或并发膀胱结石、肿瘤、肾功能不全者。手术方式有:①耻骨上经膀胱前列腺切除术,最为常用,可同时处理膀胱结石或肿瘤等膀胱内其他疾病。②耻骨后前列腺切除术,适用于较大的前列腺增生,止血较为满意。③经尿道前列腺电切术(TURP),不需手术切口,术后恢复快。④经会阴前列腺切除术,无腹部伤口疼痛,术后呼吸道并发症较少。其中 TURP 手术创伤小,适用于高龄体弱者。

四、主要护理诊断及合作性问题

(一)焦虑/恐惧

与排尿困难,手术等有关。

(二)排尿型态异常

与膀胱出口梗阻、留置导管等有关。

(三)疼痛

与手术切口、膀胱痉挛有关。

(四)潜在并发症

出血、感染、TUR 综合征等。

五、护理措施

(一)生活护理

鼓励患者起床活动。多食营养丰富、粗纤维、易消化的食物,防止便秘,忌饮酒及辛辣食物;鼓励患者多饮水,勤排尿;避免着凉和过劳,防止急性尿潴留发生。

(二)手术前后护理

1.术前护理

术前除常规护理外,还要配合做好心、肺、肝、肾功能检查,因患者多为老年人,注意有无高血压、冠心病、糖尿病、肺气肿等,并做相应处理。并发尿潴留、尿路感染或肾功能不全者,术前留置导尿或行耻骨上膀胱造瘘,达到引流尿液、控制感染、改善肾功能的目的,提高患者对手术的耐受性及效果。

2.术后护理

(1)体位:平卧 2 日后改为半卧位,有利于体位引流,减轻腹胀,防止肺部并发症发生,也有利于切口愈合。

(2)病情观察:严密观察患者的意识和生命体征的变化;观察心血管疾病者。因麻醉、手术刺激等可引起血压波动或诱发心脑血管并发症。

(3)饮食:术后 6 小时无恶心、呕吐,进流质饮食,鼓励多饮水,1～2 日无腹胀可恢复正常饮食。

(4)膀胱冲洗:用生理盐水冲洗膀胱3~7日。冲洗量、速度根据尿色而定,色深则快,色淡则慢。前列腺切除术后有肉眼血尿,随着时间的延长,血尿的颜色逐渐变浅,若血尿色深红或逐渐加深,提示活动性出血,及时通知医师处理。保持冲洗管道通畅,若引流不畅。及时冲洗抽吸血块,以免造成膀胱充盈、膀胱痉挛而加重出血。正确记录冲洗量和排出量,尿量=排出量-冲洗量。

(5)膀胱痉挛护理:因逼尿肌不稳定、导管刺激、血块堵塞冲洗管等所致,引起阵发性剧痛、诱发出血。术后留置硬脊膜外麻醉导管,按需要定时注射小剂量吗啡有良好效果;同时保持导管的正确引流位置,无牵拉、扭曲、受压、脱落、血块堵塞等。

(三)预防并发症

(1)手术1周后,逐渐离床活动,避免腹压增高及便秘,禁止灌肠或肛管排气。以免前列腺窝出血。防止压疮、心肺并发症的发生。

(2)因手术创伤及留置导管,机体免疫力低下,引起术后感染。因此定时观察体温及血象变化,有无睾丸、附睾肿大及疼痛,有无畏寒、高热等症状;清洗尿道口2次/日,遵医嘱应用抗生素预防感染。

(3)TUR综合征:行TURP的患者术中大量冲洗液吸收使血容量急剧增加,形成稀释性低钠血症而致TUR综合征,患者在术后数小时内出现烦躁不安、恶心、呕吐、抽搐、痉挛、昏睡等症状,严重者出现肺水肿、脑水肿、心力衰竭等,应严密观察病情变化,严格掌握输液速度,遵医嘱给利尿药、脱水剂等。

(四)出血

术后24小时常规牵引导尿管,并固定于大腿内侧,利用导尿管气囊压迫前列腺窝,防止出血。牵引松紧要适宜,嘱患者牵引侧下肢保持伸直状态,患者术后1周逐渐离床活动;遵医嘱使用止血药;避免增加腹内压的因素、禁止灌肠或肛管排气。以免造成前列腺窝的出血。

六、健康指导

(一)生活指导

前列腺增生采用非手术治疗者,避免受凉、劳累、饮酒、便秘而引起急性尿潴留。前列腺增生术后进易消化、含纤维多的食物,防止便秘;术后1~2个月避免性生活持重物及长途步行,防止继发性出血。

(二)康复指导

术后前列腺窝的修复需3~6个月,因此术后仍会有排尿异常现象。应多饮水,定期化验尿、复查尿流率及残余尿量。如有溢尿现象,指导患者有意识地经常锻炼肛提肌,尽快恢复尿道括约肌功能。其方法是:吸气时缩肛,呼气时放松肛门括约肌。

第六节　男性节育

一、概述

根据男性生殖的解剖生理特点,采取措施阻断男性生殖过程的某一环节达到男性节育的目的。

(一)男性绝育

是一种永久性的避孕方式。避孕原理是把由睾丸运送精子往阴茎的输精管切断,使精子无法进入精液内而排出体外。此永久避孕法只适合不想再生育的夫妇采用。目前常用的是输精管结扎术和输精管注射绝育法。输精管绝育术后,遇到特殊情况(如子女死亡等)要求再生育者,可进行显微外科输精管吻合术,术后95%以上能获得解剖上再通,长期随访妊娠率大约75%。

1.输精管结扎术

目的是阻断精子输出的通道,使精子不能排出,达到不育的目的,是一种男性永久性节育方法,结扎术后睾丸仍能继续产生精子,成熟的精子在附睾管内溶解吸收,输精管结扎后,除不能生育外,对身体健康和性生活都没有影响,性交时仍有正常的射精过程和排出精液,只是精液中没有精子。

2.输精管注射节育法

用注射针头经阴囊皮肤直接穿刺输精管,然后注入快速医用胶508或苯酚504混合剂,在短时间内药液凝固,并堵塞输精管,达到阻断精子排出的目的,这种方法的优点是简便、有效且不用手术。

(二)男性避孕

目前最常用的方法是使用避孕套。

1.避孕套

是目前使用较多的一种男性应用避孕工具,只要使用正确,避孕效果较好,但有些人怕影响性生活的感觉或使用不习惯,故不愿意使用。其不足之处是少数本人或妻子对橡胶过敏的男性不能使用。

2.男用避孕药

分为口服药物和注射药物两种。其中,棉酚是口服男性节育药物的代表,也是唯一曾经用于临床的药物。棉酚存在的不良反应,例如服用者容易出现低血钾症状而全身软瘫,暂时失去劳动能力,严重者可能因此丧失生育能力。因此,临床专家提醒各位男性朋友在选取这种避孕药时一定要在医师的指导下使用。十一睾酮注射液作为目前唯一一种针剂,得到了WHO的推荐,目前正在全球进行多中心第三期临床试验,还没有真正大规模的临床应用。男性注射该药物后,黄色人种的避孕率达到90%以上。但白色人种只有60%左右。此药的不足之处在于,注射该药物不能即时起效。每月注射一针,连续注射3个月才能出现避孕效果,而且不同体质的人起效时间不同,很难把握住时间,这个方法比较麻烦。

二、护理措施

(一)心理护理

输精管结扎术是一种安全可靠的男性节育手术。术前做好思想工作,解除思想顾虑,纠正不正确认识,以增加对手术的信心。

(二)术前护理

(1)普鲁卡因皮肤过敏试验。

(2)用肥皂温水清洗外阴部、剃去阴毛,更换清洁内裤。

(三)术后护理

(1)术后留院观察 1~2 小时,若阴囊内无出血和血肿可离院。

(2)术后注意休息,7 日内不骑自行车,避免剧烈活动,洗澡和性交。

(3)术中用 0.01% 醋酸苯汞或 1:3000 苯扎溴铵行精囊灌注者,术后不再需要采取避孕措施。

(4)输精管结扎后精囊内的精子仍可能导致再孕,术中若未用杀精子药液灌注者,术后必须采取其他避孕措施 2 个月或排精 10 次以上,待精液检查无精子后,再停止避孕。

(四)并发症的护理

1.血肿

主要是术中止血不彻底引起。轻者行加压包扎,冷敷,血肿大者应引流,并使用止血剂。

2.感染

术后可并发阴囊脓肿、精索炎、附睾炎及前列腺炎、精囊炎等。轻者应用抗生素,保持局部清洁干燥,重者切开引流。术前治愈生殖道炎症、保证阴囊清洁、严格无菌操作对预防感染有重要意义。

3.输精管痛性结节

输精管结扎术后局部多有小结节,一般无任何症状,若在手术 1 个月后结扎处结节仍然疼痛,触之有明显疼痛称为痛性结节,多由血肿、局部感染、线头异物、精索神经形成瘤样增生性结节或精子肉芽肿引起。可采用局部封闭或理疗等,治疗无效或疼痛严重者可考虑手术切除。

4.附睾淤积

个别手术者因附睾分解吸收睾丸产生的精子和分泌物障碍,术后表现为附睾肿大,管腔扩张,阴囊肿痛并放射至精索及下腹部,劳累或性交后症状加重。可用药物、理疗等对症治疗,无效者可考虑行输精管吻合或附睾切除术。

5.性功能障碍

输精管结扎本身不会引起性功能障碍,部分手术者发生的原因为精神因素和术后由局部并发症或全身性疾病而诱发性功能障碍。术前、术后做好细致的解释工作,使手术者了解输精管结扎的解剖生理知识,消除思想顾虑,配合药物和其他疗法进行治疗。

第七节 男性性功能障碍

男性性功能障碍是成年男子的常见病,包括性欲障碍(性欲亢进和低下)、勃起功能障碍(ED)、阴茎异常勃起、射精障碍(早泄、不射精和逆向射精)和性高潮障碍等。其中以勃起功能障碍较为常见。

一、勃起功能障碍

(一)定义

一名男子在 3 个月以上的时间内,持续或反复发作性不能获得和(或)维持充分的阴茎勃起以完成性交称为勃起功能障碍。

(二)病因及分类

勃起功能障碍的病因错综复杂,多数是综合因素,但可能以某一种病因主导。

1.心理性

工作压力、心情压抑等。

2.器质性

高血压、血管病变、糖尿病、不良生活习惯(如吸烟、酗酒)均可引起外生殖器的器质性病变,导致勃起功能障碍。

3.混合性

包括上述两方面的因素。

(三)临床表现

(1)阴茎完全不能勃起,无法进行性生活。

(2)阴茎部分勃起,但不坚挺,可进行性生活,但不满意。

(四)辅助检查

1.实验室检查

(1)血常规、尿常规、空腹血糖、糖化血红蛋白、血生化和血脂等检测。

(2)下丘脑-垂体-性腺轴激素测定:包括黄体生成素(LH)、促卵泡激素(FSH)、催乳素(PRL)等检测,有助了解勃起功能障碍的内分泌原因。

2.勃起功能评估和心理评估

(1)勃起功能评估:目前国际通用且简单易操作的量表为勃起功能障碍国际指数(ⅡEF-5)问卷调查表(ⅡEF-5 总分=25 分,轻度 ED:16~21 分,中度 ED:9~15 分,重度 ED:<8 分)。应用该量表可以评估患者勃起功能障碍的严重程度,比较药物治疗和手术治疗的效果,随访各种治疗对勃起功能的近期和远期效果。

(2)心理评估:勃起功能障碍的患者都不同程度地存在焦虑和抑郁情绪,部分患者甚至因此患有抑郁症,心理障碍加重勃起功能障碍,如此恶性循环。有必要在对勃起功能障碍进行治疗之前进行心理评价。

3.特殊检查

(1)夜间阴茎勃起试验(NPT):常规的 NPT 包括持续测量阴茎周长、重复测量阴茎勃起达到或最大程度接近轴向硬度,在睡眠时进行。其主要适用于鉴别心理性和器质性勃起功能障碍。

(2)阴茎海绵体注射血管活性药物试验(ICI):阴茎海绵体内注射血管活性药物后,记录阴茎勃起的起始时间、硬度和维持时间等参数。其主要反映阴茎海绵体血管机制的功能状况,若延迟勃起可能是动脉供血不足,过早疲软反映海绵体平滑肌或静脉闭锁机制障碍。

(3)球海绵体肌反射潜伏时间:主要反映勃起反射弧解剖与功能的完整性。

(五)治疗原则

纠正病因、消除危险因素、改善阴茎的勃起状况,从而使患者获得满意的性生活。

1.非手术治疗

(1)改变不良习惯,去除危险因素。

(2)心理治疗:解决心理问题,进行松弛训练、性感集中训练等行为疗法,建立自信心,同时配合性教育及指导,取得良好效果。

(3)药物治疗:口服药物治疗使用方便、无创,是首选的治疗方法。西地那非是治疗勃起功能障碍的第一线药物。雄激素替代疗法适用于雄激素低下者,主要改善性欲和性唤起。

(4)真空缩窄装置:利用负压原理,使阴茎充血性勃起,将弹环置于阴茎根部,阻止回流达到性交目的。

2.手术治疗包括

阴茎勃起假体植入术和血管手术,只有在其他治疗方法均无效的情况下才被采用。

二、早泄

(一)定义

阴茎插入阴道后 1 分钟内射精,或射精过快,其性伴侣至少有一半以上的时间不能满足者,称为早泄。

(二)病因及分类

早泄或射精过快的局部因素主要有包皮过长而龟头敏感,以及前列腺、精囊及后尿道炎症刺激等;其他因素为中枢神经功能紊乱、大脑皮质或脊髓射精中枢兴奋性过高,或心理因素等。早泄按发生时间分为原发性早泄和继发性早泄,由于不同原因引发患者出现持续性、间歇性或境遇性早泄;按发病原因不同分为器质性早泄和心理性早泄。

(三)临床表现

(1)阴茎在插入阴道前便发生射精。

(2)阴茎刚进入阴道即发生射精。

上述两种情况均导致夫妻双方无性生活满意感。

(四)治疗原则

(1)消除心理障碍。

(2)切除过长的包皮。

(3)治疗前列腺、精囊和后尿道炎症。

(4)性感集中训练。

(5)龟头涂抹脱敏药物或用安全套。

三、阴茎异常勃起

(一)定义

阴茎异常勃起(ED)是指与性活动无关,或射精后仍维持勃起,时间超过 6 小时。有证据表明,阴茎持续勃起超过 6 小时,海绵体组织会发生缺氧和酸中毒。

(二)病因

阴茎异常勃起的发生原因主要有血液成分异常、血液黏度高、血流动力学异常和使用某种血管活性药物等。年轻人的异常勃起多见于血液病(如镰状细胞贫血、注射血管活性药、白血病和肿瘤转移)压迫阻碍静脉回流;年龄较大者则以血管活性药物注射和特发性多见。值得注意的是,西地那非超量应用也可导致异常勃起。

(三)临床表现和分类

阴茎异常勃起根据其血流动力学变化分为两型。

1.低流量型

因为静脉系统回流障碍或海绵体平滑肌麻痹、血液黏度高、局部高凝状态使阴茎海绵体处于低灌流状态。因缺氧、酸中毒,患者阴茎局部疼痛明显,皮温凉。因海绵体内压高,阴茎勃起强直。该型异常勃起处理不及时或处理不当可导致海绵体纤维化和勃起功能障碍。

2.高流量型

常由外伤致海绵体动脉破裂所致,由于该型异常勃起海绵体组织血流超过正常,一般不会导致 ED。因无缺氧、酸中毒,局部疼痛不明显,皮温热;无回流障碍,海绵体内压不高,阴茎充盈或半勃起状态。

(四)辅助检查

B 超检查可显示血流速度、血管阻力等。

(五)治疗原则

阴茎异常勃起的治疗目标是恢复阴茎海绵体正常的血流动力学,解除海绵体组织缺氧,改善局部循环,避免或减少阴茎海绵体平滑肌纤维化和 ED 的发生。

四、护理

(一)护理评估

1.健康史

(1)现病史:在询问病史时需要营造一个安静合适的就诊环境,让患者建立起对医生的信任,以便患者客观、详细地陈述 ED 发展的过程及严重程度、既往的诊治过程和结果等。还需要询问是否合并其他性功能障碍,如性欲减退、早泄、射精异常等。

(2)系统回顾:系统回顾中要重点突出对患者心血管、神经、内分泌、泌尿生殖等系统,以及精神心理状况的了解。

(3)服药史:许多药物可引起 ED。已知可能引起 ED 的常见药物有抗高血压药物(利尿药、β—受体阻滞剂及某些作用于中枢神经系统的药物);强心药(洋地黄等);激素类药物(雌激素、LHRH 激动剂及雄激素拮抗剂等);H_2 受体阻滞剂(西咪替丁等);抗精神病药物(三环抗抑郁药及许多传统抗精神病药物);抗胆碱药(阿托品、普鲁辛等);免疫抑制剂;其他(可卡因及阿片制剂等)。

(4)手术及外伤史。

2.生活方式

吸烟、酗酒等不良生活习惯可增加 ED 的发生率。

3.身体状况

评估患者皮肤、体型、骨骼及肌肉发育情况,有无喉结、胡须和体毛分布与疏密程度,有无男化乳腺发育等。生殖系统检查:检查阴茎和睾丸发育是否正常。

4.心理一社会状况

患者的社会状况、工作紧张与疲劳程度、人际关系、经济收入、婚姻状况、夫妻关系和对性知识的了解程度。

(二)护理诊断

1.性功能障碍

与心理和社会改变及身体结构或功能改变有关。

2.知识缺乏

缺乏药物治疗相关知识。

(三)护理措施

1.消除引发性功能障碍的因素,改善性功能

(1)心理护理:多与患者进行沟通,寻找性功能障碍的精神心理因素。取得患者配合,争取夫妻双方共同参与性心理治疗。

(2)改变不良生活方式:避免过度劳累,缓解压力。适当运动,戒烟、限酒。

(3)配合医生治疗相关疾病,如高血压、糖尿病、前列腺炎等。指导患者减少可引起性功能障碍的药物。

(4)遵医嘱应用可改善性功能的药物。

2.用药指导

西地那非和硝酸酯类药物有协同降压作用,不可合用,以免发生严重低血压。红霉素类、西咪替丁等可导致西地那非半衰期延长,应注意观察用药反应。

(四)健康教育

(1)接受治疗的患者应定期随访,目的在于了解患者接受治疗的效果、治疗后的性生活情况、身体和精神心理状态。

(2)生活要有规律,注意休息,保持积极乐观的心态,禁烟、酒。向患者及家属讲解吸烟、酗酒、熬夜对男性生育功能的危害。

(3)多饮水,多吃新鲜蔬菜和水果及富含纤维素的饮食,忌食辛辣刺激性食物。

(4)保持会阴部清洁、干燥,防止感染。养成良好的卫生习惯。

第八节　急性附睾炎

一、定义

附睾炎多见于中青年,常与睾丸炎同时存在,可称为睾丸附睾炎,是男性生殖系统非特异性感染中的常见疾病。

二、病因

急性附睾炎多发生于一侧,可以由输精管的炎症蔓延而来,常因后尿道炎、膀胱炎、下尿路梗阻、前列腺手术及留置尿管引起,少数为血行或经淋巴感染。病原体主要为大肠埃希菌、金黄色葡萄球菌和沙眼衣原体,其次为链球菌。

三、临床表现

发病急,发病前可有膀胱炎、前列腺炎等症状;发病时患侧阴囊局限性疼痛、敏感,并迅速增大,可放射至同侧腹股沟和腰部,伴有高热、寒战、畏寒等全身不适症状。

四、辅助检查

1.实验室检查

(1)血常规检查:白细胞计数明显增高,红细胞沉降率增快。

(2)尿常规检查:发现脓球,培养出病原体。

2.影像学检查

B超检查可见附睾炎表现为附睾肿大,回声变低,内部回声不均匀。附睾内组织充血,血管扩张,动脉阻力下降,血流明显增多,彩色超声检查可见丰富的血流信号。

五、治疗原则

(一)一般措施

适当卧床休息,加强营养,注意清淡饮食;用毛巾托起阴囊,局部给予热敷有助于缓解疼痛、避免炎症扩散。

(二)抗生素治疗

静脉给予敏感的抗生素,治疗1~2周后改为口服抗生素2~4周,以防止疾病转为慢性炎症。

(三)手术治疗

形成附睾脓肿者,切开引流;合并睾丸坏死者,应行睾丸切除。

六、护理

(一)护理评估

1.术前护理评估和观察

(1)健康史:了解患者的一般情况,近期是否患有感染性疾病。

(2)身体状况:了解患者是否有高热、畏寒等全身不适症状,阴囊是否有肿大、触痛等。

(3)辅助检查:包括实验室检查和影像学检查结果。

(4)心理和社会支持状况:患者和家属对疾病的知识、治疗方法、康复知识的认知程度,家庭经济状况及性生理的认知程度。

2.术后护理评估

(1)严密观察生命体征变化、饮食、睡眠、伤口情况。

(2)预防出血。

(3)评估肢体感觉、活动情况。

(二)护理诊断

1.术前护理诊断

(1)知识缺乏:缺乏疾病相关知识及术后康复知识。

(2)恐惧、焦虑:与术后身体不适、担心预后有关。

2.术后护理诊断

(1)舒适的改变:与疼痛、手术有关。

(2)性功能障碍:与疾病引起的疼痛及功能低下有关。

(3)潜在并发症:精索静脉曲张、精索炎、前列腺炎等。

(三)护理措施

1.非手术治疗护理措施

(1)心理护理:给予鼓励和安慰,树立信心。鼓励患者表达自身感受,消除顾虑。教会患者自我放松的方法,保持乐观的情绪。针对个体情况进行针对性的个性心理护理。鼓励患者家属多关心和支持患者。

(2)饮食护理:进食高蛋白、高热量、高维生素的饮食;多食蔬菜和水果;忌食辛辣刺激性食物,禁烟、禁酒。

(3)用药护理:应用抗生素前首先做细菌培养和药物敏感试验,针对不同细菌种类选择抗生素,用药时间一般不少于1~2周,并采用联合用药,避免疾病复发。

(4)发热的护理:定时检查体温变化并做好记录,嘱其多饮水,以温水擦浴,注意保暖,及时更换潮湿的衣服。

2.手术治疗护理措施(附睾脓肿切开引流术)

(1)术前护理措施。

1)心理护理:向患者耐心做好解释工作,让患者知晓疾病的康复与及时、规范的治疗是分不开的,使患者消除心理紧张情绪和顾虑,树立战胜疾病的信心,积极配合治疗。

2)活动与休息:术前2周戒烟、戒酒,协助做好术前检查,了解身体状态。

3)饮食护理:适当饮水,禁忌辛辣刺激性的饮食。不宜饮酒,嘱患者多食富含粗纤维的食物,防止便秘。术前晚进易消化饮食,如稀饭、面条等。术前应禁食12小时,禁饮6~8小时。

(2)术后护理措施。

1)严密观察生命体征及预防出血:术后24小时应常规给予心电监测、氧气吸入,监测意识、心率、呼吸、血压、血氧饱和度,以及注意切口渗血情况等的变化,发现异常及时报告医生处理。

2)体位与活动:术后去枕平卧6小时,头偏向一侧,保持呼吸道通畅,并对切口进行加压包扎,嘱尽量避免用力咳嗽或深呼吸,咳嗽时用手按压切口以预防腹压升高。术后卧床24小时,卧床期间可做深呼吸和下肢活动。鼓励早期下床活动。阴囊肿大者可将阴囊托起。

3)饮食护理:术后肠道排气后进食流食,第 2 天可进食半流质饮食,根据个人具体情况逐步恢复普食。饮食主要以清淡食物为主,避免进食刺激性食物。建议多食新鲜蔬果,养成良好的饮食习惯,尽量坚持低盐、低脂、高维生素、高蛋白饮食。

4)合理使用抗生素,预防伤口感染。

5)疼痛护理:教会患者看报、听音乐等转移注意力。局部进行热敷,减轻疼痛及肿胀,必要时给予镇痛药。

(四)健康教育

(1)出院前向患者及家属详细介绍出院后有关事项,告知患者出院后应定期来院复诊。

(2)生活要有规律,保持积极乐观的心态,禁烟、酒,向患者及家属讲解吸烟、酗酒、熬夜对男性生育功能的危害。

(3)注意休息,术后半年避免重体力劳动,3 个月内禁止性生活、避免剧烈运动及持久站立等。

(4)多饮水,多吃新鲜蔬菜和水果及富含纤维素的饮食,忌食辛辣刺激性食物。

(5)保持会阴部清洁、干燥,防止感染。养成良好的卫生习惯,尽量穿合适紧身的内裤,以缓解阴囊下坠程度,减少血管扩张。

第九节 精索静脉曲张

一、定义

由于精索内静脉血流受阻,血液反流,造成精索内蔓状静脉丛扩张增粗和迂曲,临床以左侧多见。值得重视的是它可能伴有睾丸萎缩和精子生成障碍,导致不育。好发于青壮年,发病率为 $10\%\sim15\%$,不育男性中发病率为 $25\%\sim40\%$。通常见于左侧,占 $77\%\sim92\%$;亦可双侧发病,占 $7\%\sim22\%$;少见单发于右侧,约占 1%。

二、病因

精索静脉曲张分为原发性和继发性两类。

(一)原发性精索静脉曲张

主要是由于精索静脉血液淤积而引起。由于人的直立姿势影响精索静脉回流,静脉壁及其周围结缔组织薄弱或提睾肌发育不全,静脉瓣膜缺损或关闭不全,故易发生静脉曲张。

(二)继发性精索静脉曲张

一般继发于某些疾病,如腹腔内或腹膜后的肿瘤或肾积水,异位血管压迫上行的精索静脉等。

三、临床表现

(1)如病变轻,可无症状,仅在体检时发现。

(2)少数患者可有立位时阴囊肿胀,阴囊局部间歇性胀痛,平卧症状缓解或消失,更甚者患者阴囊皮肤和大腿内侧浅静脉也充血扩张。

(3)诊断标准:精索静脉曲张分为亚临床型和临床型,其中临床型又可分为临床型Ⅰ度、Ⅱ度和Ⅲ度。

1)亚临床型:精索触诊和患者屏气增加腹压(Valsalva试验)时均不能扪及曲张的精索静脉。但经彩色多普勒检查可以发现轻微的精索静脉曲张。

2)临床型Ⅰ度:精索触诊时不明显,但在患者屏气增加腹压(Valsalva试验)时可扪及曲张的精索静脉。

3)临床型Ⅱ度:精索触诊可扪及曲张的精索静脉,但不能看见。

4)临床型Ⅲ度:可以看见阴囊内曲张静脉,精索触诊时可扪及明显增多、如团状蚯蚓的静脉团。

四、辅助检查

(一)实验室检查

精液分析、性激素分析等相关检查评估睾丸功能。

(二)影像学检查

目前应用较多的、较准确的诊断方法是彩色多普勒血流显像(CDFI)。对精液常规检查示精子密度低下,活率、活力低,畸形率高的患者,均建议行CDFI检查。CDFI可直观,准确地观察精索静脉曲张的扩张程度、血流状态,是目前无创、准确的诊断途径。CDFI的临床诊断标准如下。

1.亚临床型

精索静脉内径≥1.8mm,平静呼吸不出现血液反流,Valsalva试验出现反流,反流时间≥1秒。

2.临床型

平静呼吸下精索静脉丛中至少检测到3支以上的精索静脉,其中1支血管内径>2.0mm或增加腹压时静脉内径明显增大,或做Valsalva试验后静脉血液明显反流。

五、治疗原则

(1)无症状的精索静脉曲张不需要治疗。

(2)较重的精索静脉曲张,精子数连续三次低于2000万或有睾丸萎缩者,平卧时,曲张静脉可消失,可行精索静脉高位结扎术和腹腔镜精索静脉曲张结扎术。

六、护理

(一)护理评估

1.术前护理评估

(1)健康史:患者基本情况,包括从事的工作,评估患者的发病情况及出现的症状。询问患者站立时是否有阴囊肿大,有无沉重及坠胀感;是否出现向下腹部、腹股沟或腰部放射性坠胀感;是否行走及劳动时加重,平时休息时减轻。

(2)既往史:了解患者是否有肾脏肿瘤、肾积水等原发病史,是否有男性不育史。

(3)辅助检查:包括实验室检查和影像学检查结果。

(4)心理和社会支持状况:患者和家属对精索静脉曲张造成的危害、治疗方法、康复知识的认知程度,家庭经济状况及性生理的认知程度。

2.术后护理评估

(1)严密观察生命体征变化、饮食、睡眠、伤口情况。

(2)预防出血。

(3)评估肢体感觉、活动情况。

(二)护理诊断

1.术前护理诊断

(1)知识缺乏:缺乏疾病相关知识及术后康复知识。

(2)恐惧,焦虑:与术中放置引流管、术后身体不适、担心预后有关。

2.术后护理诊断

(1)舒适的改变:与疼痛、手术有关。

(2)潜在并发症:出血、感染、阴囊水肿等。

(三)护理措施

1.术前护理措施

(1)做好心理护理及健康宣教:术前患者可有阴囊不适或不育,要主动交流,引导患者应用简单易懂的方式说出不育的感受,使患者充分倾诉。向患者家属宣教不育的原因及治疗等相关知识,充分发挥家庭支持的作用,给予患者心理支持和安慰。

(2)责任护士可通过小视频、图片等图文并茂的方式向患者介绍精索静脉曲张疾病相关知识,并详细讲解手术目的、过程及术前术后注意事项、术后可能出现的并发症,对各种并发症的预防方法等进行讲解,解除恐惧心理,增强对手术的信心,更好地配合治疗和护理,建立良好的护患关系。同时耐心对患者担心的问题进行解答。

(3)活动与休息:术前2周戒烟、戒酒,协助做好术前检查,了解身体状态。

(4)饮食护理:适当饮水,禁忌辛辣刺激性的饮食。不宜饮酒,嘱患者多食富含粗纤维的食物,防止便秘。术前晚进易消化饮食,如稀饭、面条等。术前禁食12小时,禁饮6~8小时。

(5)症状护理:有轻度坠胀感者,可穿弹力裤或用阴囊托带,减轻坠胀感。

2.术后护理措施

(1)严密观察生命体征及预防出:术后24小时应常规给予心电监测、氧气吸入,监测意识、心率、呼吸、血压、血氧饱和度,以及注意切口渗血情况等的变化,发现异常及时报告医生处理。

(2)体位与活动:术后去枕平卧6小时,头偏向一侧,保持呼吸道通畅,并对切口进行加压包扎。嘱尽量避免用力咳嗽或深呼吸,咳嗽时用手按压切口以预防腹压升高。术后卧床24小时,卧床期间可做深呼吸和下肢活动。鼓励早期下床活动。

(3)饮食护理:术后肠道排气后进食流食,第2天可进食半流质饮食,根据个人具体情况逐步恢复普食。饮食主要以清淡食物为主,避免进食刺激性食物。建议多食新鲜蔬果,养成良好的饮食习惯,尽量坚持低盐、低脂、高维生素、高蛋白饮食。

(4)输液:注意无菌操作,避免交叉感染,合理使用抗生素预防。

(5)切口护理:用沙袋压迫腹股沟区,24小时移去;用"丁"字带托起阴囊;鼓励患者下床活动,但避免剧烈活动;严格无菌操作,定期换药。

(6)基础护理:患者卧床期间,协助其定时翻身,按摩骨突处,防止皮肤发生压疮,做好晨晚间护理,增进患者的舒适度。术后出现疼痛、恶心、呕吐等不适,及时通知医生,对症处理,减轻患者不适症状。

(7)管道护理:术后 24 小时内根据患者的具体情况拔除导尿管,鼓励患者自行排尿。如有需要保留尿管患者,应做好留置尿管护理。

1)妥善固定引流管,确保引流通畅,防止牵拉、打折、受压、脱落及引流液反流。如有引流不畅,应及时调整引流管的位置,冲洗引流管或重新留置。

2)观察引流液的颜色、性质和量,发现引流液异常,应报告医生进行处理。

3)感染的预防:留置尿管患者每日会阴护理 2 次。所有引流袋每日更换,更换时严格无菌操作。放置引流袋平卧时应低于患者耻骨联合,站立位时应低于尿道口。普通导尿管每周更换 1 次,气囊导尿管可适当延长更换时间,但不宜超过 1 个月。

(8)疼痛护理:对于术后主诉疼痛的患者应详细询问疼痛部位,对其疼痛情况进行分析,若较为轻微则向患者解释是术后正常情况,不需要过分担心,并指导患者以转移注意力等方法缓解疼痛;对于疼痛难忍者,必要时在医生指导下采用镇痛药物以缓解疼痛。

(9)心理护理:针对每个患者提供个体化心理支持,并给予心理疏导和安慰。

(10)并发症护理:术后密切关注穿刺部位是否出现渗血情况,同时密切观察腹壁伤口情况,务必在无菌条件下更换穿刺孔部位的敷料。术后严密观察患者阴囊皮肤,明确患者是否存在皮肤水肿情况,若患者阴囊水肿轻微则不需要特殊处理,只需叮嘱患者卧床休息或将阴囊抬高即可;若患者阴囊水肿严重则须予以局部 50% 硫酸镁湿敷处理。

(四)健康教育

(1)出院前向患者及家属详细介绍出院后有关事项,告知患者出院后应定期来院复诊。

(2)生活要有规律,保持积极乐观的心态,禁烟、酒,向患者及家属讲解吸烟、酗酒、熬夜对男性生育功能的危害。

(3)注意休息,术后半年避免重体力劳动,3 个月内禁止性生活、避免剧烈运动及持久站立等。

(4)多饮水,多吃新鲜蔬菜和水果及富含纤维素的饮食,忌食辛辣刺激性食物。

(5)保持会阴部清洁、干燥,防止感染。养成良好的卫生习惯,尽量穿合适紧身的内裤,以缓解阴囊下坠程度,减少血管扩张。

第十节　隐睾

一、定义

隐睾是指男婴出生后单侧或双侧睾丸未降至阴囊而停留在正常下降过程中任何一方,即阴囊内没有睾丸或仅有一侧睾丸。

二、病因

由内分泌因素所致者多为双侧隐睾,由其他因素引起者多为单侧隐睾。有时隐睾可合并有腹股沟斜疝。

三、临床表现

(1)睾丸萎缩:睾丸未下降至阴囊内,生后2年内还只有轻度的组织改变,2~5岁后会引起睾丸发育不全或萎缩。双侧隐睾可引起患者不育。

(2)引起恶性癌变、疝气、睾丸扭转。

四、辅助检查

(1)体检:触诊,80%的隐睾可在腹股沟触及。

(2)血清检查:如果染色体为XY型,血清促卵泡激素(FSH)升高,血清睾酮(T)降低,而且睾酮的水平对绒毛膜促性腺激素(HCG)的刺激无反应,则为双侧睾丸缺如(即无睾丸),不需要手术探查。

(3)对于单侧睾丸缺如术前难以确诊,激素试验是正常的,可利用生殖腺静脉造影、腹腔镜、B超、CT进行检查,必要时仍须手术探查。

五、治疗原则

(一)激素治疗

外用绒毛膜促性腺激素(HCC)和促性腺激素释放激素(CnRH)或促黄体生成激素释放激素(LHRH)。

(二)手术治疗

1.睾丸下降固定术

若2岁仍未下降,则应采取手术治疗。

2.腹腔镜下高位隐睾下降固定术

对于近端精索大程度的松解仍无法使睾丸张力下降至阴囊所需的长度,可以通过游离精索血管延长精索长度。

六、护理

(一)护理评估

1.术前护理评估

(1)健康史:评估双侧睾丸的完整性,了解发现阴囊空虚的时间。

(2)身体状况:了解疾病是单侧还是双侧,能否在体表触及包块。

(3)辅助检查:包括实验室检查和影像学检查结果。

(4)心理和社会支持状况:患者和(或)家属对隐睾造成的危害、治疗方法、康复知识的认知程度,家庭经济状况及性生理的认知程度。

2.术后护理评估

(1)严密观察患者生命体征变化、饮食、睡眠、伤口情况。

(2)预防患者出血。

(3)评估患者肢体感觉,活动情况。

(二)护理诊断

1.术前护理诊断

(1)知识缺乏:缺乏疾病相关知识及术后康复知识。

(2)恐惧,焦虑:与患者阴囊发育不良、术后身体不适、担心预后有关。

2.术后护理诊断

(1)舒适的改变:与疼痛、手术有关。

(2)潜在并发症:出血、感染、睾丸回缩、精索扭转等。

(三)护理措施

1.术前护理措施

(1)做好心理护理及健康宣教:责任护士可通过小视频、图片等图文并茂的方式向患者或家属介绍疾病相关知识,并详细讲解手术目的、过程及术前术后注意事项、术后可能出现的并发症,对各种并发症的预防方法等进行讲解,解除恐惧心理,增强对手术的信心,更好地配合治疗和护理,同时耐心对患者担心的问题进行解答。可针对个体情况进行针对性心理护理。

(2)饮食护理:根据情况给予高蛋白、高热量、高维生素食物。术前禁食 12 小时,禁饮 6~8 小时。

2.术后护理措施

(1)严密观察生命体征及预防出血:术后 24 小时应常规给予心电监测、氧气吸入,监测意识、心率、呼吸、血压、血氧饱和度,以及注意切口渗血情况等的变化,发现异常及时报告医生处理。

(2)体位与活动、伤口护理:术后去枕平卧 6 小时,头偏向一侧,保持呼吸道通畅,嘱尽量避免用力和肢体剧烈活动,以免影响手术部位的愈合。注意观察阴囊切口敷料情况、渗出情况,保持敷料清洁、干燥,防止伤口感染。防止伤口裂开,鼓励患儿早期下床活动。

(3)饮食护理:术后肠道排气后进食流食,第 2 天可进食半流质饮食,根据个人具体情况逐步恢复普食。饮食主要以清淡食物为主,避免进食刺激性食物。建议多食新鲜蔬果,养成良好的饮食习惯,尽量坚持低盐、低脂、高维生素、高蛋白无菌饮食。

(4)输液:注意操作,避免交叉感染,合理使用抗生素预防。

(5)基础护理:患者卧床期间,协助其定时翻身,按摩骨突处,防止皮肤发生压疮,做好晨晚间护理,增进患者的舒适度。术后出现疼痛、恶心、呕吐等不适,及时通知医生,对症处理,减轻患者不适症状。

(6)疼痛护理:小儿患者口头表达能力有限,术后疼痛程度主要依赖于护理观察。通过抚摸、语言安慰等护理干预以转移注意力等方法缓解疼痛;对于疼痛难忍者,必要时在医生指导下采用镇痛药物以缓解疼痛,并注意观察用药后的疗效及反应。

(7)并发症的护理。

1)术后观察睾丸位置。如睾丸回缩至阴囊上部可继续观察,不必手术;若回缩至外环口以上,则于 3 个月后再次行睾丸固定术。

2)精索扭转后,睾丸血运发生障碍,可致睾丸坏死。术后出现睾丸剧痛和触痛,并有恶心呕吐,立即通知医生给予相应处理。

(四)健康教育

(1)出院前向患者及家属详细介绍出院后有关事项,告知患者出院后应定期来院复诊。

(2)患者要保持积极乐观的心态,养成良好的生活习惯,注意休息,术后3个月内避免剧烈运动。成人3个月内禁止性生活,防止已愈合的伤口裂开

(3)注意定期随访、B超复查,了解睾丸血运和生长情况。

第十一节　睾丸鞘膜积液

一、定义

正常情况下鞘膜内含有少量液体,其通过精索内静脉和淋巴系统以恒定的速度吸收。当鞘膜本身或睾丸、附睾等发生病变,鞘膜囊内液体的分泌与吸收功能失去平衡,若分泌过多或吸收过少,鞘膜囊内积聚的液体超过正常量而形成囊肿,称之为鞘膜积液。

二、病因

睾丸鞘膜积液分为原发和继发两种。

(1)原发者病因不清,病程缓慢,病理学检查常见鞘膜性炎症反应。

(2)继发者则伴有原发疾病,如急性者见于睾丸炎、附睾炎、睾丸扭转、创伤或高热、心力衰竭等全身疾病。

三、分类

(一)睾丸鞘膜积液

鞘状突闭合正常,睾丸固有鞘膜内有积液形成。此为最常见的一种。

(二)精索鞘膜积液

鞘膜的两端闭合,而中间的部位未闭合且有积液,囊内积液与腹腔和睾丸鞘膜腔不相通,又称为精索囊肿。

(三)混合型

睾丸和精索鞘膜积液同时存在,但并不通。

(四)交通性鞘膜积液

由于鞘突未闭合,睾丸鞘膜腔的积液可经一小管与腹腔间的通道加大,肠管和网膜亦可进入鞘膜腔,即为先天性腹股沟痛。

(五)睾丸、精索鞘膜积液(婴儿型)

鞘突仅在内环处闭合,精索部未闭合,积液与睾丸鞘膜腔相通。

四、临床表现

(一)症状

主要表现为阴囊内或腹股沟区有一囊性肿块。少量鞘膜积液无不适症状,常在体检时偶然发现;积液量较多者常感到阴囊下垂、发胀、精索牵引痛。巨大睾丸鞘膜积液时,阴茎缩入包皮内,影响排尿与性生活。

(二)体征

睾丸鞘膜腔内有较多积液,多数呈卵圆形或球形,皮肤可呈蓝色,有囊性感,触不到睾丸和附睾。

五、辅助检查

(一)透光试验

阳性,但在继发炎症出血时可为阴性。

(二)B超检查

鞘膜积液肿块呈液性暗区,有助于与其他疾病鉴别。

六、治疗原则

(一)非手术治

适用于病程缓慢、积液少、张力小而长期不增长,且无明显症状者。针对原发性疾病治疗成功后,鞘膜积液自行消退而无须做手术。此外,2岁以内患者的鞘膜积液往往能自行吸收,不需要手术。

(二)手术治疗

积液量多、体积大、伴明显症状,甚至影响正常生活应手术治疗。

手术方式包括:

(1)睾丸鞘膜翻转术。

(2)睾丸鞘膜折叠术。

(3)鞘膜切除术。

(4)鞘膜开窗术。

七、护理

(一)护理评估

1.术前护理评估

(1)健康史:年龄,发病时间,阴囊是否有牵拉坠胀不适感,既往史,健康状况。

(2)身体状况:阴囊是否肿大、肿大的程度。

(3)辅助检查:包括B超检查及透光试验是否为阳性。

(4)心理和社会支持状况:患者和家属对疾病造成的危害,治疗方法、康复知识的认知程度,家庭经济承受能力。

2.术后护理评估

(1)身体状况:包括生命体征,皮肤、切口敷料是否干燥,是否发生出血、疼痛、睡眠、饮食。

(2)心理状况:患者的心理反应及对手术的认知情况。

(二)护理诊断

1.术前护理诊断

(1)知识缺乏:缺乏疾病相关知识及术后康复知识。

(2)焦虑、恐惧:与术中放置引流管、术后身体不适、担心预后有关。

2.术后护理诊断

(1)疼痛:与疾病有关。

(2)舒适度的改变:与局部体液淤积、手术创伤有关。

(3)潜在并发症:出血、感染。

(三)护理措施

1.术前护理措施

(1)心理护理:了解并鼓励患者说出自己的思想顾虑,鼓励患者学会调养情志,解除思想顾虑,帮助患者树立战胜疾病的信心。

(2)加强术前健康宣教:讲解手术相关知识,介绍手术过程、麻醉及术前术后注意事项,训练床上大小便。

2.术后护理措施

(1)观察病情变化,持续心电监护,密切观察患者意识、体温、脉搏、呼吸、血压等变化。

(2)饮食护理:待肛门排气后开始进易消化、维生素丰富、高蛋白的食物。

(3)体位:术后卧床休息 24 小时,鼓励患者卧床期间可做深呼吸和下肢活动。

(4)预防出血:避免伤口缝线断裂、脱落。定期换药,观察切口有无渗血、渗液,若有及时通知医生并更换敷料。

(5)疼痛护理:评估患者疼痛情况,通过语言安抚、听音乐等转移注意力的方式;必要时给予镇痛药。

(6)加强基础护理:提供安静舒适的环境,做好口腔护理,观察患者自行排尿的情况。

(四)健康教育

(1)出院前向患者及家属详细介绍出院后有关事项,告知患者出院后应定期来院复诊。

(2)生活要有规律,保持积极乐观的心态,禁烟、酒,向患者及家属讲解吸烟、酗酒、熬夜对男性生育功能的危害。

(3)注意休息,术后半年避免重体力劳动,3 个月内禁止性生活、避免剧烈运动及持久站立等。

(4)多饮水,多吃新鲜蔬菜和水果及富含纤维素的饮食,忌食辛辣刺激性食物。

(5)保持会阴部清洁、干燥,防止感染。养成良好的卫生习惯,尽量穿合适紧身的内裤,以缓解阴囊下坠程度,减少血管扩张。

第十二节　包皮过长、包茎

一、定义

(一)包皮过长

是指在阴茎非勃起状态下,包皮覆盖于整个阴茎头和尿道口,但包皮仍能上翻外露阴茎头;阴茎勃起时,需要用手上推包皮才能完全露出阴茎头者,也被认为是包皮过长。

(二)包茎

是指包皮口狭窄,或包皮与阴茎头粘连,使包皮不能上翻外露阴茎头。嵌顿包茎是指包皮过长和包茎的并发症,当包皮上翻至阴茎头后方,如未及时复位,包皮环将阻塞静脉及淋巴回流,导致包皮及阴茎头水肿,使包皮不能复位。

二、包皮过长、包茎的危害

(1)可引起包皮龟头炎、尿路感染、肾脏疾病。

(2)诱发阴茎癌。

(3)影响儿童阴茎发育,学龄儿童上课思想不集中。

(4)青春期可能造成手淫的不良习惯,成年人则出现早泄、性交困难等性生活障碍。

(5)通过男女交叉感染传染性疾病,增加女性生殖系统感染性疾病。

三、治疗要点

包皮环切术是治疗包皮过长、包茎的主要手术方法,它是将过长的阴茎包皮切除。所有包茎、龟头、包皮反复发炎,包皮口较紧的包皮过长患者,均须行包皮环切术。

四、护理

(一)护理评估

1.术前护理评估和观察

(1)健康史:了解患者的一般情况,近期是否患有感染性疾病。

(2)身体状况:了解患者是否有高热、畏寒等全身不适症状。

(3)心理和社会支持状况:患者和家属对包皮过长、包茎造成的危害、治疗方法、康复知识的认知程度,家庭经济状况及性生理的认知程度。

2.术后护理评估

(1)严密观察生命体征变化、饮食、睡眠、伤口情况。

(2)预防出血。

(二)护理诊断

1.术前护理诊断

(1)知识缺乏:缺乏疾病相关知识及术后康复知识。

(2)恐惧、焦虑:与担心预后有关。

2.术后护理诊断

(1)舒适的改变:与疼痛、手术有关。

(2)潜在并发症:出血、感染、包皮水肿等。

(三)护理措施

1.术前护理措施

(1)心理护理:术前应详细向患者或家长告知包皮手术的重要性、手术过程、预后情况、术中术后可能出现的意外和并发症,取得患者或患儿家长的理解和支持,让家长配合做好患儿的思想工作;年龄较小的患者不能完全理解手术重要性和手术创伤带来的疼痛不适者感,应耐心、态度和蔼地与患儿交谈,使他们有亲切和依赖感;及时用表扬、鼓励等方法尽量消除患儿对医院特殊环境和医务人员的恐惧心理,运用启蒙诱导和分散注意力等方法,如讲故事、听音乐、玩游戏等,使其配合手术和术后护理,以利于早日痊愈。

(2)术前一天,做好个人卫生,尤其是包皮要翻开清洗干净,更换干净内衣裤。

2.术后护理措施

(1)活动和饮食指导:局部麻醉术后即可进食普通饮食,忌辛辣刺激的食物。宜穿全棉宽松内裤,避免长时间站立或久坐,应卧床1～2天,5天内不宜做剧烈运动。

(2)伤口护理:保持伤口清洁、干燥,避免小便污染伤口,带环7天内可每天选用消毒液(高锰酸钾1:5000稀释液、聚维酮碘液1：4稀释、苯扎氯铵液1：4稀释)早晚各浸泡5～10分钟,直至多余包皮、套扎环和弹力线全部脱落。浸泡时应将扎线部位全部浸泡到消毒液中,以便包皮内板得到消毒,浸泡后用红霉素软膏涂抹扎线部位和龟头。

(3)疼痛护理:术后创口疼痛难忍受多发生在术后48小时内,另有勃起疼痛、炎症性疼痛等不适。通过语言安抚、听音乐等转移注意力。必要时给予镇痛药(对乙酰氨基酚、布洛芬口服等),并观察用药后的疗效。

(4)排尿的观察:了解术后有无排尿异常,嘱患者多饮水,勤排尿。

(5)心理护理:伤口完全愈合需要1个月时间,要有适当的心理准备。手术后部分成年患者可能出现心理性ED,勃起信心下降,及时给予心理疏导,消除患者的心理顾虑,帮助其恢复信心。

(6)并发症的预防及护理:带环期间出现脱环,伤口持续出血、有较大的皮下血肿、严重水肿或伤口分泌物增多,及时就诊,合理使用抗生素,预防伤口感染。

(7)脱环指导:包皮结扎线切缘外侧皮肤在术后24小时左右开始变黑、变薄、变硬,由于干性坏死,套扎环多于2周左右自然脱落。脱环后3天内来院复诊,检查残余包皮内板和龟头有无粘连及包皮、龟头肿胀情况。

(四)健康教育

(1)向患者或家属详细介绍出院后有关事项,告知患者出院后应定期来院复诊。

(2)患者要保持积极乐观的心态,养成良好的生活习惯,注意休息。忌辛辣刺激性饮食,术后6周内避免性刺激,避免性交或手淫,避免剧烈运动,防止已愈合的伤口裂开。

(3)保持会阴部清洁干燥,防止感染。养成良好的卫生习惯。

(4)注意定期随访。如出现伤口持续出血、阴茎部位皮下血肿、严重水肿、切口不愈合等情况,应及时就诊。

第十三节　隐匿性阴茎

一、定义

隐匿性阴茎是指原来正常的阴茎被埋藏于皮下,阴茎在疲软的状态下外观短小,包皮似一鸟嘴包住阴茎,是阴茎内膜发育异常所致的先天性畸形。后推阴茎根部可以触到正常大小的阴茎,松开后阴茎迅速回缩,多合并包茎且多见于肥胖小儿。

二、病因

(一)耻骨前脂肪堆积

耻骨前区域脂肪异常肥厚,使阴茎隐置于皮下脂肪中。

(二)阴茎皮肤发育障碍

阴茎皮肤由于没有阴茎体的机械刺激,不能与阴茎体的发育同步,所以隐匿性阴茎患者阴茎的皮肤往往是缺乏的,造成阴茎外露困难。

(三)阴茎肉膜发育异常

阴茎肉膜直接附着于阴茎体的前端甚至颈部,是造成隐置性阴茎的主要原因,而 Camper 筋膜脂肪层的下移,阴茎肉膜与深筋膜间的脂肪组织异常堆积及阴茎肉膜增厚、弹性差,则加重了隐匿程度。

(四)阴茎背侧纤维素异常增生

阴茎背侧有一些异常增生的纤维素条,该纤维素条将阴茎与阴茎上方的组织相连,阻碍阴茎的显露。

(五)其他

阴茎手术后瘢痕形成,牵拉阴茎体,使之无法正常显露,形成所谓的陷没阴茎。

三、治疗原则

阴茎矫正＋阴茎延长术。

四、护理

(一)护理评估

1.术前护理评估和观察

(1)健康史:了解患者的一般情况,肥胖状态,近期是否患有感染性疾病。

(2)身体状况:了解患者是否有高热、畏寒等全身不适症状。

(3)心理和社会支持状况:患者和家属对疾病造成的危害、治疗方法,康复知识的认知程度,家庭经济状况及性生理的认知程度。

2.术后护理评估

(1)严密观察生命体征变化、饮食、睡眠、伤口情况。

(2)预防出血。

(二)护理诊断

1.术前护理诊断

(1)知识缺乏:缺乏疾病相关知识及术后康复知识。

(2)恐惧、焦虑:与担心预后有关。

2.术后护理诊断

(1)舒适的改变:与疼痛、手术有关。

(2)潜在并发症:出血、感染、包皮水肿等。

(三)护理措施

1.术前护理措施

(1)心理护理:术前应详细向患者或家属告知手术的重要性、手术过程、预后情况、术中术后可能出现的意外和并发症,以取得患者或患儿家长的理解和支持,让家长配合做好患儿的思想工作,使其更好地配合手术。

(2)术前应适当运动,肥胖者应控制体重。

(3)术前做好个人卫生,更换干净内衣裤。合并有感染者应治愈后再行手术。

2.术后护理措施

(1)病情观察:定时观察生命体征变化,如有异常及时通知医生。密切观察阴茎皮肤颜色有无变化,24～48小时容易发生水肿,如出现明显水肿,提示有回流障碍;出现阴茎青紫,则提示阴茎缺血,应立即通知医生,防止发生严重的并发症。

(2)活动和饮食指导:术后去枕平卧6小时,头偏向一侧,保持呼吸道通畅。6小时后可在床上适当活动,次日可下床活动。脊椎麻醉术后即可进食普通饮食,忌辛辣刺激的食物,防止便秘。

(3)伤口护理:保持伤口清洁、干燥,避免小便污染伤口及敷料。适当地加压包扎,做到松紧适度,避免影响血液循环。

(4)疼痛护理:患者术后创口疼痛难忍受多发生在术后48小时内,通过语言安抚、听音乐等转移注意力。必要时给予镇痛药或口服己烯雌酚,并观察用药后的疗效。

(5)尿管的护理。

1)妥善固定引流管,确保引流通畅,防止牵拉、打折、受压、脱落及引流液反流。如有引流不畅,应及时调整引流管的位置,冲洗引流管或重新留置。

2)观察引流液的颜色、性质和量,发现引流液异常,应报告医生进行处理。

3)感染的预防:留置尿管患者每日会阴护理2次;所有引流袋每日更换,更换时严格无菌操作。放置引流袋平卧时应低于患者耻骨联合,站立位时应低于尿道口。普通导尿管每周更换1次,气囊导尿管可适当延长更换时间,但不宜超过1个月。

(6)心理护理:手术后部分成年患者可能出现勃起信心下降,及时给予心理疏导,消除患者的心理顾虑,帮助其恢复信心。

(四)健康教育

(1)向患者或家属详细介绍出院后有关事项,告知患者出院后应定期来院复诊。

(2)患者要保持积极乐观的心态,养成良好的生活习惯,注意休息。忌辛辣刺激性饮食,术后6周内避免性刺激,避免性交或手淫,避免剧烈运动,防止已愈合的伤口裂开。

(3)保持会阴部清洁、干燥,防止感染。养成良好的卫生习惯。

(4)注意定期随访。如出现不适、包皮内板严重水肿或伤口愈合差等情况,应及时就诊。

第三章　肝胆外科疾病的护理

第一节　肝脓肿

一、概述

肝脓肿是指致病微生物通过各种途径迁移到肝脏所致的肝内化脓性疾病。临床上最常见的肝脓肿类型有两种:细菌性肝脓肿和阿米巴肝脓肿。近年来,由于诊断技术水平的提高和医疗覆盖面的扩大,肝脓肿的发病率呈上升趋势。与此同时,由于治疗技术的发展和改进,病死率也明显下降。

(一)分类及病因

1.细菌性肝脓肿

细菌性肝脓肿是由化脓性细菌侵入肝脏形成的肝内化脓性感染疾病,因此又称化脓性肝脓肿,可发生于任何年龄段,多见于中年以上患者,没有明显的性别差异。原有肝脏疾病、糖尿病、获得性免疫缺陷综合征(AIDS,又称艾滋病)、长期口服抗生素、免疫抑制剂者发病率较高。其感染途径如下。

(1)胆道:这是细菌进入肝脏最常见和最主要的途径。细菌性肝脓肿多发生于胆囊炎及各种原因引起的胆道感染。常见细菌为大肠埃希菌。

(2)门静脉:腹腔内有感染灶时,细菌可以通过门静脉进入肝脏,引起肝脓肿,如腹腔感染、肠道感染、痔核感染、脐部感染。经门静脉感染者细菌常侵犯肝右叶。

(3)肝动脉:全身任何部位的感染都可以通过血行途径由肝动脉进入肝脏,如肺炎、细菌性心内膜炎、化脓性骨髓炎等。由肝动脉感染者多为侵及左右肝叶的多发性脓肿。病原菌以葡萄球菌尤其是金黄色葡萄球菌(简称"金葡菌")为常见。

(4)淋巴系统:有肝脏毗邻组织、器官的感染性病灶,如胃十二指肠穿孔、膈下脓肿等,细菌可以经过淋巴管进入肝脏。

(5)各种原因导致肝脏开放性损伤时,细菌可随致伤异物或伤口进入肝脏。

(6)还有一些不明原因的肝脓肿,称为隐源性肝脓肿,可能与肝脏已存在的一些隐匿性疾病有关。当机体抵抗力减弱时,病原菌在肝脏内繁殖引起肝脓肿。

2.阿米巴肝脓肿

阿米巴肝脓肿是指溶组织阿米巴滋养体从肠道侵入肝脏而引起的化脓性病变,是肠阿米巴感染最常见的并发症。多见于温、热带地区,热带和亚热带国家最为常见。多数在阿米巴痢疾期间形成,部分发生在痢疾愈后数周或数月,甚至极个别发生于20～30年之后,农村发病率高于城市。阿米巴包囊随被污染的食物或饮水进入体内、肠道。当机体抵抗力正常时,阿米巴滋养体并不侵犯肠黏膜,而是随粪便排至体外。当机体或肠道局部抵抗力降低时,阿米巴滋养体则侵入肠壁。由于原发病灶大多位于盲肠、升结肠，该处血流大部分进入肝右叶，所以阿米巴肝脓肿约80%位于肝右叶，多为单发性。常并发葡萄球菌、链球菌、肺炎链球菌、大肠埃希菌感染。

(二)临床表现

1.细菌性肝脓肿

大多数病例起病急。①畏寒、寒战、高热是最常见表现，且反复发作，体温多为弛张热型，伴有大量出汗、脉率增快；②肝区持续性钝痛；③感染刺激膈肌或向胸膜、肺扩散，可伴有胸痛或右肩牵拉痛及刺激性咳嗽和呼吸困难；④全身中毒反应和消耗，可出现乏力、食欲缺乏、恶心、呕吐，部分患者出现黄疸，病情严重者可有中毒性休克；⑤查体可发现肝大、肝区压痛、肝区叩击痛等体征，部分患者可出现右侧反应性胸膜炎和胸腔积液。近年来发现部分患者表现不典型，约30%的患者无发热，大约有50%的患者可无腹痛。这部分患者的肝脓肿症状往往被其基础疾病症状掩盖，容易漏诊。

2.阿米巴肝脓肿

本病的发展过程较为缓慢，因大小、部位、病程及并发症等不同，临床表现差异较大，主要表现为：①发热，体温多持续在38～39℃，呈弛张热或间歇热，肝脓肿后期，体温可正常或低热，如继发细菌感染，体温可达40℃以上。②肝区疼痛。③食欲不振、腹胀、恶心、呕吐、腹泻、体重减轻、衰弱乏力、消瘦、贫血等。④10%～15%出现轻度黄疸。⑤查体可发现肝大、肝区有压痛与明显叩痛。脓肿在右半肝下部时可见右上腹膨隆，有压痛，肌肉紧张，或扪及肿块。肝脏常呈弥漫性肿大，触之边缘圆钝，有充实感，触痛明显。⑥少数患者可出现胸腔积液。

(三)辅助检查

1.细菌性肝脓肿

(1)实验室检查：白细胞计数明显升高，中性粒细胞比例升高，血沉加快；肝功能检查有血清碱性磷酸酶、γ－谷氨酰转肽酶、转氨酶、胆红素水平不同程度升高，白蛋白水平降低。

(2)影像学检查：腹部超声可明确脓肿大小、部位和数目，并区分病变是囊性还是实性，可协助确定脓肿穿刺点或手术引流路径，可作为首选的检查方法。CT对细菌性肝脓肿与肝脏其他病变的鉴别比超声准确。

2.阿米巴肝脓肿

有痢疾病史时，应疑为阿米巴肝脓肿。缺乏痢疾病史时也不能排除，应结合各种检查结果进行全面分析。

(1)实验室检查：轻症者或慢性期白细胞计数可正常，急性期可达15×10^9/L，若大于20×10^9/L，应注意是否合并细菌感染。中性粒细胞比例在0.80以上，病程长者可有低蛋白血症、贫血、血沉增快。肝功能检查大多正常，偶见谷丙转氨酶、碱性磷酸酶水平轻度升高，少数患者胆红素水平可增高。大便检查可查到阿米巴滋养体或包囊。近年来，临床开展了血清阿米巴抗体检测，间接血凝法最为灵敏，阳性率在90%以上，在感染后多年仍为阳性，对阿米巴肝脓肿的诊断有一定价值。

(2)影像学检查：腹部超声检查中，疾病早期，脓肿还未形成，病变呈低回声，脓肿形成后，脓肿所在部位可显示不均质的液性暗区，与周围肝脏组织分界清楚；在超声定位下进行肝穿刺吸脓,可吸得果酱色无臭脓液,脓液中查阿米巴滋养体阳性率很低。乙状结肠镜检查可发现结肠黏膜有特征性凹凸不平的坏死性溃疡,或愈合后的瘢痕,自溃疡面刮取材料做镜检,有时能找到阿米巴滋养体。

(四)鉴别

细菌性肝脓肿与阿米巴肝脓肿的临床表现与体征有许多相似之处,但治疗原则有本质区别,细菌性肝脓肿以控制感染和手术治疗为主,而阿米巴肝脓肿以抗阿米巴治疗和穿刺吸脓为主。鉴别要点:

1.病史

(1)细菌性肝脓肿:继发于感染或其他化脓性疾病。

(2)阿米巴肝脓肿:有阿米巴痢疾史。

2.症状

(1)细菌性肝脓肿:起病急。

(2)阿米巴肝脓肿:起病较缓慢。

3.体征

(1)细菌性肝脓肿:无局限性隆起。

(2)阿米巴肝脓肿:有局限性隆起。

4.脓肿

(1)细菌性肝脓肿:脓肿较小,常见多发性。

(2)阿米巴肝脓肿:脓肿较大,单发性最常见。

5.脓液

(1)细菌性肝脓肿:黄白色农业,细菌培养为阳性。

(2)阿米巴肝脓肿:巧克力色脓液,无臭味,细菌培养为阴性。

6.白细胞

(1)细菌性肝脓肿:明显增加。

(2)阿米巴肝脓肿:增加不明显。

7.大便检查

(1)细菌性肝脓肿:无特殊。

(2)阿米巴肝脓肿:可查见阿米巴滋养体或包囊。

8.诊断性治疗

(1)细菌性肝脓肿:抗阿米巴治疗无效。

(2)阿米巴肝脓肿:抗阿米巴治疗效果明显。

(五)治疗

1.细菌性肝脓肿

(1)非手术治疗:对于急性期肝局限性炎症,脓肿尚未形成或多发性小脓肿,应行非手术治疗。在治疗原发病灶的同时,使用大剂量有效抗生素,积极改善患者的全身状况,给予充分的营养,纠正贫血、低蛋白血症,维持水、电解质平衡以控制炎症,促使脓肿吸收、自愈。单个较大的脓肿可在超声定位、引导下穿刺吸脓,尽可能吸尽脓液,冲洗后留置引流管。

（2）手术治疗。

1）脓肿切开引流术：对于估计有穿破可能的较大脓肿，或已穿破并引起腹膜炎、脓胸，以及胆源性肝脓肿、慢性肝脓肿，应在用抗生素治疗的同时，积极进行脓肿切开引流术。

2）肝切除术：对于慢性厚壁肝脓肿和肝脓肿切开引流后脓肿壁不塌陷、留有无效腔或窦道长期流脓不愈，以及肝内胆管结石合并左外叶多发性肝脓肿，且该肝叶已被严重破坏、失去正常功能者，可行肝叶切除术。

2.阿米巴肝脓肿

（1）非手术治疗：首先应考虑非手术治疗，以抗阿米巴药物治疗和反复穿刺吸脓以及支持疗法为主。抗阿米巴药物首选甲硝唑，每天 3 次，0.4～0.8g，口服，10 天为 1 疗程。不良反应主要为恶心、呕吐、上腹不适等。对于脓肿较大或病情较重者，应在抗阿米巴药物治疗同时行肝脏穿刺吸脓。

（2）手术治疗：常用方法有三种。

1）闭式引流术：对于病情较重、脓腔较大、积脓较多者，或多次穿刺吸脓而脓液不减少者，可在抗阿米巴药物治疗的同时进行闭式引流术。

2）切开引流术：阿米巴肝脓肿切开引流会引起继发细菌感染，增加病死率。但以下情况下，仍需行切开引流术：①经抗阿米巴药物治疗及穿刺吸脓后仍高热不退；②脓肿伴有继发细菌感染，经综合治疗无法控制；③脓肿被穿破入胸腔或腹腔，并发脓胸及腹膜炎；④左外叶肝脓肿，穿刺容易损伤腹腔脏器或污染腹腔；⑤脓肿位置较深，不易穿刺吸脓。

3）肝叶切除术：对慢性厚壁脓肿，切开引流腔壁不易塌陷，而药物治疗效果不佳者；或脓肿切开引流后形成难以治愈的残留无效腔或窦道者，可行肝叶切除术。

二、护理要点

（一）非手术治疗的护理

1.控制感染

细菌性肝脓肿应早期、足量、足疗程使用抗生素，根据细菌培养结果选用抗生素，病原菌不确定时首选广谱抗生素。阿米巴肝脓肿并发细菌感染时仍需及时使用抗生素。因此按时按量使用抗生素在肝脓肿护理中尤为重要。

2.高热护理

各种类型肝脓肿均有高热症状，应 24 小时监测体温变化、保证入量，物理降温与药物降温联合使用，并做好基础护理，保持舒适度。

3.病情观察

（1）生命体征：根据脉搏、呼吸、血压、尿量及脉压的变化判断是否出现早期休克。

（2）腹部体征：肝脓肿患者均有肝区的持续钝痛和叩击痛。密切观察腹部体征，根据其变化情况判断脓肿的部位及发展。①脓肿移行至肝脏表面，相应体表部位可出现皮肤红肿，且有凹陷性水肿；②脓肿位于右肝下部时，右季肋部或右上腹可见局限性隆起；③左肝脓肿体征局限在剑突下；④脓肿位于右膈顶部，可有右肩胛部或右腰背放射痛。

（3）并发症：肝脓肿一旦发生并发症，病死率成倍增加，需严密观察病情变化，警惕并发症的发生。常见并发症如下。

1)阿米巴肝脓肿继发细菌感染:继发细菌感染后即形成混合性肝脓肿,症状加重,毒血症症状明显,体温可高达40℃以上,呈弛张热,血液中白细胞计数及中性粒细胞比例显著增高。吸出脓液为黄色或黄绿色,有臭味,镜检有大量脓细胞。

2)脓肿破溃:肝脓肿如未进行及时有效的治疗,脓肿可向各个脏器穿破引起严重的并发症。①右肝脓肿向膈下间隙穿破形成膈下脓肿、穿破膈肌形成脓胸、穿破肺组织至支气管形成支气管胸膜瘘,如脓肿同时穿破胆道,则形成支气管胆瘘;②左肝脓肿穿入心包,发生心包积脓,严重者可引起心包压塞;③脓肿向下穿破入腹腔引起腹膜炎;④脓肿亦可穿破入胃、大肠,甚至门静脉、下腔静脉等。若同时穿破门静脉或胆道,大量血液由胆道排入十二指肠,表现为上消化道大出血。

4.营养支持

肝脓肿患者因全身中毒反应及消耗,全身状况较差,且伴有食欲不振、恶心、呕吐、贫血和营养不良,故在应用大剂量抗生素控制感染的同时,应给予高碳水化合物、高蛋白、高维生素和低脂肪饮食;积极补液,纠正水电解质紊乱;有严重贫血或水肿者,需多次输入小剂量新鲜血液和血浆,以纠正低蛋白血症,改善肝功能和增强机体抵抗力。

5.血糖管理

糖尿病患者因免疫力和抵抗力下降,产生并发症的可能性较大,因此糖尿病患者应密切关注血糖值。控制空腹血糖值在9.0mmol/L以下,餐后2h血糖值在11.0mmol/L以下,以促进脓腔愈合,减少其他区域可能出现的继发感染。

6.疼痛管理

肝脓肿患者均有肝区的持续钝痛和叩击痛,患者疼痛剧烈时可适当给予镇痛措施。

7.引流管护理

较大脓肿可在超声定位引导下穿刺吸脓,并留置脓肿引流管。妥善固定引流管,准确记录引流管长度、引流量及性状。引流液通常为脓性浑浊液体,易堵塞管道,应每小时挤压引流管保持通畅。依照严格无菌技术方法更换引流装置。

8.服药护理

阿米巴肝脓肿需服用抗阿米巴药物进行治疗,要准确掌握抗阿米巴药物使用方法,观察不良反应(见阿米巴肝脓肿非手术治疗部分)。

9.心理护理

肝脓肿患者受腹痛、高热等因素折磨,情绪差,易出现焦虑、恐惧等心理,需加强与患者的交流,做好此疾病的健康教育,使患者能够正确面对疾病的发展过程以及了解各种检查和治疗。鼓励患者表达疑问、顾虑及感受,并及时加以疏导。

10.术前准备

完善术前各项常规检查,随时做好手术准备。

(二)手术治疗的护理

1.病情观察

给予持续心电血氧监护及低流量吸氧、监测心率、呼吸、血压及体温。密切观察腹部体征变化及意识精神状况。

2.疼痛管理

围术期采用多模式镇痛方案。选择适宜的疼痛评估工具对患者进行及时、动态、全面、个性化评估,建议使用 NSAIDS 类药物作为基础镇痛药。

3.引流管护理

做好管道标识,观察并记录各引流液颜色、性状及量,保持引流管有效引流。妥善固定各引流管,做好各引流管的二次固定。按无菌操作原则更换引流装置,每周 2 次。做好引流管护理健康宣教工作。

4.营养支持

推荐术后早期经口进食,麻醉清醒后可少量饮水,若无恶心、呕吐及呛咳等不适,则于术后 2~4h 可饮用 200~400mL,含碳水化合物饮品。术后 6~8h 进流质饮食,逐渐由半流质、软食过渡到正常饮食。可通过咀嚼口香糖促进肠蠕动,并缓解术后口干、口苦等不适。

5.血糖监测

糖尿病患者应遵医嘱定时监测血糖,医护人员指导其进食糖尿病高营养饮食。

6.呼吸道管理

协助翻身、拍背,予以雾化吸入及振动排痰,每天 2 次,督促使用呼吸训练器,指导有效咳嗽、排出深部痰液及保护腹部切口的咳嗽方法,预防肺部感染。

7.深静脉血栓管理

患者术前因高热、食欲下降等因素而活动减少、较长时间卧床休息,易发生深静脉血栓。术后协助患者穿弹力袜>12h/d,予以气压治疗,指导双下肢背伸及踝泵运动,鼓励其尽早下床活动。必要时遵医嘱使用药物预防。

8.皮肤管理

患者高热后常伴有大汗,应做好皮肤护理,及时更换病员服,保持床单位清洁干燥。要行压力性损伤风险评估,行预防压力性损伤常规护理。对高危者,制订翻身计划;对消瘦者,予以泡沫贴保护骨突处。

三、当前护理相关的热点问题——糖尿病合并肝脓肿护理

糖尿病为我国常见病、多发病,是一种常见的内分泌代谢疾病,病因和发病机制复杂,糖尿病患者易发生感染,主要累及皮肤、胆道等,其中胆道感染是最常见的病因,也是病原菌入侵肝脏最主要的途径。

糖尿病合并肝脓肿患者抵抗力低,高血糖使切口的愈合减慢、白细胞的抗感染能力减弱,易发生感染,而感染又会加重高血糖,两者互为因果,形成恶性循环。此类患者,在合理应用抗生素治疗的同时,还应积极有效地控制血糖,加强营养支持。定时监测空腹、三餐后2h、晚10点血糖,控制空腹血糖在 5.8~7.0mmol/L,餐后 2h 血糖在 8~11mmo/L,糖化血红蛋白在 7% 以下。同时应预防低血糖的发生。在 B 超引导下经皮肝穿抽脓和(或)置管引流是治疗糖尿病合并肝脓肿的首选治疗方法。

四、知识拓展

(一)肝结核

肝结核是一种继发性疾病,常继发于体内其他脏器的结核病。因其常缺乏典型的临床症

状和特异的检查技术,故临床诊断困难,往往在尸检时才发现,或在术中发现证实。

1.结核杆菌侵入肝脏的途径

(1)肝动脉:对于全身粟粒性肺结核及活动性肺结核,结核杆菌可进入血液循环,通过肝动脉侵入肝脏。

(2)门静脉:消化道有结核病时,结核杆菌可通过门静脉进入肝脏。

(3)从淋巴系统或邻近器官直接侵入:当淋巴丛感染结核杆菌,以致阻塞淋巴管时,结核杆菌可逆流进入肝脏。

2.分类

(1)肝包膜结核:肝包膜被结核杆菌侵犯,呈广泛肥厚性改变,形成"糖衣肝",或在肝包膜上形成粟粒样结核病灶。

(2)肝实质结核:可分为三类,①粟粒性肝结核;②肝结核瘤;③肝内胆管结核。

3.临床表现

肝结核的临床表现多为畏寒、低热、夜间盗汗、乏力、食欲缺乏、肝区隐痛及肝大等。

4.治疗

肝结核的治疗一般以内科治疗为主,如加强营养、全身支持疗法和抗结核药物治疗。常用的抗结核药物有链霉素、异烟肼、乙胺丁醇、利福平等。肝结核瘤应采用外科治疗,如病变局限于肝的一叶或一段,且无其他器官活动性结核病、肝功能良好者,可在抗结核药物治疗一段时间后开腹探查,争取切除肝结核瘤,术后应继续抗结核药物治疗,以防止结核杆菌扩散。

(二)大蒜和芒硝外敷联合抗生素治疗肝脓肿

早年曾有多例使用大蒜和芒硝外敷联合抗生素治疗肝脓肿的报道,且疗效显著。其方法为:取大蒜200g和芒硝150g,将大蒜捣碎成细颗粒状与芒硝混合均匀,用3～4层保鲜袋将其密封成厚度约0.5cm薄块并用治疗巾包裹(面积大于疼痛区域),固定于疼痛部位,每天共外敷6～8h,每隔3～4h暂停20～30min,并清洁皮肤,3d更换一次大蒜、芒硝,如局部皮肤出现发红、灼痛应立即停止外敷。

此方法利用了大蒜中大蒜素的趋化作用,促使白细胞向炎症处聚集,以控制感染。芒硝具有强烈的药性渗透力,对细菌有很强的抑制或杀灭作用,可使局部温度增加,加快局部血液循环并促使脓肿吸收。此方法简单、取材方便、使用安全,患者心理接受度高,但近年来并无关于此方法的研究报道,此方法的实用性仍需进一步探索。

第二节　肝囊肿

一、概述

单纯性肝囊肿是内含浆液、不与肝内胆管树相通的囊性病变,是常见的肝良性病变之一,可为单发,也可为多发,临床以潴留性肝囊肿和先天性肝囊肿为多见。

（一）病因

外伤、炎症，甚至肿瘤均可以引起肝囊肿。先天性肝囊肿的发病主要与肝内胆管和淋巴管胚胎时期发育障碍、胎儿期患胆管炎、肝内小胆管闭塞、近端呈囊性扩大及肝内胆管变性、局部增生阻塞有关，常为多发性。

（二）临床表现

本病大多数无症状，仅在 B 超或 CT 检查时偶然发现，少数较大的肝囊肿可表现为右上腹痛或不适。多囊肝囊肿大小不一，最大容量可达 1000mL 以上，小者如芝麻、绿豆大小，囊肿散布全肝或某一肝叶，以右叶多见。小囊肿周围为正常肝组织，大囊肿可造成邻近肝组织萎缩，巨大肝囊肿甚至可使整个肝叶萎缩，而余肝呈代偿性增大。仅有大的肝囊肿时，能在查体时触到有囊性感的球形肿块，如囊肿张力过大，可被误认为实体瘤。

（三）辅助检查

实验室检查一般状况良好，肝功能检查正常，若肝功能异常，应考虑同时合并其他肝病的可能。B 超是首选的检查方法，典型者表现为圆形或卵圆形的液性暗区，边界光滑清晰，后壁肝组织回声增强。除超声检查外，一般无须再做其他影像学检查。CT 检查可明确肝内囊肿的数目。

（四）鉴别

（1）单纯性肝囊肿容易与肝脓肿、坏死性肿瘤、血管瘤及血肿等相鉴别，这些病变的临床背景各异，超声和 CT 检查均无典型的肝囊肿影像学特征。

（2）肝囊肿与肝棘球蚴囊肿在以下情况下鉴别困难：①肝棘球蚴囊肿发生于非流行区；②肝棘球蚴囊肿无钙化、分隔及囊壁分裂征；③肝棘球蚴囊肿内的分隔酷似靠拢的两个或数个单纯性肝囊肿；④肝棘球蚴囊肿患者的血清学试验阴性；⑤单纯性肝囊肿内有血凝块，类似肝棘球蚴囊肿的囊壁分裂征或寄生虫囊泡。两者鉴别困难时，穿刺抽液光镜检查有助于确诊。

（3）多发的单纯性肝囊肿必须与成人多囊肾病的肝囊肿相鉴别。成人多囊肾病为常染色体显性遗传病，患者的父母一方或同胞兄妹中常患有本病。而单纯性肝囊肿为非遗传性畸形，患者的父母和兄妹不受其影响。成人多囊肾病的肝囊肿一定合并多发性肾囊肿，而多发的单纯性肝囊肿一般无肾囊肿存在。

（五）并发症

单纯性肝囊肿的并发症较少见，主要为囊内出血，临床表现为急剧的腹痛和囊肿迅速增大，仅少数患者腹痛轻微或不伴有腹痛。超声检查常在囊肿的最低位见到可移动并有异常回声的血凝块。其他并发症：囊肿破裂、细菌感染、下腔静脉受压、囊肿十二指肠瘘、囊肿肝内胆管瘘、囊肿压迫胆总管分叉部引起阻塞性黄疸、压迫门静脉引起门静脉高压、囊肿扭转及癌变等。

（六）治疗

1.单发性肝囊肿

（1）非手术治疗：在囊腔内注入硬化剂，破坏囊壁内衬的上皮组织，无水乙醇是最常用的硬化剂，并发症有：①注射过程中乙醇外渗引起剧烈腹痛；②乙醇弥散后可产生一过性神经精神障碍；③治疗后囊肿的炎症性改变增加了手术切除难度。硬化疗法的禁忌证是囊腔内含有胆汁或血性液。

(2)手术治疗:开窗术,切除突向肝外的囊壁,建立囊肿与腹腔间的大通道,便于囊内上皮组织分泌的液体经由腹膜重吸收,此法尤适用于外向型生长的巨大囊肿。如囊腔巨大,开窗后囊壁上皮分泌的液体超过腹膜重吸收的量,可出现短暂的腹腔积液。囊肿开窗可经开腹手术或在腹腔镜下完成,目前多选用后者。

2.多发性肝囊肿

多发性肝囊肿患者通常有数个较大的囊肿与数目较多的小囊肿并存,症状与大的囊肿有关。治疗一般仅处理与症状有关的几个较大囊肿而不需处理位于肝实质内的小囊肿。

多发性肝囊肿直径均＜5cm,这类患者的治疗十分困难。有时广泛性开窗或加用部分肝切除术有一定疗效。先行肝表面的囊肿开窗,再逐步过渡到深层囊肿,尽可能行多个囊肿开窗术。术后常因重腹腔积液导致切口延迟愈合或反复感染。

二、护理要点

(一)术前护理

(1)心理护理:向患者详细讲解各项检查的目的和手术及麻醉的方式,介绍疾病的发展和预后,以缓解患者的焦虑、恐惧情绪。

(2)饮食指导:指导患者进食低脂饮食。术前6h禁固体食物,术前2h禁饮,术前2～4h口服复合碳水化合物200mL。

(3)呼吸道准备:要求吸烟者戒烟,指导扩胸运动、腹式缩唇呼吸、有效咳嗽排出深部痰液、术后保护腹部切口的咳嗽方法等。

(4)疼痛管理:遵医嘱术前晚予以NSAIDs类药物口服,行超前镇痛。

(5)积极完善术前常规检查。

(二)术后护理

1.全麻术后常规护理

安置心电监护仪,持续低流量吸氧,监测生命体征,向家属讲解术后注意事项。

2.病情观察

密切观察生命体征及腹部体征变化,注意观察出血等并发症的发生。

3.切口护理

观察切口有无渗血、渗液,根据切口情况更换切口敷料。

4.管道管理

术后一般无引流管,若安置有腹腔引流管,如无大量腹腔积液应尽早拔出。

5.疼痛管理

使用视觉模拟量表进行疼痛评估,按照多模式镇痛原则进行疼痛管理。

6.饮食管理

全麻清醒后患者可少量多次饮水,要观察饮水后反应,如无恶心、呕吐、呛咳等不适,术后2h可口服复合碳水化合物200mL,术后1d进食半流质低脂饮食,避免产气食物,如牛奶、豆浆及甜食。

三、当前护理相关的热点问题——成人多囊肝病心理护理

成人多囊肝病(APLD)是临床少见的常染色体显性遗传病,通常合并多囊肾病(PKD)。其发病早期症状不明显,随着囊肿体积的不断增大和数目的不断增多,可能出现压迫症状,如腹胀、上腹疼痛、乏力、食欲减退、平卧时呼吸困难、下肢水肿、腹腔积液等。出现明显症状后需要进行反复的肝囊肿穿刺引流,病程长,会对患者的身心造成严重的伤害。随症状越来越重,囊肿数目不断增多和体积不断增大,最终需要行肝叶部分切除术、开窗术等手术治疗。患者长时间心情郁闷、焦虑、担心、恐惧。因此,心理护理应贯穿整个围术期。护士需经常与患者交流、谈心,向患者介绍相关的疾病知识,掌握其心理和思想动态,使患者积极配合治疗。囊肿开窗术可导致大量腹腔积液出现,患者舒适度低,焦虑情绪加重,此时应加强与疾病相关知识的宣教,帮助患者理解出现大量腹腔积液的原因及治疗方法,并明确配合治疗的方式,使患者能够主动参与到治疗当中。

四、知识拓展

(一)肝囊肿的中医药治疗

近年来有报道称,以中药外敷为主治疗肝囊肿取得了满意效果。中医认为肝囊肿属"肝瘤"中"胶瘤"范畴。其病因病机多为禀赋失常,或因情志不舒、饮食不节、寒凝湿滞、病后体虚以致肝脾功能失调,肝失疏泄,脾失健运,日久气滞血瘀、痰湿凝聚而成。

中医医师雷陵根据 B 超或 CT 检查提示的肝囊肿具体位置,将自制中药胶瘤巴布膏贴于囊肿对应的皮肤上,1 天 1 次,每次 12 小时,3 个月为 1 个疗程,共用 2～4 个疗程。

其一方面充分发挥中医外治法优势,另一方面配合内服中药汤剂整体调理,内外兼治。临床观察表明,该疗法可有效抑制囊肿生长或延缓其生长速度,改善临床症状,提高患者生活质量,且安全可靠,无明显不良反应。经半月治疗,诸症消除,肝功能恢复正常,1 个月后单以胶瘤巴布膏治疗半年,随访发现病情稳定,囊肿亦明显缩小,取得满意效果。

(二)超声引导下聚桂醇与无水乙醇硬化治疗单纯性肝囊肿的疗效对比

近年来,有较多超声引导下聚桂醇与无水乙醇硬化治疗单纯性肝囊肿的疗效对比报道,报道中均提出超声引导下经皮肝穿刺聚桂醇及无水乙醇硬化术治疗单纯性肝囊肿均安全有效、损伤小、治愈率高,为非手术治疗单纯性肝囊肿的一种较好方法。

无水乙醇的应用较为广泛,应用过程中可以保证囊肿内的药物浓度,但是不可避免地会受到常规抽液的影响,为保证药物效果必须进行反复冲洗,因此会导致局部刺激反应增加,致使患者出现一系列不良症状,如头晕、心悸等。

聚桂醇是一种新型硬化剂,广泛应用于欧美国家,安全性高,刺激感相对较低,其能够在患者体内留置且不需要多次反复冲洗,操作相对简单,穿刺注射时不会产生强烈的刺激性,可最大限度地将囊腔内的液体抽出,促进患者的恢复,提高临床治疗的效果,减少治疗的费用,且能够有效预防各种不良反应,如恶心呕吐、剧烈疼痛等,对肝功能的损伤甚微。

因此,报道中均推荐选择聚桂醇为硬化剂,认为聚桂醇能够极大限度地增强临床治疗效果,减少不良反应,安全可靠,值得在临床上进行广泛推广。

第三节　肝癌

一、概述

肝脏恶性肿瘤是外科疾病中的常见病和多发病。肝脏恶性肿瘤可分为原发性和继发性(转移性)两大类。原发性肝脏恶性肿瘤起源于肝脏的上皮或间叶组织,其中90%以上为肝细胞癌(简称"肝癌")。继发性肝脏恶性肿瘤是指全身多个器官起源的恶性肿瘤侵犯至肝脏,一般多见于胃、胆道、胰腺、结直肠、卵巢、子宫、肺、乳腺等器官恶性肿瘤的肝转移。

(一)病因

1.病毒性肝炎

乙型肝炎病毒(HBV)及丙型肝炎病毒(HCV)感染与肝癌的相关性已得到公认,约80%的肝癌患者伴有HBV感染。

2.肝硬化

肝癌患者中约80%合并肝硬化。

3.肥胖、糖尿病

有数个流行病学研究证实肥胖、糖尿病是肝癌发生的危险因素。

4.其他

肝癌还与黄曲霉毒素、饮水污染、烟酒、避孕药、遗传等因素相关。

(二)分期

目前肝癌的分期系统种类繁多,但都存在缺陷,建立完美的肝癌分期系统已成为一项重要的挑战。美国肝胰胆协会和美国癌症联合会主张使用肝脏肿瘤的意大利分级系统(CLIP)作为术前分期系统,在肝癌切除术后采用肿瘤淋巴结转移分期系统(TNM)作为病理分期系统。上海市肝癌协作组为便于制订治疗方案、了解预后以及对比疗效,将肝癌分为了三型、三期,具体如下:

1.三型

(1)单纯型:病情发展较慢,临床无明显肝硬化表现,肝功能检查基本正常。

(2)硬化型:有明显临床肝硬化表现,或肝功能异常。

(3)炎症型:病情发展较快,有癌性发热或肝功能明显损害。

2.三期

(1)Ⅰ期:无明显肝癌症状和体征,或手术发现单个结节直径<5cm。

(2)Ⅱ期:症状较轻,一般情况尚好,临床估计或手术发现癌肿局限于一叶或局限于半肝。

(3)Ⅲ期:有恶病质、黄疸、腹腔积液、肝外转移之一,临床估计或手术发现癌肿已超过半肝。

(三)临床表现

1.症状

原发性肝癌早期缺乏典型症状,中晚期的症状则较多,常有以下表现。

(1)肝区疼痛:右上腹疼痛为本病最常见和主要的症状,疼痛为持续性或间歇性,多呈钝痛或胀痛,随着病情发展,疼痛加剧而难以忍受。

(2)消化道症状:如食欲减退、腹胀、恶心、呕吐、腹泻等,这些症状缺乏特异性,易被忽视。

(3)乏力、消瘦:早期不明显,但随着病情发展而日益加重,体重也日渐下降。

(4)发热:多为低热,一般在 37.5～38℃。

2.体征

早期常无明显阳性体征,中晚期体征如下。

(1)肝大:为中晚期最常见的体征。肝大呈进行性,质坚硬,表面凹凸不平,有大小不等的结节或巨块,边缘钝而整齐。触诊时常有不同程度的压痛。

(2)黄疸:常在晚期出现。

(3)腹腔积液:为晚期表现,为草黄色。血性腹腔积液多为癌肿向腹腔破溃所致。

3.其他表现

肝癌患者还可出现血管杂音和伴癌综合征,如低血糖、红细胞增多症、高钙血症及转移灶相关症状。

(四)辅助检查

1.实验室检查

肝功能检查、肿瘤标志物检测、HBV 抗原抗体检测。

2.影像学检查

B 超、CT、MRI、肝动脉造影和正电子发射断层摄影(PET)等。影像学检查在继发性肝癌的诊断中有重要价值,不仅能发现肝占位病变,还能推测出是否为转移性肿瘤;还可显示原发癌的部位,以帮助诊断。

(五)治疗

1.肝切除术

肝切除术是目前我国肝癌治疗的首选方案,分为规则性肝切除术和非规则性肝切除术。其适应证:①全身情况良好,无严重的心、肺、肾等重要脏器病变;②肝功能正常或基本正常,无黄疸、腹腔积液;③肿瘤局限于肝的一叶或半肝,无远处脏器广泛转移。

2.姑息性外科治疗

姑息性外科治疗的适应证:①术前判断有肝切除术指征,但术中发现肿瘤无法完整切除;②肿瘤无法切除,同时缺乏介入治疗的条件,但肝代偿功能良好,无黄疸、腹腔积液和远处转移;③出现危及生命的并发症,但保守治疗无法控制。

常见的姑息性外科治疗方法:①姑息性肿瘤切除,指切除部分或大部分肿瘤组织,也称减体积性肝癌切除术;②肝动脉结扎术,指通过对肝动脉的永久性或暂时性阻断,达到使癌肿缺血、缺氧,进而坏死的目的;③肝动脉栓塞化疗,指术中于肝动脉内置管,术后反复经导管进行化疗药物灌注和栓塞。

3.肝移植

施行肝移植治疗,不仅对肝脏肿瘤有根治性治疗作用,而且也清除了肝硬化这一肝癌生长的"土壤"。

4.介入治疗

介入治疗指借助影像学技术的引导,在瘤体内或区域性血管内进行的物理、化学等非手术治疗,可分为两大类。

(1)放射介入治疗:指经导管动脉化疗栓塞术。常见不良反应:持续高热、腹痛、食欲减退、呕吐、腹腔积液增多等。

(2)超声介入治疗:①经皮无水乙醇注射,具有安全、经济和可反复进行等优点;②射频消融,是一种有效、安全的高温物理疗法。

(六)并发症

1.自发性破裂

肝癌自发性破裂发生率为 3‰~15‰,是危及生命的并发症,并伴随很高的死亡率。

2.黄疸

肝癌患者黄疸的发生率为 5‰~44‰。

3.食管静脉曲张破裂出血

食管静脉曲张破裂出血也可以是肝癌的表现。

4.副肿瘤综合征

当肿瘤体积较大并且血清甲胎蛋白水平高时出现副肿瘤综合征,常见:①低血糖症,通常在肿瘤的终末期出现;②红细胞增多症,肿瘤细胞产生异位促红细胞生成素,导致高血红蛋白型的红细胞增多症;③高钙血症;④高血脂。

二、护理要点

(一)术前护理

1.术前评估

术前对患者基本情况进行全面评估。

(1)神志、生命体征、腹部体征、皮肤巩膜黄染、四肢肿胀、腹腔积液、食欲、睡眠、营养状况、大小便情况等。

(2)家庭情况:基本家庭成员、社会支持系统等。

(3)心理情况:情绪、对自身病情的了解程度、对疾病治疗的态度。

(4)既往史:高血压、糖尿病、冠心病、血栓等。

(5)辅助检查:了解是否合并有门静脉高压等疾病。

2.心理护理

肝癌为恶性肿瘤,术前患者常出现恐惧、焦虑、绝望等不良心理,护理人员应加强与患者的沟通和交流,了解患者心理情况,详细介绍手术治疗主要步骤,告知患者具体注意事项,鼓励患者勇敢面对、树立战胜疾病的信心,促使患者以最佳心理状态配合治疗,增强治疗依从性。同时应做好家属心理护理工作,使其成为患者治疗期间有力的后盾。

3.营养支持

加强营养,纠正低蛋白血症,指导进食优质蛋白、高维生素、低脂、易消化饮食。根据患者术前营养状况的评估结果,请营养科会诊,配置个体化的营养制剂,必要时进行肠外营养支持。术前 6h 禁固体食物,术前 2h 禁饮,术前 2~4h 口服复合碳水化合物 200mL。

4.呼吸道准备

要求吸烟者戒烟,指导患者正确使用呼吸训练器、扩胸、腹式缩唇呼吸、有效咳嗽排出深部痰液、术后保护腹部切口的咳嗽方法等。指导老年及患有呼吸道疾病的患者,入院初期即行呼吸功能锻炼。

5.黄疸护理

肝癌晚期患者出现黄疸并伴有瘙痒,护理人员应嘱患者用温水清洗,勿抓伤皮肤,严重者可用炉甘石洗剂局部涂擦以止痒。

6.常规准备

(1)术前一天做好手术部位标识。

(2)术前晚予以 NSAIDS 类药物口服。

(3)术晨建立静脉通道,遵医嘱带药。

(二)术后护理

1.全麻术后常规护理

了解麻醉及手术方式,安置心电监护仪,给予持续低流量吸氧,监测体温,观察切口及引流情况,妥善固定各引流管,床头抬高 30°并协助患者取侧卧位休息,利用床挡保护预防跌倒/坠床,讲解术后注意事项。

2.病情观察

密切观察生命体征、腹部体征及神志变化,注意观察出血、胆漏、感染、肝性脑病等并发症的发生。术后早期准确记录 24 小时出入量。

3.切口管理

观察切口有无渗血、渗液,根据切口情况更换切口敷料,红外线照射切口,每天 2 次。

4.管道管理

不常规安置胃管,术后第 1 天拔除导尿管。腹腔引流管应做好管道标识,记录引流管外露长度,观察并记录各引流液颜色、性状及量,保持引流管有效引流。妥善固定各引流管,并做好二次固定,预防非计划性拔管。按无菌操作原则更换引流装置,每周 2 次。向患者及家属做好引流管护理健康宣教工作,包括各引流管安置的目的、如何保持有效引流、如何防止引流液反流、如何预防非计划性拔管等。

5.疼痛管理

术后使用静脉注射镇痛药物,每 12 小时 1 次,术后第 4 天改为按需口服 NSAIDs 类药物镇痛。同时使用视觉模拟量表进行动态疼痛评估,选择个性化镇痛方案。

6.呼吸道管理

协助翻身、拍背,予以雾化吸入及振动排痰,每天 2 次,指导有效咳嗽、排出深部痰液。鼓励深呼吸,督促有效使用呼吸训练器。

7.深静脉血栓管理

协助穿弹力袜≥12h/d,指导进行四肢屈伸运动及双下肢踝泵运动,气压治疗每天 2 次。鼓励尽早下床活动,指导活动时应遵循循序渐进原则,量力而行,注意预防跌倒的发生。如出现双上肢或双下肢不对称性肿胀,应及时通知医师行血管超声检查,每天监测臂围或腿围变化,必要时根据医嘱予以药物预防。

8.压力性损伤管理

保持床单位及衣物平整、干燥,翻身及使用便盆时避免拖拽。行压力性损伤风险评估,对高危者,制订翻身计划;对消瘦者,予以泡沫贴保护骨突处。根据病情,鼓励尽早下床活动。

9.营养管理

全麻清醒后可少量多次进水,观察进水后反应,如无恶心、呕吐、呛咳等不适,术后 2h 可口服复合碳水化合物 200mL,术后 1 天进食流质饮食,逐渐过渡为低脂高蛋白饮食,避免进食产气食物,如牛奶、豆浆及甜食。术后早期可由营养科配置营养制剂,加强营养补充。低蛋白血症患者,遵医嘱输入人血白蛋白。

10.出院指导

腹腔镜手术患者出院后一周可自行去除切口敷料。开腹手术切口,每 3～4 天换一次药,术后 10～12 天拆线。指导饮食,少食多餐;进食高蛋白、高热量、高维生素、低脂、易消化食物。忌刺激性食物,忌烟酒。根据体力适当活动,注意休息。

11.延续性护理

出院后通过电话、网络等方式进行定期随访,及时了解术后康复情况并修改延续护理方案,提高生活质量。

三、当前护理相关的热点问题——原发性肝癌晚期患者临终护理

原发性肝癌是临床中常见的恶性肿瘤,病死率高达 30% 以上。晚期肝癌患者除了出现恶病质、水肿等严重影响生活质量的症状,癌性疼痛是患者非常无法忍受的症状之一。近年来,有较多研究证明通过对肝癌晚期患者采用优质的疼痛管理以及临终关怀,可以改善原发性肝癌晚期患者的临终护理质量。

(一)疼痛管理

1.药物管理

根据患者具体病情以及实际情况实行三阶梯镇痛方案,即给予非阿片类镇痛剂、弱阿片类镇痛剂、强阿片类镇痛剂三阶梯镇痛剂,当前一阶梯镇痛剂无法缓解疼痛时,则酌情考虑下一阶梯镇痛剂。对于口服镇痛剂效果仍然不理想者,可建立静脉通道,进行静脉镇痛。

2.中医针灸镇痛

取公孙穴、内关穴、外关穴、后溪穴、申脉穴、列缺穴、照海穴、太冲穴以及期门穴行平补平泻手法,留针 30min,每周 1 次。

3.心理镇痛

肝癌晚期患者身体承受极大痛苦,再加上对疾病以及死亡的恐惧,常出现负面心理,因此护理人员应该加强对患者的心理护理,多与患者进行亲切、耐心的交谈,询问病情,并为其解答相关疑问,列举治疗成功的案例,帮助其提升治疗信心。

4.音乐疗法

适时播放特定的舒缓音乐,可减轻患者心理障碍,缓解患者紧张、恐惧、焦虑以及抑郁等情绪,从而使得患者镇静安定,达到镇痛效果。

5.加强护理人员培训

对相关护理人员进行理论知识以及操作技能培训,帮助其夯实基础,完善医技,提高护理工作质量。

（二）临终关怀

对于患者的临终关怀主要从改善生活环境、加强患者及其家属心理护理以及增加家庭和社会支持三方面入手。

1.改善生活环境

安置患者于宽敞舒适、光线充足、通风良好的病房,每天消毒 1 次,选择气味较淡的消毒液,室内温度保持在 22℃左右,相对湿度为 55％左右,同病室患者不超过 2 名,保证患者睡眠时间,病室内摆放两三盆有清香气味的盆栽。

2.心理护理

加强对患者及其家属的心理护理,使其能够正视疾病与死亡,放平心态,抓住每一天,提高生活质量。

3.增加家庭和社会支持

肝癌晚期患者需要更多的家庭与社会支持,这些支持有助于提升患者治疗的信心。

各项研究结果显示,实施优质的疼痛管理以及临终关怀,能够减轻患者疼痛,改善患者焦虑、抑郁等负面情绪。因此,对晚期癌性疼痛患者实施优质的疼痛管理以及临终关怀能够提升患者信心,改善患者心理状态,减轻患者病痛,但在实施过程中应注意个体化管理,做到"因病而护"与"因人而护"相结合。

四、知识拓展——未来肝癌治疗的突破口

（一）分子靶向药物

多项国际多中心临床试验已经充分证实索拉非尼对于晚期肝癌患者有较好的治疗效果,不同人种、不同病因的晚期肝癌患者均能通过索拉非尼治疗获益。2018 年 9 月,我国药品监督管理局已批准仑伐替尼（lenvatinib）用于治疗既往未接受过全身系统治疗的不可切除肝癌患者。目前仑伐替尼已在我国、美国、日本、欧洲获批用于治疗晚期肝癌患者。仑伐替尼与其他治疗方式的联合方案有待进一步研究。

（二）免疫治疗

程序性细胞死亡蛋白 1 单抗目前被中国抗癌协会临床肿瘤学协作专业委员会（CSCO）指南推荐为晚期肝癌二线治疗方案,其有效性已被针对晚期肝癌患者的 Check Mate－040、KEYNOTE－224 研究证实。它是首款不按照肿瘤来源,而直接按照生物标志物就可以使用的抗癌药物（异病同治）,具有里程碑式的意义。众多研究预示程序性细胞死亡蛋白 1 单抗在晚期肝癌中有良好的应用前景,有希望成为晚期肝癌的一线治疗方案。

（三）中医药治疗

目前已有多种现代中药制剂获批并在肝癌治疗临床实践中广泛应用。其中,由陈孝平教授组织的多中心大规模临床试验证实槐耳颗粒对预防肝癌术后复发有效,可显著降低肝癌术后复发风险。

第四节　肝破裂

一、概述

肝破裂在战时多为火器伤,在平时以工业或交通事故造成的钝性伤多见,肝癌破裂出血在东方国家发病率高达 12%～14%。肝破裂易致失血性休克和胆汁性腹膜炎,死亡率和并发症发生率都较高。

(一)分类及分级

1.分类

根据肝破裂时腹壁的完整性,肝破裂可分为开放性和闭合性两大类。

2.分级

肝破裂的分级方法目前尚无统一标准。美国创伤外科协会提出 6 级分级法。

(1)Ⅰ级。

血肿:包膜下,表面积<10%。

裂伤:包膜破裂,实质裂伤深度<1cm。

(2)Ⅱ级。

血肿:包膜下,表面积在 10%～50%,肝实质内直径<10cm。

裂伤:包膜破裂,实质裂伤深度在 1～3cm、长度<10cm。

(3)Ⅲ级。

血肿:包膜下或实质内破裂,表面积>50%:实质内血肿>10cm;血肿持续扩大。

裂伤:深度>3cm。

(4)Ⅳ级。

裂伤:肝实质破裂达到一个肝叶的 25%～75%。

(5)Ⅴ级。

裂伤:肝实质破裂大于一个肝叶的 75%。

血管伤:近肝静脉损伤。

(6)Ⅵ级。

血管伤:肝撕脱。

(二)临床表现

由于致伤原因的不同,肝破裂的临床表现也不一致。

(1)开放性损伤,有明显的外伤史。

(2)疼痛:小血肿,主要表现为肝区钝痛。

(3)失血性休克:大出血时,可出现休克体征,如烦躁不安、神志淡漠、面色苍白、血压下降、脉搏细速、尿量减少等。

(4)腹膜炎刺激征:肝癌破裂出血时可突发剧烈上腹部疼痛、压痛、反跳痛及肌紧张等。

(5)腹腔积血:腹胀,诊断性腹腔穿刺抽出不凝血。

(6)若血肿继发感染,可出现寒战、高热、肝区疼痛等肝脓肿的征象。

(三)辅助检查

1.实验室检查

轻度肝破裂早期无明显变化,由于失血迅速,血液浓缩,许多患者并不出现血红蛋白的变化,但白细胞>$1.5×10^9$/L。

2.影像学检查

(1)CT:对腹部钝性损伤的诊断有很高的准确性,可以确定肝是否有破裂、破裂的类型以及程度。

(2)B超:是一种简便、迅速、无创、经济的辅助检查手段,可行床旁检查,能提示损伤部位、血肿大小及腹腔积液的多少。

(四)治疗

肝火器伤和累及空腔脏器的非火器伤都应采用手术治疗。其他的刺伤和钝性伤则主要根据患者全身情况决定治疗方案。

1.非手术治疗

应具备条件:①神志清楚;②血流动力学稳定;③无腹膜炎体征;④辅助检查确定肝损伤程度为Ⅰ～Ⅲ级,或Ⅳ级和Ⅴ级的严重肝损伤经重复CT检查确认创伤已稳定或好转,腹腔积血量未增加;⑤未发现其他内脏合并伤。若生命体征变化或腹腔内活动性出血每小时>200mL应立即转为手术治疗。

2.经导管动脉栓塞术

经导管动脉栓塞术(TAE)是快速发展并广泛用于急性出血控制的一种技术。对于生命体征不平稳、出血量大的患者,诊断明确后均可考虑行急诊TAE治疗,止血成功率达53%～100%。

3.手术治疗

手术治疗方式一般有:①缝合;②纱布填塞;③肝动脉结扎术;④肝切除术。

(五)术后并发症

1.感染

感染最为常见,占并发症的半数以上。

2.再次出血

再次出血常常与止血不充分或凝血功能障碍有关。

3.假性动脉瘤和动静脉瘘

假性动脉瘤和动静脉瘘常继发于贯通伤。

4.胆道出血

胆道出血常出现于损伤后数天或数星期后。

5.肝实质坏死

肝实质坏死是严重肝损伤术后最常见的并发症。

6.胆漏

在严重的肝损伤后胆漏是常见的,但预后较好。

二、护理要点

肝破裂患者需紧急止血、抗休克治疗及监护生命体征。

(一)急救护理

1.病情动态观察

肝破裂发病急、进展快、病情危重,需进行动态观察,观察内容主要包括:①监测各项生命指征变化,如呼吸频率和特点、脉率、心率、血压、末梢循环、口唇颜面颜色、神经系统症状。保持呼吸道通畅,同时给予吸氧,改善缺氧状态。②周围循环衰竭的表现,血红蛋白、红细胞计数和尿量。③腹部症状及体征,注意腹痛的部位、范围、性质和程度。④准确记录出入量。

2.恢复有效循环

迅速建立 2~3 组有效静脉输入通道,必要时行中心静脉置管,测定中心静脉压。要立即采血、配血,做好输血前准备及进行必要的血液检查。先输入平衡液、右旋糖酐或其他血浆代用品以尽快恢复有效循环,再及早输入新鲜血(库血因含氨量高,易诱发肝性脑病,故尽量避免使用)。避免输液、输血过多、过快而引起肺水肿及心力衰竭。

3.止血治疗

常规使用垂体后叶素、巴曲亭、氨甲环酸等止血药物。

4.伤口处理

合并开放性腹部损伤患者伴有脏器或组织自伤口突出时,切勿强行回纳,可用无菌敷料覆盖保护。

5.心理护理

一方面要有序地进行抢救;另一方面要关注患者和家属的焦虑情绪,有针对性地做好心理护理工作。用自信的语言向患者讲解病情,以消除其紧张、恐惧的情绪,帮助增加安全感,树立战胜疾病的信心。

(二)术前护理

1.心理护理

因病情发生突然,患者容易出现焦虑、恐惧、紧张等心理问题。需要在术前为患者介绍疾病发展和预后,治疗过程及各种检查,治疗和手术的必要性、效果等相关知识。要多沟通,取得患者及家属的信任,增加其治疗的信心。

2.病情观察

持续进行心电、血压和血氧监测,注意血压、脉搏、血氧饱和度、四肢末梢循环、神志的变化。监测腹围和体重,必要时监测中心静脉压,记录 24 小时出入量。维持体液电解质平衡,动态关注实验室检查结果,注意维持体液电解质平衡和控制补液速度及量,避免过多扩容。

3.疼痛管理

病情观察期间慎用镇痛药;已决定手术者,可适当使用镇痛药,以减轻痛苦。

4.饮食管理

保守治疗者,可少量进食清淡、易消化流质食物。

5.体位管理

情况良好或病情允许者,宜取半卧位;有大出血休克体征者,宜取中凹卧位。

6.抗感染治疗

遵医嘱按时、准确使用抗生素。

7.术前准备

积极行各项术前常规准备。

(三)术后护理

1.全麻术后常规护理

了解麻醉及手术方式,安置心电监护仪,给予持续低流量吸氧,床头抬高30°并协助取侧卧位休息,用床挡保护预防跌倒/坠床,讲解术后注意事项。

2.病情观察

密切观察生命体征及腹部体征变化,注意有无出血、感染、胆漏及静脉血栓等并发症的发生。

3.切口管理

观察切口有无渗血、渗液,根据切口情况更换切口敷料。

4.管道管理

肝破裂的手术治疗多为急诊手术,若术前禁食禁饮时间不够者,安置有胃管,如无胃肠道合并损伤,术后应尽早拔除。导尿管于术后第1天拔除。若胆道损伤者安置有T形引流管或胆道引流管,各种管道应做好相应标识,并记录管道外露长度,观察并记录各引流液颜色、性状及量,保持引流管有效引流。做好非计划性拔管风险的动态评估,意识不清者可酌情给予保护性约束。

5.呼吸道管理

对于术前未进行呼吸道管理者,术后应尽早指导行呼吸功能锻炼,协助翻身、拍背,鼓励咳痰、深呼吸,予以雾化吸入及振动排痰,每天2次,督促使用呼吸训练器,预防肺部感染。

6.深静脉血栓管理

协助患者穿弹力袜,指导患者进行双下肢背伸及踝泵运动,行气压治疗,指导尽早下床活动。

7.疼痛管理

按照多模式镇痛原则进行常规术后疼痛管理。

8.营养管理

推荐术后早期经口进食。进食原则:从流质饮食逐渐过渡至普食;保证热量充足;禁止暴饮暴食。应进食高蛋白、高维生素、易消化食物。

9.体温管理

肝破裂术后极易发生感染,应24小时监测体温变化,保证入水量,物理降温与药物降温联合使用,并做好基础护理,保证舒适度。

10.出院指导

指导饮食,进食营养丰富、容易消化、高蛋白、高维生素、高热量的食物。忌烟酒、刺激性食物。根据体力情况适当活动,注意休息和睡眠,要劳逸结合,避免疲劳。

定期门诊随访。

三、当前护理相关的热点问题——多模式镇痛在肝破裂出血肝切除术中的应用

安全有效的镇痛不仅能降低患者术后疼痛恐惧感,提高患者舒适度,还能促进患者早期下床活动、有效咳嗽咳痰以及降低术后并发症发生率。急性创伤性肝破裂出血者因行急诊手术,术前未进行有效镇痛,加之巨大创伤引起的急性疼痛,引起术后急性刺激性疼痛的因素较多,若处理不当易形成慢性疼痛,造成不良后果。对该类患者更应重视其疼痛管理。

阿片类药物是目前外科临床应用的主要镇痛药物,虽然镇痛效果良好,但是其会导致肠道功能恢复受到抑制、恶心、呕吐以及呼吸抑制等不良反应,影响患者术后康复进程。多模式镇痛应用不同机制的镇痛药物或(和)多种镇痛方法控制疼痛,因减少了阿片类药物的使用而使药物不良反应减轻,使患者术后应激反应得到改善。多项研究指出多模式镇痛对于肝破裂出血急诊行肝切除术后患者的镇痛效果较好,患者术后恢复快,其具有明显优势。

四、知识拓展——经导管动脉栓塞术治疗肝癌自发性破裂出血

经导管动脉栓塞术是快速发展并广泛用于控制急性出血的一种技术。其经股动脉穿刺插管造影明确肿瘤血供及出血情况,并采用碘油或吸收性明胶海绵颗粒等栓塞剂阻塞靶血管。其主要优点有:

(1)局麻下操作可避免麻醉和手术的双重打击,患者耐受性较好。

(2)止血成功率达53%~100%,可重复操作。

(3)可发现异位供血动脉,在有效止血的同时,可最大限度地保护正常肝组织,实现精准治疗。

(4)可阻断肝脏肿瘤中大部分血液供应,抑制肿瘤生长,为二期手术做准备。

(5)在病情允许时可注入化疗药物治疗原发病。

但造影过程中因出血动脉痉挛性收缩、肿瘤供血动脉寻找不完全及缺血供病灶的出血部位不易确定,可导致栓塞不彻底,造成经导管动脉栓塞术后再出血。

有研究表明,经导管动脉化疗栓塞术(TACE)后肝癌组织中血管内皮生长因子高表达,促进了微血管生成,同时增加了肝癌转移和复发的机会,建议经导管动脉化疗栓塞术后尽早行根治性手术。

行经导管动脉栓塞术后可能会出现不同程度的疼痛、恶心、呕吐、发热等症状,予保肝、生长抑素对症治疗后7~10天可恢复。

第五节　肝血管瘤

肝血管瘤是一种较为常见的肝脏良性肿瘤,分为肝海绵状血管瘤、毛细血管瘤、血管内皮瘤,30~50岁多见,男女比例约为1:5。儿童主要是肝血管内皮瘤,由于大面积动静脉分流,其可导致心力衰竭,危及生命。成人主要是海绵状血管瘤,其很少引起症状,可以不予治疗,但有自发性破裂的可能,如有症状应予以切除。

(一)病因

肝海绵状血管瘤的确切发病原因不明,一般是由血管扩张所致的血管畸形病变,并非肝生长而来。肝血管瘤为先天性的,不会发生恶变。成人肝海绵状血管瘤常为单发,多发者约占40%,左、右肝叶发生率相等。

(二)临床表现

肝血管瘤一般无症状,血管瘤较大牵拉肝包膜或压迫胃肠道等邻近器官时,可出现上腹隐痛、餐后饱胀、恶心呕吐等症状。若瘤内有急性出血、血栓形成或肝包膜有炎症反应,腹痛剧烈,可伴有发热和肝功能异常。

(三)辅助检查

1.实验室检查

结果多数在正常范围。有部分巨大肝海绵状血管瘤患者可出现贫血、白细胞和血小板计数减少或纤维蛋白原减少。

2.影像学检查

肝血管瘤的诊断目前主要依赖于影像学检查。

(1)B超:对肝血管瘤具有很高的灵敏度和特异度,可查出直径>2cm的血管瘤,是首选的影像学检查。

(2)CT:对肝血管瘤具有高度的灵敏度和特异度,但略逊于MRI,较难区分较小的血管瘤和多血供的转移性肝癌。

(3)MRI:对肝血管瘤有特殊的诊断意义,不会遗漏较小的病变。在肝血管瘤的诊断方面,灵敏度和特异度最高。

(四)治疗

无论肿瘤大小,无症状的肝血管瘤首选保守治疗。目前临床应用最多且疗效最为确切的治疗方法仍然是外科手术切除。另外,随着介入技术的发展,肝动脉介入栓塞和射频消融等治疗方法由于具有微创、恢复快、并发症发生率低等优点,在临床应用越来越广泛。

(1)手术切除是目前肝血管瘤首选的治疗方法,包括血管瘤剥除术和肝切除术两种方式。

(2)经导管动脉化疗栓塞术能够使肝血管瘤的供血动脉支闭塞,血栓机化导致血管瘤纤维化,终止肿瘤生长,促使瘤体缩小,临床症状改善,达到治疗目的。但经导管动脉化疗栓塞术无法完全栓塞血管,治疗效果不彻底,复发率高,同时还可能引起肝脓肿、肝内胆管坏死、化脓性胆管炎等严重并发症,因此单纯的经导管动脉化疗栓塞术难以成为主要的治疗方法。

(3)射频消融(RFA)是应用高频电流使组织离子随电流的方向产生震动摩擦,产生高热使肿瘤凝固性坏死,达到不切除肿瘤即可根治的效果。

二、护理要点

(一)术前护理

(1)心理护理:多数患者对手术存在一定恐惧心理,要耐心向患者讲解手术流程及注意事项,强调肝血管瘤为肝脏良性肿瘤,预后较好。

(2)营养支持:指导进食高蛋白、高热量、高维生素、低脂、易消化、少渣食物。

(3)呼吸道准备:要求吸烟者戒烟,指导正确使用呼吸训练器、扩胸、腹式缩唇呼吸、有效咳嗽排出深部痰液、术后保护腹部切口的咳嗽方法等。

(4)积极完善术前常规检查。

(二)术后护理

1.全麻术后常规护理

了解麻醉及手术方式,安置心电监护仪,给予持续低流量吸氧,协助取侧卧位休息,用床挡保护预防跌倒/坠床,讲解术后注意事项。

2.病情观察

密切观察生命体征及腹部体征变化,注意观察有无出血、感染、胆漏等并发症的发生。肝叶切除术后的患者还应注意观察有无肝性脑病等并发症的发生。

3.切口护理

观察切口有无渗血、渗液,根据切口情况更换切口敷料,红外线照射切口,每天2次。

4.管道管理

肝血管瘤术后,一般留置有胃管、导尿管及腹腔引流管,术后第1天拔除胃管及导尿管,腹腔引流管应做好管道标识,观察并记录各引流液颜色、性状及量,保持引流管有效引流。做好引流管护理健康宣教工作,包括引流管安置的目的、如何保持有效引流、如何防止引流液反流、如何预防非计划性拔管等。

5.呼吸道管理

协助翻身、拍背,督促使用呼吸训练器,指导有效咳嗽、咳痰,预防肺部感染。

6.深静脉血栓管理

协助穿弹力袜,指导双下肢背伸及踝泵运动,病情允许的情况下鼓励尽早下床活动,预防深静脉血栓的发生。

7.疼痛管理

常规按照多模式镇痛原则进行疼痛管理,同肝癌术后疼痛管理。

8.压力性损伤管理

鼓励尽早下床活动,对消瘦者予以泡沫贴保护骨突处。

9.营养管理

指导进食高蛋白、高维生素、易消化、低脂食物。

三、当前护理相关的热点问题——射频消融治疗肝血管瘤并发症护理

(一)肝血管瘤出血

1.穿刺点出血

肝血管瘤血供丰富,压力较大,穿刺点易出血。需密切观察引流液及切口渗血情况。

2.瘤体爆裂出血

在肝血管瘤射频消融治疗过程中常会遇到瘤体爆裂大出血。此并发症常发生于术中,若出血量较多且难以控制,应果断中转开腹采取手术止血。

3.重要脏器穿刺伤

带有子针的伞形消融电极释放子针很容易造成邻近脏器的穿刺伤,导致胆漏、胃肠道瘘,继发腹膜炎、腹腔感染,若未予及时治疗,甚至会发展成为中毒性休克,危及生命。密切观察腹部体征变化,监测体温,可尽早发现并发症的发生。

(二)脏器热损伤

1.胸膜和膈肌热损伤

经皮穿刺路径射频消融治疗膈下肝血管瘤容易发生胸膜和膈肌热损伤并发症,胸壁内面胸膜受到热刺激,术后可引起局部疼痛,疼痛还会放射到肩背部。如疼痛严重,难以忍受,则需给予镇痛治疗。膈肌和膈上胸膜热损伤会产生反应性胸腔积液。积液量少时无明显症状,此时可指导患者进行呼吸功能锻炼,积液可自行吸收。积液量大时伴有胸闷、憋气、胸痛等症状,需进行穿刺引流。

2.肺热损伤

可出现急性呼吸窘迫综合征(ARDS),需进行呼吸机辅助通气,应用激素和抗生素等相应治疗。

(三)溶血相关并发症

1.溶血和贫血

肝血管瘤内充满血窦,射频波使组织产热,温度快速上升,瘤体内红细胞被破坏。如瘤体巨大,破坏的红细胞达到一定数量,则表现为溶血。溶血程度较轻时,仅有轻微的黄疸;严重时,则会出现贫血和中重度黄疸。要密切观察皮肤变化、小便颜色及腹部体征。

2.急性肾损伤

长时间的消融,使大量红细胞被破坏,大量破损红细胞释放的血红蛋白通过肾时,将阻塞肾小管管腔,严重影响肾小管的滤过功能。而且消融时患者体温升高、大量出汗,有效循环血量锐减,导致肾灌注不足,亦可进一步加重急性肾损伤。因此,在围术期要保证充足的液体入量,密切观察尿量、尿色,准确记录出入量。

(四)其他

1.术后吸收热

肝血管瘤消融后组织残留在体内,可能引起短暂的吸收热。吸收热通常无须特殊处理,可自行消退,此时仅需监测体温。如果温度高于39℃,应予降温护理。

2.皮肤灼伤

在长时间大功率的射频消融过程中,负极板附着处的皮肤可能会被灼伤。局部冰袋降温可有效避免皮肤灼伤疼痛。

四、知识拓展

(一)精准外科在肝血管瘤治疗中的应用

对肝血管瘤进行临床诊断常常需要对肿瘤进行影像学和解剖学评估,通过仔细评估判断才能明确是否需要外科治疗。CT影像3D成像处理使肿瘤与肝内血管及胆管的关系更为清晰,使外科医师可以通过三维立体观察瘤体及其周围结构,并设计手术入路、评估手术技术难度及可能遇到的困难。当肝血管瘤特别大时,可以通过3D打印技术评估和解决如何完好保留残肝的入肝与出肝血流,如何避免下腔静脉和肝门区胆管的意外损伤,如何完整切除中央区、尾状叶以及累及3支主肝静脉的瘤体等问题。

通过术前3D成像评估,绝大多数患者可获得完整切除效果。但对于少数瘤体生长方式和位置特殊的患者,完整切除瘤体很困难甚至不可能完成。在强调精准外科理念的今天,外科治疗肝血管瘤应严格把握适应证。对需要外科治疗的肝血管瘤可以采用开放手术、腹腔镜或机器人手术,其目的只有一个,即完整切除瘤体,对极少数患者可能需要行肝移植治疗。肝血管瘤准确诊断是精准外科治疗的前提,手术适应证的把握是精准外科治疗的关键,完整切除瘤体同时追求无手术死亡是精准外科治疗的目标。

(二)射频消融在肝血管瘤治疗中的应用

肝血管瘤射频消融治疗的原理是通过射频电流产生足够的热量(消融电极周围温度可高达 105℃)破坏瘤体内血管内皮细胞,导致广泛的血管损伤和血栓形成,进而使瘤体组织凝固、碳化,缩小肿瘤。近年来,国内外专家通过不断的尝试和探索初步证实了射频消融治疗肝血管瘤有疗效明确、安全性高、创伤较小、复发率低、可重复应用等优势。

多项回顾性对照研究比较了射频消融和开腹手术治疗肝血管瘤的安全性和有效性,结果显示腹腔镜路径射频消融与开腹切除手术的疗效相当,两组间并发症发生率相近。与手术治疗相比,射频消融具有缩短手术时间、减少术中出血、减轻术后疼痛、缩短住院时间和减少住院费用等优势。

自 2011 年以来,各医疗中心针对应用射频消融治疗巨大肝血管瘤并发症过多的问题进行了研究,研究结果表明,射频消融治疗巨大肝血管瘤同样微创、安全、有效。

适应证:①肝血管瘤最大径≥5cm;②存在与血管瘤相关的持续腹部疼痛或不适;③患者治疗意愿较强,且不愿意接受手术治疗。

禁忌证:①活动性感染,尤其是胆管系统炎症反应等;②伴有 Kasabach－Merit 综合征,出现明显的凝血功能障碍;③严重的肝、肾、心、肺和脑等主要脏器功能衰竭;④合并恶性肿瘤。

第六节　胆石症

胆石症是指发生在胆囊和胆管内的结石,是胆囊结石和肝内、外胆管结石的总称,是胆道系统的常见病和多发病。肝内胆管结石和胆囊结石是原发病,肝外胆管结石则可原发于胆管系统和继发于胆囊结石。随着我国人民生活水平的提高,饮食习惯的改变及卫生条件的改善,胆囊结石的发病率有上升趋势。

一、胆石的成因

胆石的成因十分复杂,其是多因素综合作用的结果。

(一)胆道感染

胆汁淤滞、细菌或寄生虫入侵等引起胆道感染,细菌产生的 β－葡糖醛酸糖苷酶和脂酶能水解胆汁中的脂质,使可溶性的结合胆红素水解为非结合胆红素,后者与钙盐结合,成为胆色素钙结石的起源。

(二)胆道异物

蛔虫、华支睾吸虫等的虫卵或成虫的尸体可成为结石形成的核心,促使结石形成,胆道手术后的缝线线结,或 Oddi 括约肌功能紊乱时食物残渣随着肠内容物反流入胆道,也是结石形成的核心。

(三)胆道梗阻

胆道梗阻引起胆汁滞留,滞留胆汁中的胆色素在细菌作用下可分解为非结合胆红素,形成胆色素钙结石。

(四)代谢因素

胆汁中胆固醇浓度明显增高,胆盐和卵磷脂浓度相对减少,不足以转运胆汁中的胆固醇,使胆汁中的胆固醇呈过饱和状态并析出、沉淀、结晶,从而形成结石。

(五)胆囊功能异常

胆囊收缩功能减退,胆囊内胆汁淤滞亦有利于结石形成。胃大部或全胃切除术后、迷走神经干切断术后、长期禁食或完全肠外营养治疗者,可因胆囊收缩减少,胆汁排空延迟而使结石发生风险增加。

(六)其他

雌、雄激素可促进胆汁中胆固醇过饱和,与胆固醇结石形成有关;遗传因素也与结石形成有关。

二、胆石的分类

根据胆石所在的解剖部位或所含的化学成分,分为以下三类。

(一)胆固醇结石

胆固醇结石以胆固醇结晶为主要成分,是类脂代谢比例失调所致。在正常胆汁中,胆固醇之所以能保持溶解状态,是因为胆汁中有足够量的胆盐和卵磷脂存在,只要胆汁中胆固醇、胆盐和卵磷脂三种成分浓度的比例在正常范围内,胆固醇就能保持溶解状态。若因某种原因肝内胆固醇合成亢进使胆固醇增多,胆汁中胆盐及卵磷脂分泌降低,三者的比例超出正常范围,胆固醇浓度相对增高,胆固醇便从胆汁中析出而形成胆固醇结石。代谢异常,如妊娠晚期、分娩后、患糖尿病时,胆固醇在血液和胆汁中的浓度皆偏高,易于形成结石。肠切除者也易患结石,因回肠内可发生初级胆酸转化为次级胆酸,而次级胆酸吸收后在肝内结合为胆盐。因此,回肠功能、肝功能差者均会因胆盐分泌降低而易于形成结石。高热量、高脂肪、高胆固醇饮食后,胆汁中脂质分泌增加,胆固醇含量异常增高,胆汁中的胆固醇呈过饱和状态,与结石形成密切相关。

80%的胆固醇结石位于胆囊内,单发或多发,较大,直径为 0.5~5cm。胆固醇结石外观呈白黄色、灰黄色或黄色,形状和大小不一,多面体、圆形或椭圆形;质较软,表面多光滑,剖面有呈放射状排列的条纹,可见白色闪光的胆固醇结晶;X 线检查多不显影。

(二)胆色素结石

70%以上的胆色素结石发生在肝内外各级胆管,以胆色素为主要成分,分为胆色素钙结石和黑色素结石两类,一般为多发。病因主要是胆汁滞留,细菌或胆道蛔虫,华支睾吸虫入侵,继发胆道感染。胆道感染时,胆汁内大肠杆菌产生 β—葡糖醛酸糖苷酶,水解可溶性的结合胆红素,使之成为非结合胆红素,与钙等金属离子结合后沉淀为胆红素钙颗粒,在黏液的凝聚作用下形成以胆色素为主的结石或泥砂样胆色素结石。患有慢性溶血性疾病,如镰状细胞性贫血的患者,胆汁中非结合胆红素成分增高而析出。肝硬化患者的胆盐分泌减少,胆盐对非结合胆红素的助溶作用降低,非结合胆红素易于沉淀形成结石。

胆色素钙结石中含有胆汁酸、细菌、糖蛋白等成分,有棕褐色和黑色两种。数目多而体积较小,直径很少超过1cm,大小不一,形状不规则,可呈长条状、粒状、铸管形,质松易碎,呈泥砂样,故又称泥砂样结石,多发生在胆总管或肝内胆管。黑色素结石不含细菌,质硬,由不溶性黑色胆色素多聚体、各种钙盐和糖蛋白组成,几乎都发生在胆囊内。棕色结石硬度较差,质软易脆,切面呈棕色和黄色分层,来自细菌感染的胆汁,含非晶体胆红素钙和脂肪的钙盐。结石的发生与饮食结构、卫生习惯、胆道感染、胆道蛔虫有密切关系。

(三)混合性结石

混合性结石最常见,由胆固醇、胆红素钙和碳酸钙以不同比例混合组成。结石数目很多,数十个,甚至有千颗细小结石。结石呈多面形,表面光滑,呈镶嵌状排列,切面呈同心圆或环层状,胆固醇显淡黄色,胆红素显棕黑色,碳酸钙显灰白色。各种结石因其成分比例不同而色调不一。混合性结石几乎都伴有慢性胆囊炎。

三、胆囊结石

(一)概述

胆囊结石指发生在胆囊内的结石,以胆固醇结石和以胆固醇为主的混合性结石多见,为常见病和多发病。西方发达国家发病率较高,我国西北地区比沿海地区高,主要见于成年人,发病率在50岁后随年龄增长而增长,女性高于男性。

胆囊结石常引起胆囊炎。若胆囊颈或胆囊管因结石发生嵌顿,可引起胆汁潴留,或因炎症伴上皮分泌黏液引起胆囊黏液囊肿。严重时,可因结石压迫胆囊或胆管壁引起局部循环障碍,发生组织坏死、出血,并继发细菌感染,甚至穿孔和合并胆汁性腹膜炎。

如结石发生在肝外胆管,称肝外胆管结石,根据发生部位,又分为肝管结石、十二指肠段胆总管结石、胆总管括约肌外结石、壶腹部结石、十二指肠乳头部结石。其后果主要是胆管阻塞和继发炎症。

1.病因

胆囊结石发病原因十分复杂,其多为综合因素共同作用结果。我国胆囊结石主要危险因素包括油腻饮食、肥胖、脂肪肝、糖尿病、高血压、高血脂、缺乏运动、不吃早餐和胆囊结石家族史等。

(1)患者因素:50岁以上人群中发病率增高;女性体内的17β-雌二醇与核雌激素受体相结合,会导致胆固醇过多分泌进入胆汁,造成女性胆结石发生率高于男性;欧美国家发病率高于亚洲,我国也存在南北方、沿海与内陆、城市与农村之间的差异。

(2)饮食习惯:高热量、高胆固醇、高脂肪或高碳水化合物饮食以及不吃早餐、不定时吃饭均可增加胆囊结石的发生率。

(3)代谢综合征:体重指数的增加与肥胖会造成胆囊收缩后胆囊体积增加、胆囊收缩能力降低和对胆囊收缩素(CCK)的敏感性下降,这均与结石形成有关。血糖升高会使支配胆囊收缩运动的迷起神经末梢发生病变,从而导致胆囊排空障碍,可能使胆囊结石的发病率增加。此外,胰岛素抵抗和高胰岛素血症也可诱发胆囊结石。

（4）基因与遗传：胆囊收缩素（CCK4）受体改变可能是胆石症胆囊收缩功能障碍的重要致病环节。此外，人体内的 ABCG5 和 ABCC8 是一对类固醇转运蛋白，属于三磷酸腺苷（ATP）结合基因家族，两者基因表达受到转录因子肝 X 受体 α 调节，胆固醇的氧化产物氧化胆固醇能刺激转录因子肝 X 受体 α 表达，增加 AB－CC5 和 ABCC8 表达和增加胆汁胆固醇浓度，从而促进结石的生成。

2.病理生理

饱餐、进食油腻食物后胆囊收缩，或睡眠时体位改变致结石移位并嵌顿于胆囊颈部，导致胆汁排出受阻，胆囊强烈收缩引发胆绞痛。结石长时间持续嵌顿和压迫胆囊颈部，或排入并嵌顿于胆总管，临床可出现胆囊炎、胆管炎或梗阻性黄疸。小结石可经胆囊管排入胆总管，通过胆总管下端时可损伤 Ooddi 括约肌或嵌顿于壶腹部引起胆源性胰腺炎。结石压迫引起的胆囊慢性炎症导致穿孔，可造成胆囊十二指肠瘘或胆囊结肠瘘，大的结石通过瘘管进入肠道偶尔可引起肠梗阻，称为胆石性肠梗阻。此外，结石及炎症的长期刺激可诱发胆囊癌。

3.临床表现

胆囊结石形成后尚未阻塞胆道时，大多数患者可无临床症状，一般在健康体检、手术时偶然发现，称为无症状胆囊结石或静止性胆囊结石。临床上主要表现为胆绞痛，仅少部分人出现典型腹痛。

（1）症状。

1）胆绞痛：典型发作表现是在饱餐、进食油腻食物后胆囊收缩，或睡眠中体位改变时，由于结石移位并嵌顿在胆囊颈部或壶腹部，导致胆囊排空受阻使得其强力收缩致胆囊内压力升高而发生绞痛，重者大汗淋漓、辗转不安，持续十几分钟至数小时后自然缓解或用解痉药后缓解。疼痛位于右上腹或上腹部，可向右肩胛部和背部放射，呈阵发性或者持续疼痛伴阵发性加剧，可伴恶心、呕吐，多数患者以上症状可反复出现。

2）上腹隐痛：多数患者是在进食过多或油腻食物，工作强度大或休息欠佳时感到右上腹或上腹部隐痛，或有消化不良，饱胀不适、呃逆、嗳气等，常常被诊断为"慢性胃病"。少数患者仅有右肩及背部酸痛，易被误诊为关节肌肉疾病。

3）胆囊积液：是胆囊结石长期嵌顿或阻塞胆囊管口但未合并继发感染或胆绞痛的结果。为了保持胆囊内压力平衡，胆囊黏膜会吸收胆汁中的胆色素并分泌透明无色的黏液性物质，称之为胆囊积液，又称"白胆汁"。

4）Mirizzi 综合征：是一种特殊类型的胆囊结石，是以胆囊管与肝总管伴行过长或胆囊管与肝总管汇合位置过低，持续嵌顿于较大的胆囊颈部或胆囊管的结石和（或）其他良性疾病压迫肝总管，引起肝总管狭窄；炎症反复发作导致胆囊肝管瘘，胆囊管消失、结石部分或全部堵塞肝总管，引发反复发作的胆囊炎、胆管炎以及明显的梗阻性黄疸为特征的一系列症候群。

（2）常见体征。

1）腹部体征：单纯性胆囊结石无特殊体征，仅有上腹部胆囊区域压痛，有时右上腹可触及增大的胆囊，合并胆囊炎时右上腹可有明显压痛、反跳痛或肌紧张，Murphy 征阳性。

2）黄疸：常见于胆囊炎症反复发作合并 Mirizi 综合征的患者。

4.辅助检查

腹部行 B 超检查可发现结石并明确其部位和大小,还能提供胆囊的大小、胆总管的粗细、胰腺的状况等资料,B 超检查可作为胆囊结石的首选检查手段,确诊率接近 100%。CT 检查能显示胆囊壁厚度,但不能显示 X 线检查阴性的结石;MRI 检查在评估胆囊壁纤维化、缺血及周围组织水肿和脂肪堆积情况方面更具优势,主要用于鉴别急性和慢性胆囊炎;此外,MRCP 检查可发现腹部 B 超和 CT 检查不易检查出的胆囊和胆总管的小结石,但 CT、MRI 和 MRCP 检查不作为常规检查手段。

5.治疗

胆囊结石对患者的危害主要表现在两个方面:一是引起各种梗阻性并发症,轻者带来痛苦,重者危及生命;二是诱发胆囊癌。将含有结石的胆囊切除后,可彻底消除这两方面的危害。因此,胆囊切除术是有症状和(或)有并发症胆囊结石的最佳治疗方法,无症状的胆囊结石患者可每 6 个月随访观察 1 次,一般不需要进行预防性手术治疗。

(1)手术治疗。

1)适应证:①已有症状的胆囊结石;②伴瓷化胆囊;③伴胆囊息肉样变;④胆囊壁逐渐增厚,≥4mm 或胆囊壁局部增厚或不规则疑似胆囊癌;⑤胆囊结石逐年增多和增大,或胆囊颈部结石嵌顿,合并胆囊功能减退或障碍。

2)手术方式:腹腔镜胆囊切除术(LC)、迷你腹腔镜胆囊切除术(MLC)和开腹胆囊切除术(OC)。LC 是指在电视腹腔镜直视下,利用特殊器械,通过腹壁开 3~4 个 0.5~1.5cm 小切口,将腹腔镜手术器械插入腹腔内实施胆囊切除术。由于其不用开腹,创伤小、出血少、术后疼痛轻、恢复快、住院时间短、腹壁遗留的瘢痕小等优点,已经迅速普及,成为胆囊结石的首选治疗方法。但在术前确诊或术中发现合并胆囊癌患者,或术中遇到出血、胆管损伤、患者合并严重感染,治疗胆囊结石合并胆总管结石时解剖位置模糊等意外情况,建议直接或中转开腹手术,以保证患者安全和手术质量。

(2)非手术治疗:无症状的小结石且胆囊功能正常的患者可考虑口服胆汁酸制剂行溶石治疗,常用药物有熊去氧胆酸。对于不同意手术的患者,也可行体外冲击波碎石术(ESWL)治疗。上述方法效果不肯定,临床上已很少应用。

(二)护理要点

1.术前护理

(1)入院前准备。首诊医师在门诊开具入院证及相应术前检查单,患者在入院前完善相关术前检查(如血液检查、B 超检查等)后办理入院,日间手术患者在麻醉门诊进行麻醉风险评估。

(2)术前宣教。采用医护一体化的入院及术前宣教,了解患者心理状态与需求,告知患者及家属围术期管理方案、住院流程及术后康复配合知识等,发放健康宣教资料。通过口头、书面和展板等多种形式向患者及家属进行加速康复外科宣教,从而增加患者及家属相关知识储备,提高其依从性,减少焦虑、恐惧的情绪,保证睡眠质量。

内容如下:①告知腹腔镜手术技术特点、方式及麻醉方式;②告知治疗方案、预期目标、术中可能出现中转开腹情况、术后并发症及处理方案和预后等;③告知加速康复外科围术期管理措施、目的和主要流程,鼓励患者术后早期进食、活动;④告知患者出院标准、随访要点和出院后关注要点等注意事项。

(3)术前护理评估。①一般情况:年龄、性别、婚姻、职业、饮食习惯、有无吸烟史及妊娠史等;②腹痛发作时的体位、程度、部位、持续时间、性质及有无肩背部放射痛等;③有无肝大、肝区压痛和叩痛等;④是否触及肿大的胆囊,有无腹膜刺激征;⑤有无食欲减退、恶心、呕吐、黄疸、寒战高热等症状;⑥影响疼痛和发作的因素,如发作前有无进食油腻食物、过度劳累、情绪变化等,疼痛是否会随体位改变,随呼吸加重等;⑦询问既往疾病史,有无类似发作,有无发热和黄疸,治疗及检查情况;⑧监测生命体征、神志、皮肤、肢端循环等;⑨注意个体差异,如年龄、性别、肥胖等因素。

老年人身体反应不灵敏、伴随其他疾病等,容易发生症状与体征不一致的情况,病情容易被忽略和轻视,疾病也易迅速发展,如胆囊坏疽和穿孔。肥胖是胆石症发病的因素之一,也易伴发严重的并发症,如高血压、冠心病、糖尿病等,术前应做相应的处理和控制工作,减少手术的危险性,提高手术的安全性。

(4)呼吸道准备:术前患者应戒烟,避免感冒,进行呼吸功能锻炼,以减少呼吸道分泌物,利于术后早日康复。

(5)术前营养:低脂清淡饮食,以防诱发急性胆囊炎。术前无须常规禁食禁水,无须肠道准备,术前2h饮用200mL 12.5%的碳水化合物饮品(推荐由营养科配制)。

2.术后护理

(1)病情观察:给予持续心电监护及低流量吸氧(2～3L/min),严密监测并记录生命体征、切口有无渗血渗液及腹部体征,了解有无腹痛、腹胀及腹膜刺激征等,低半卧位休息,床挡保护,防坠床。

(2)疼痛护理:围术期采用预防性、多模式及个性化结合镇痛策略。目前常用疼痛评分法为VAS,推荐使用非甾体抗炎药和选择性环氧合酶-2抑制剂,根据医嘱术前晚给予患者塞来昔布400mg,口服,术后给予帕瑞昔布40mg,静脉注射镇痛。同时动态观察患者疼痛评分,帮助选择个性化镇痛方案。对有患者自控镇痛泵(PCA)者,注意检查管道是否通畅,评价镇痛效果是否满意。

(3)术后营养:推荐术后早期经口进食,麻醉清醒后可少量饮水,若无不适后则于术后4h可饮用200～400mL营养制剂(推荐由营养科配制)。可通过咀嚼口香糖促进肠蠕动,缓解术后口干、口苦等不适。术后6～8h进流质饮食,并逐渐由半流质、软食等过渡到正常饮食。少量多餐,进食低脂、高维生素、富含膳食纤维的食物,忌辛辣刺激性食物,多食蔬菜和水果。

(4)液体管理:采用个性化目标导向性补液治疗,术后一般输注液体1000mL左右。

(5)管道护理:胆囊切除术后一般不安置腹腔引流管,若安置,则应在术后无胆漏、无感染的情况下早期拔除。

(6)早期下床活动:麻醉清醒后,若无头晕、头痛、恶心、呕吐等不适,患者可在家属陪伴下进行床边活动及自行大小便。

(7)并发症的护理。

1)出血:可能与术中血管结扎松脱或凝血功能障碍有关。临床表现为心率增快、血压下降;腹部压痛、腹胀、腹围增大;休克。密切观察神志、生命体征、腹部体征和切口渗血情况;有腹腔引流管者,观察引流液的颜色、性状及量。保持补液通道畅通,补充血容量,准确使用止血药。准确记录 24 小时出入量。如出现面色苍白、冷汗、脉搏细弱、血压下降,腹腔引流管引流出大量血性液等情况,及时报告医师并做好抢救准备。必要时行开腹手术止血。

2)胆瘘:术中胆道损伤、胆囊管残端破漏是胆囊切除术后发生胆瘘的主要原因。临床表现为发热、腹胀、腹痛、腹膜刺激征等,或腹腔引流液呈黄绿色胆汁样,常提示发生胆汁渗漏;严重者可出现心率增快、血压下降、休克。应密切观察腹部体征及引流液情况,一旦发现异常,要及时报告医师并协助处理。

①充分引流胆汁,取半卧位,安置腹腔引流管,保持引流通畅,将漏出的胆汁充分引流至体外是治疗胆漏最重要的措施。

②准确使用抗生素。

③维持水、电解质平衡:长期大量胆漏者应补液并维持水、电解质平衡。

④防止胆汁刺激和损伤皮肤,及时更换引流管周围被胆汁浸湿的敷料,给予氧化锌软膏或皮肤保护膜涂敷局部皮肤。

(8)出院标准、健康教育及延续性护理。

1)出院标准:患者生活基本自理,能自由下床活动,体温正常,疼痛缓解或口服镇痛药能控制良好,无静脉用药,能正常进食,排气排便通畅,切口愈合良好,可不必等拆线。

2)健康教育。

①出院宣教:出院当天责任护士做好详细的出院宣教工作,包括饮食、活动、休息,切口及不适等情况的处理措施。

②疾病指导:告知患者胆囊切除后出现消化不良,脂肪性腹泻等情况的原因;出院后如出现腹痛、黄疸、陶土样大便等情况应及时就诊。

③复查指导:指导中年以上来行手术治疗的胆囊结石患者定期复查或尽早进行手术治疗,以防结石及炎症的长期刺激诱发胆囊癌。

3)延续性护理:建议术后 7 天、术后 30 天通过门诊、电话、网络等方式进行定期随访,及时了解患者术后康复情况,修改延续性护理方案,提高患者生活质量。

(三)当前护理相关的热点问题——胆囊切除术后综合征的早期识别与预防的探讨

胆囊切除术后综合征(PCS)是指部分患者术前原有的症状在胆囊切除术后并没有消失,甚至在此基础上又出现新的症状,主要表现为右上腹疼痛、恶心呕吐、腹泻或便秘、消化不良,甚至伴发热、黄疸及肝功能异常等一系列症候群,发病率为 10%～30%。此症是 1950 年 Pribram提出的,由于 PCS 不是一个独立的疾病,较为笼统而模糊,缺乏科学性,国内外有很多学者曾建议放弃使用这一称呼。

但由于目前暂时无法清楚解释胆囊切除术后出现的这些症状,外科医师们依旧笼统地将其称之为胆囊切除术后综合征。因此在护理工作中,护理人员早期识别 PCS 并进行及时干预成了一大难题。术前应详细查体并完善相关影像学及内镜等检查,排除可能会引起与 PCS 临床症状相似的疾病,尽量避免或减少误诊及漏诊的发生。可在医师建议下适当服用调节胃动力、改善肠道菌群的药物,必要时可采取手术治疗。护理人员在围术期及延续性护理中应充分关注患者心理、生活饮食习惯及生理状态的改变,并根据患者实际情况运用心理护理、认知行为疗法、饮食疗法等干预措施,为其制订个性化护理方案。

由于 PCS 病因及诊疗手段不断更新变化,护理人员更加需要在临床实践中发现新问题并总结经验。

(四)知识拓展——妊娠期胆石症

妊娠期胆石症是妊娠期间常见的非产科疾病,发病率为 0.06%～12%。在妊娠期间,雌激素升高会增加胆固醇分泌,黄体酮会减少胆汁酸分泌,延缓胆囊排空,导致胆汁酸与胆固醇过度饱和而形成胆结石。有症状妊娠期胆石症不仅会影响母体健康,对胎儿的存活与生长发育也造成威胁。妊娠期胆石症主要临床症状有恶心呕吐、厌食油腻、上腹疼痛不适、右上腹绞痛或后背部放射痛等。腹部超声检查是妊娠期胆石症最佳的影像学检查手段,具有无辐射、无创、快捷等优势,准确度达 95%～98%。目前针对妊娠期胆石症的治疗主要是采用保守治疗与手术治疗。

(1)保守治疗主要包括禁食禁饮、静脉补液、应用抗生素及使用镇痛药等对症治疗。但保守治疗失败率较高。保守治疗后容易反复发作或病情明显加重,甚至出现其他并发症。因此,近年来妊娠期胆石症保守治疗逐渐为手术治疗所替代。

(2)手术治疗主要是开腹胆囊切除术和腹腔镜胆囊切除术,当合并胆管梗阻或胆源性胰腺炎时,可行内镜下逆行胰胆管造影术和括约肌切开术。目前,临床实践中以妊娠中期作为相对安全可靠的手术治疗时机,急诊手术除外。但由于妊娠女性及胎儿的特殊性,学术界一直以来都在争论妊娠期胆石症是否应该进行手术治疗、手术方式、手术时机都是研究热点。虽然目前已有相关指南肯定了腹腔镜胆囊切除术在妊娠期开展的安全性,但在临床实践中,医护人员仍需根据患者个体化差异选择最适宜的治疗方式。

四、胆管结石

(一)概述

胆管结石包括肝内胆管结石和肝外胆管结石。左右肝管汇合部以下的肝总管结石和胆总管结石统称为肝外胆管结石,汇合部以上的胆管结石称为肝内胆管结石。胆管结石多见于东南亚地区,我国以西南、华南、长江流域和东南沿海地区为代表的部分区域高发。我国肝内外胆管结石患者占各类胆石症患者的比例高达 38%。其中部分肝内胆管结石患者手术后结石残留率和复发率高,需反复多次行手术治疗,在病程晚期可继发胆汁性肝硬化、肝实质毁损及肝内胆管癌等,严重影响患者的身体健康和生命质量。

1.病因

(1)肝外胆管结石多为胆固醇类结石或黑色素结石,按照病因分为原发性结石和继发性结石。原发性结石的成因与胆汁淤滞、胆道感染、胆道异物(包括蛔虫残体、虫卵、华支睾吸虫,缝线线结等)、胆管解剖变异等因素有关。继发性结石主要是胆囊结石排入胆总管内引起的,也可由肝内胆管结石排入胆总管引起。

(2)肝内胆管结石都是原发性胆管结石。肝内胆管结石主要为棕色胆色素结石,病因复杂,主要与胆道感染、胆道梗阻(感染所致的胆管狭窄、胆管解剖变异等)、胆道蛔虫、华支睾吸虫(引起感染和梗阻,虫尸又是异物)、胆汁淤滞、营养不良等有关。

肝内胆管结石常呈肝段、肝叶分布,由于胆管解剖位置的原因,左侧比右侧多见,左侧最常见的部位为肝左外叶,右侧则为肝右后叶。肝内胆管结石可双侧同时存在,也可多肝段、肝叶分布。

2.病理生理

胆管结石所致的病理生理改变与结石的部位、大小及病史长短有关。

(1)肝胆管梗阻:结石可引起胆道不同程度的梗阻,阻塞近端的胆管扩张,胆汁淤滞、结石积聚。长时间的梗阻可导致梗阻以上的肝段或肝叶纤维化和萎缩,最终引起胆汁性肝硬化及门静脉高压。

(2)胆管炎:结石导致胆汁引流不畅,容易引起胆管内感染,反复感染可加重胆管的炎性狭窄;急性感染可引起化脓性胆管炎、肝脓肿、胆道出血及全身脓毒症。

(3)胆源性胰腺炎:结石通过胆总管下端时可损伤 Oddi 括约肌或嵌顿于壶腹部,可引起胰腺的急性和(或)慢性炎症。

(4)肝胆管癌:肝胆管长期受结石、炎症及胆汁中致癌物质的刺激,可发生癌变。

3.临床表现

(1)肝外胆管结石平时无症状或仅有上腹不适,当结石造成胆管梗阻时可出现腹痛或黄疸,如继发感染,可表现为典型的 Charcot 三联征,即腹痛、寒战、高热及黄疸。

1)腹痛:发生在剑突下或右上腹,呈阵发性绞痛或持续性疼痛阵发性加剧,疼痛可向右肩背部放射,常伴恶心、呕吐,系结石嵌顿于胆总管下端或壶腹部刺激胆总管平滑肌或 Oddi 括约肌痉挛所致。

2)寒战,高热:胆管梗阻并继发感染后可导致胆管炎,细菌和毒素可逆行经毛细胆管入肝窦至肝静脉,再进入体循环引起全身中毒症状。多发生于剧烈腹痛后,体温可高达 39~40℃,呈弛张热。

3)黄疸:胆管梗阻后胆红素逆流入血所致。黄疸的程度取决于梗阻的程度、部位和是否继发感染。部分梗阻时黄疸较轻,完全梗阻时黄疸较重;合并胆管炎时,胆管黏膜与结石的间隙随炎症的发作及控制发生变化,因而黄疸呈间歇性和波动性。出现黄疸时,可有尿色变黄、大便颜色变浅和皮肤瘙痒等症状,胆管完全梗阻时大便呈陶土样。

(2)肝内胆管结石可多年无症状或仅有上腹部和胸背部胀痛不适。多数患者因体检或其他疾病做影像学检查而偶然发现。

急性发作期常见的临床表现为伴发急性胆管炎引起的腹痛、寒战、高热、黄疸,右上腹和剑突下压痛、肌紧张。梗阻和感染仅发生在某肝段、肝叶胆管时,患者可无黄疸;双侧肝内胆管结石或合并肝外胆管结石时可出现黄疸。白细胞计数增高,血清胆红素、ALT 和 AST 水平升高。严重者出现休克。体格检查可触及增大的左肝,肝区压痛,肌紧张和叩击痛等。并发胆管炎、肝脓肿、肝硬化、肝胆管癌时则出现相应症状和体征。

间歇期的临床表现:患者可无任何症状,或仅有肝区钝痛、"慢性胃病症状"等非特异性的不适感。晚期患者可有肝硬化、门静脉高压的表现。

4.辅助检查

(1)实验室检查:合并胆管炎时,白细胞计数及中性粒细胞比例明显升高;血清总胆红素及结合胆红素水平升高;血清转氨酶、碱性磷酸酶水平升高;尿胆红素水平升高,尿胆原水平降低或消失。糖类抗原(CA19-9)水平明显升高时需进一步检查排除胆管癌的可能。

(2)影像学检查:腹部超声检查可发现结石并明确大小和部位,是首选检查方法。

CT、MRI 检查等可显示梗阻部位、程度及结石大小、数量等,并能发现胆管癌。ERCPPTC检查为有创检查,可清楚显示结石及部位,但可诱发胆管炎及急性胰腺炎,并导致出血、胆汁渗漏等并发症。

5.处理原则

胆管结石以手术治疗为主,治疗原则为尽量取尽结石,解除胆道梗阻,去除感染病灶,通畅引流胆汁,预防结石复发。

(1)肝外胆管结石:以手术治疗为主。

1)胆总管切开探查、取石和 T 形引流管引流术:该术式可保留正常的 Oddi 括约肌功能,为首选方法。其适用于单纯胆总管结石,胆管上、下端通畅,无狭窄或其他病变者。若伴有胆囊结石和胆囊炎,可同时行胆囊切除术。术中可采用胆道造影、超声或纤维胆道镜检查,防止或减少结石遗留。术中应尽量取尽结石,仔细探查胆总管全程和肝总管及左右肝管。必要时,可在胆总管内留置 T 形引流管,术后 10~14 天经 T 形引流管行胆道造影或胆道镜检查、取石,确认胆总管和肝内胆管均无结石或胆管狭窄残留即可拔管。对于继发胆管结石的患者,可行胆总管切开探查、取石后,将胆总管一期缝合,不留置 T 形引流管。

2)胆-肠吻合术:该术式废弃了 Oddi 括约肌的功能,使用次数逐渐减少。其适用于:①胆总管下端炎性狭窄且梗阻无法解除,胆总管扩张;②胆胰汇合部异常,胰液直接流入胆管;③胆管因病变已部分切除无法再吻合。常用吻合方式为胆管-空肠 Roux-en-Y 吻合术;局限于十二指肠乳头瘢痕狭窄,可经十二指肠行括约肌成形术。胆-肠吻合术后,胆囊的功能消失,故应同时切除胆囊。对于嵌顿在胆总管开口不能取出的结石,可在内镜下行 Oddi 括约肌切开,这是一种低位的胆总管-十二指肠吻合术,须严格掌握手术适应证。

3)对单发或少发(2~3 枚)且直径小于 20mm 的肝外胆管结石,可采用经十二指肠内镜取石,但需要严格掌握治疗的适应证。合并胆管炎者,可应用抗生素、解痉、利胆、纠正水电解质紊乱、营养支持、保肝及纠正凝血功能障碍等措施,争取在胆道感染控制后再行择期手术治疗。

(2)肝内胆管结石:对于无症状的肝内胆管结石,可不治疗,定期观察、随访即可。临床症状反复发作者应行手术治疗。

1)胆管切开取石术:是治疗肝内胆管结石最基本的方法,应争取切开狭窄部位,直视下或通过术中胆道镜取出结石,直至取尽。其常用作急性化脓性胆管炎发作时的急救手术。对于难以取尽的局限性结石,需行肝切除。高位胆管切开后,常需同时行胆-肠吻合术。

2)胆-肠吻合术:多采用肝管-空肠 Roux-en-Y 吻合。Oddi 括约肌有功能时,尽量避免行胆-肠吻合术。

3)肝部分切除术:治疗肝内胆管结石的积极方法。对于局限于半肝、一叶或一段的肝内胆管结石,估计能将狭窄胆管和结石连同病肝一同切净,达到"去除病灶"的目的。切除病变部分的肝,包括结石和感染的病灶、不能切开的狭窄胆管。肝部分切除去除了结石的再发源地,且可防止病变肝段、肝叶的癌变。

4)残留结石的处理:肝内胆管结石手术后结石残留较常见,发生率为 20%～40%,后续治疗包括经引流管窦道胆道镜取石,激光、超声、体外冲击波碎石,以及中西医结合治疗等。

(二)护理要点

1.术前护理

(1)病情观察:观察生命体征及神志变化。胆道感染时体温升高,呈弛张热,可高达 39～40℃,同时呼吸、脉搏加快。如血压下降、神志改变,说明病情危重,可能有休克发生,应考虑发生急性胆管炎,要及时报告医师,积极处理,做好护理观察记录,准确记录 24 小时出入量。有黄疸者,观察和记录大便颜色并监测血清胆红素变化,及时了解各项辅助检查结果。

(2)腹部症状及体征观察:观察腹痛的部位、性质、持续时间、有无诱发因素,腹部体征的变化情况。

(3)缓解疼痛:对诊断明确且疼痛剧烈者,给予消炎利胆、解痉镇痛药物。禁用吗啡,以免引起 Oddi 括约肌痉挛。

(4)降低体温:根据患者的体温情况,采取物理降温和(或)药物降温;遵医嘱应用抗生素控制感染。

(5)营养支持:因为患者对脂肪消化、吸收能力低,且常有肝功能异常,故应给予低脂、高蛋白、高碳水化合物、高维生素的普通饮食或半流质饮食。对于肝功能较好的患者,可给予富含蛋白质的饮食;对于并发感染、病情较重的患者,或有恶心呕吐的患者,应暂时禁食;对于不能经口进食或进食不足者,给予静脉补液和肠外营养支持。

(6)纠正凝血功能障碍:肝功能受损者肌内注射维生素 K_1,纠正凝血功能障碍,预防术后出血。

(7)保持皮肤完整性:应指导患者修剪指甲,勿用手搔抓皮肤,以免造成皮肤破溃引起感染;穿宽松纯棉质衣裤;保持皮肤清洁,用温水擦浴,勿使用碱性清洁剂,以免加重皮肤瘙痒。瘙痒剧烈者,遵医嘱使用炉甘石洗剂、抗组胺药物或镇静药物等。

(8)心理护理:胆管结石治疗后易反复发作,要鼓励患者说出自己的想法,消除其焦虑、恐惧的心理,帮助树立恢复健康的信心。护士应加强与患者的沟通交流,根据患者的不同文化程度讲解疾病相关知识、治疗方法、预后及手术的安全性、医护采取的安全措施、术后的注意事项等,让患者对手术有初步认识,给患者以安全感,使其放心接受和配合手术治疗。对于合并感染急性发作的患者,剧烈的疼痛常造成患者的恐惧,护士应该积极关注患者的主诉,认真倾听,用亲切适当的语言安慰、鼓励患者,并采取积极、恰当的镇痛措施。教会患者放松的方法,针对个体情况进行针对性心理护理。

2.术后护理

(1)病情观察:严密观察生命体征;切口有无渗血、渗液;腹部体征,有无腹痛、腹胀;麻醉清醒后,取低半卧位休息,术前有黄疸者,观察和记录大便颜色并监测血清胆红素水平变化。

(2)疼痛护理:术后行多模式镇痛管理,根据患者的疼痛评分及时给予止痛药物,让患者处于微痛或无痛状态。有 PCA 的患者,注意检查管道是否通畅,评价镇痛效果是否满意。提供安静舒适的环境。

(3)营养支持:禁食期间通过肠外营养途径补充足够的热量、氨基酸、维生素、水、电解质等,维持患者良好的营养状态。术后 1~2 天,根据患者有无腹胀、腹痛及肠道功能恢复情况,指导患者从流质饮食、半流质饮食、软食过渡到低脂饮食。遵循低脂肪、高热量、高维生素、少量多餐的原则。注意在肠道功能未恢复前,避免进食甜食和产气食物,如牛奶、豆浆、糖及含糖量高的水果等;避免进食高胆固醇、辛辣和油炸等刺激性食物。

(4)基础护理:做好口腔护理、尿管护理,定时协助翻身,避免患者受压皮肤受损;给予雾化吸入,振动排痰,呼吸训练,预防肺部感染;指导双下肢屈伸外展运动,协助穿抗血栓弹力袜,行气压治疗,预防下肢深静脉血栓等。

(5)各管道观察及护理:①输液管道保持通畅,留置针妥善固定,注意观察穿刺部位皮肤有无红肿、渗出、疼痛等。②留置胃管必须保持有效引流,妥善固定于鼻翼旁,防止脱出,以减轻腹胀,待胃肠功能恢复后,一般 24~48h 内予以拔除。③尿管按照尿管护理常规进行护理,妥善固定,记录小便的引流量,一般术后第 1 天可拔除尿管,拔管后注意关注患者自行排尿情况。④保持腹腔引流管引流通畅,定时挤压,防止引流管堵塞、扭曲阻碍引流;要善固定,患者翻身或搬动时,防止脱出。⑤注意观察引流量,术后腹腔引流管一般无明显液体流出,或有少量淡红色血性液,多为腹腔冲洗液体,一般术后第 1 天不超过 50mL,术后 24~48h 后即可拔除。

(6)T 形引流管引流护理。

1)T 形引流管引流的目的:①引流胆汁和减压,防止胆汁排出受阻导致的胆总管压力增高、胆汁外漏引起腹膜炎。②引流残余结石,使胆道内残余结石,尤其是泥砂样结石通过 T 形引流管排至体外,亦可经 T 形引流管行造影或胆道镜检查、取石。③支撑胆道,防止胆总管切开处粘连、瘢痕狭窄等导致管腔变小。

2)妥善固定:术后立即将一次性的无菌引流袋(最好为防反流引流袋)连接于 T 形引流管,注意严格无菌操作。将引流袋固定于床旁(低于 T 形引流管引流口平面)。将 T 形引流管妥善固定于腹壁,患者翻身、活动时注意保护引流管,防止牵拉造成管道脱出。

3)保持引流通畅:防止 T 形引流管折叠、扭曲、受压,严防引流管被拔至体外;经常从上至下挤捏引流管,避免阻塞。根据患者情况每周更换引流袋 1~2 次。如胆汁引流量突然减少,应注意是否有坏死组织、残余结石阻塞或蛔虫堵塞,是否有管道扭曲、压迫等。T 形引流管引流液中有血凝块、絮状物、泥砂样结石时要定时挤捏,防止管道阻塞。必要时用生理盐水低压冲洗或用 50mL 注射器负压抽吸,操作时需注意避免诱发胆管出血。

4)加强观察:①观察并记录 T 形引流管 24h 引流出胆汁的量、颜色、性状及有无沉淀物。正常成人胆汁为深黄色、澄明的液体,似菜油样,且有一定黏性,每天分泌胆汁量为 800~1200mL。术后 24h 内引流量为 300~500mL,恢复饮食后每天可增至 600~700mL,以后逐渐减少至每天 200mL 左右。如胆汁量少,提示肝细胞坏死,胆汁分泌减少;如胆汁过多,提示肝功能差,胆总管下端有梗阻的可能;如有胆道出血,胆汁呈红褐色;如有感染,胆汁呈草绿色、浑浊状;如肝功能下降,胆汁可变得稀薄;如有残余结石,胆汁中有泥砂样沉淀。②观察胆汁中有无残留结石、蛔虫尸体,必要时留取胆汁送检或做细菌培养。③观察患者皮肤、巩膜有无黄疸,大便的颜色是否正常,患者的食欲情况及有无出血倾向。④观察腹部体征,有无腹痛、上腹部压痛、反跳痛、腹肌紧张及发热等腹膜炎的表现。⑤观察引流管周围皮肤,有无胆汁溢出侵蚀皮肤,必要时涂擦氧化锌软膏保护。⑥术后 5~7d 内,禁止加压冲洗引流管。⑦如果胆汁引流量过多,患者的食欲不好,可根据患者的情况进行夹管,口服胆汁或口服含胆盐的药物。

5)预防感染:长期带管者,定期更换引流袋,更换时严格无菌操作。平卧时引流管的远端不可高于腋中线,坐位、站立或行走时不可高于引流管口平面,以防胆汁逆流引起感染。引流管口周围皮肤,覆盖无菌纱布,保持局部干燥,防止胆汁浸润皮肤引起炎症反应。

6)健康教育:告知患者 T 形引流管的重要性;告知患者床上、下床活动时的注意事项;指导患者进食稍咸的食物,以刺激食欲和补充丢失的盐分。

7)夹管护理:若 T 形引流管引流出的胆汁色泽正常,且引流量逐渐减少,可在术后 10~14d,根据患者的情况,如无腹痛、发热,黄疸消退,大便色泽恢复正常,并经过夹管试验后,进行夹管以促进胆汁流入肠道,帮助食物消化。程序为饭前饭后各夹管 1h→白天夹管,夜间开放引流管→全天夹管。夹管期间注意观察患者有无腹部胀痛、发热和黄疸等不适,如果患者出现了不适,须暂停夹管,继续引流,如无不适,就按顺序进行夹管试验。

8)拔管护理:经 T 形引流管做胆道造影证实胆道无残留结石、狭窄,下端通畅,造影后开放 T 形引流管,持续引流 24h 以上,以充分引流出从 T 形引流管注入的造影剂。如胆道通畅,无结石或其他病变,再次夹闭 T 形引流管 24~48h。若患者无不适,可拔管。年老体弱、低蛋白血症、长期使用激素者,可适当延长 T 形引流管留置时间,待窦道成熟后再拔除,避免胆汁渗漏至腹腔引起胆汁性腹膜炎。拔管后,残留窦道用凡士林纱布填塞,1~2d 内其可自行闭合。观察切口渗出、腹部体征、体温、皮肤黏膜等情况。若胆道造影发现有结石残留,则需保留 T 形引流管 6 周以上,然后再做取石或其他处理。

9)更换 T 形管引流袋的操作规范。

①目的:防止发生逆行感染;通过日常护理保证引流的有效性;观察引流的量、颜色、性状。

②评估患者:询问、了解患者病情;评估患者管道引流情况及其周围皮肤情况;评估患者合作程度。

③准备。护士准备:衣帽整洁、着装正规,操作前洗手、戴口罩。患者准备:取适当体位。用物准备:治疗车、棉签、消毒液、PDA/医嘱单、一次性手套 2 双、引流袋、治疗巾、环钳、量杯(或量筒)、标签、无菌纱布、弯盘等。环境准备:清洁、安静、舒适。

④操作步骤如下。

a.备齐用物,携至患者床旁,PDA 核对患者信息及医嘱。

b.向患者解释清楚操作目的、注意事项。

c.协助患者平卧/半卧,暴露引流管连接部位。

d.评估引流管管口周围切口情况,引流液的量、颜色、性状,检查引流管是否通畅。

e.取治疗巾铺于引流管连接部下方。

f.用环钳夹闭引流管远端。

g.戴手套,取下引流管接头,将引流袋置于治疗车下层弯盘内,引流管头端用手套包裹置于垃圾桶内。

h.手消毒,取两根无菌棉签置于消毒液中。

i.第一次消毒管口,由内向外环形消毒,准备纱布,待干。

j.第二次消毒同前,准备引流袋,待干。

k.再次查对,用无菌纱布包裹消毒管口,连接引流袋,并妥善固定引流袋。

l 松开环错,检查管道是否通畅。

m.贴标签,标明安置日期和更换日期

n.整理用物,协助患者卧于舒适的体位。

o.健康宣教,洗手,查对,戴手套,倒引流液,记录。

(7)并发症的护理。

1)出血:可能发生在腹腔、胆管内或胆-肠吻合口。

①原因:腹腔内出血可能与术中血管结扎线脱落、肝断面渗血及凝血功能障碍有关;胆管内或胆-肠吻合口出血多由结石、炎症致血管壁糜烂、溃疡或术中操作不慎引起。

②表现:腹腔内出血多发生于术后 24～48h 内,可见腹腔引流管引流出的血性液超过 100mL/h,持续 3h 以上,伴有心率增快、血压波动;胆管内或胆-肠吻合口出血在术后早期或后期均可发生,表现为 T 形引流管引流出血性胆汁或鲜血,大便呈柏油样,可伴有心率增快、血压下降等。

③护理:严密观察生命体征、腹部体征、末梢循环、引流管,尤其是腹腔引流管的引流情况,每小时观察并记录引流液的颜色、性状及量;一旦发现出血征兆,要及时报告医师并采取相应措施,防止发生低血容量性休克。

2)胆瘘:由术中胆管损伤、胆总管下端梗阻、T 形引流管脱出所致。其表现和护理参见胆囊结石患者的护理。

3)下肢深静脉血栓:腹腔镜手术时间较长,人工气腹,头高足低位易导致下肢静脉回流障碍,血流淤滞,内皮细胞受损,加上腹腔镜手术后的血液高凝状态,患者可能发生下肢深静脉血栓。因此,术后需指导并协助患者于床上进行肢体的主动或被动运动,穿抗血栓弹力袜,行气压治疗,并早期下床锻炼。尽量避免双下肢静脉输液治疗。

(8)出院指导。

1)饮食指导:注意饮食卫生,定期驱除肠道蛔虫。应进低脂肪、高维生素、富含蛋白、易消化的食物;带 T 形引流管的患者,应注意补充盐分。

2)活动指导:根据患者自身的情况,指导其适当休息及活动,循序渐进,逐步过渡到正常活动。

3)复诊指导:指导非手术治疗患者定期复查,出现腹痛、黄疸、发热等症状时,及时就诊。指导带 T 形引流管的患者于术后 1 个月左右到门诊复诊,根据患者的情况进行胆道逆行造影和拔除 T 形引流管。胆管结石易复发,如出现腹痛、发热、黄疸,患者应及时到医院就诊。

4)带 T 形引流管出院患者的指导:①应加强对 T 形引流管的相关指导,指导患者穿宽松、柔软的衣服,以防管道受压;②淋浴时,可用塑料薄膜覆盖引流管口周围皮肤,出现敷料渗湿时,要及时到医院换药,以防感染;③出现恶心、食欲差、腹痛、发热、黄疸、引流异常或管道脱出时,要及时就诊;④定期复查,了解胆道通畅情况,为拔除 T 形引流管提供依据;⑤妥善固定 T 形引流管,活动时注意防折叠、扭曲及脱落,每周到医院更换引流袋 1～2 次,并注意无菌操作;⑥长期带 T 形引流管的患者,需每半年至一年更换一次。

五、当前护理相关的热点问题——延续性护理在 T 形引流管患者自我护理中的应用

胆道疾病是临床常见病,病情复杂,主要治疗手段为手术,且常置 T 形引流管,以起到支撑胆道及减压的作用,防止术中胆汁外漏,且可清除炎症,避免出现术后胆道阻塞、胆道狭窄等不良后果。随着外科技术的发展,行胆道探查术后患者携 T 形引流管出院,1~2 个月后返院拔管已成常态。但治疗环境的改变会增大患者非计划性拔管、导管阻塞、出血、感染、胆瘘的风险,不利于手术预后,甚至对患者生命构成威胁。故患者及其家属需拥有必备的自我护理能力,主动,定时地对患者自身状况进行监测并进行合理护理,从而极大程度地降低术后并发症的发生,加速康复。

在临床工作中,护理人员应用延续性护理提高出院患者 T 形引流管的自我护理能力,已成为大家关注的热点话题。延续性护理是一类可上门进行一对一面谈指导的健康教育护理模式,针对不同年龄段、不同文化程度、不同 T 形引流管留置时间的患者,护理人员可借助上门随访、电话指导、微信等方式对患者详细讲解相关疾病以及术后的自我护理知识,及时了解患者的病情并提出相应解决方案。其既能满足患者的治疗需求,又能有效提高患者的自我护理能力。

六、知识拓展——经自然腔道内镜外科

很多疾病的诊断、治疗,都可在内镜下完成,人体疾病的诊断和治疗变得更加方便。经自然腔道内镜手术(NOTES)是指利用软性内镜作为治疗工具,通过口、阴道、膀胱、结肠等自然腔道进入腹腔或胸腔进行手术。患者术后不会在体表留下疤痕。它是全球新兴起的一项新的探索性诊疗技术,最直观的优点是没有可见瘢痕。随着人民生活水平的提高,无瘢痕手术成为人们新的追求,为 NOTES 的广泛应用提供了可能。

NOTES 的概念是由 PeterWilk 于 1994 年首先提出的。2004 年美国约翰·霍普金斯大学的 Apoll 小组在猪身上经口置入上消化道内镜,用内镜的针状刀切开猪的胃壁,用气囊扩张切口,将胃镜经胃壁切口置入腹腔,完成了经动物胃腹腔探查和肝活检术,并首次公布了NOTES 试验资料,且相继完成了经胃胃－空肠吻合术、脾切除术。自此,NOTES 技术逐渐受到关注。2005 年 7 月,美国胃肠内镜医师学会和美国胃肠内镜外科医师学会在纽约成立了由 14 位专家组成的工作组,即经自然腔道内镜手术评估与研究协会,并于 10 月发表了白皮书,总结了 NOTES 技术的工作指南和准则。2007 年 4 月 2 日,法国斯特拉斯堡大学医院 Maescauxr 等完成了世界首例临床 NOTES(经阴道胆囊切除术)。2007 年 5 月,美国 Pdolsky 等完成首例完全经脐单孔腹腔镜胆囊切除术。2008 年 5 月,张忠涛等开展了国内首例经脐单孔腹腔镜胆囊切除术,获得良好效果。2009 年 5 月 24 日,牛军等在国内成功实施了首例经阴道内镜胆囊切除术。这标志着我国开始尝试临床 NOTES,其受到广泛重视。

尽管 NOTES 自问世就受到广泛关注并迅速发展,同时涉及的领域也不断扩大,但迄今其仍处于临床应用探索阶段,没有像传统腹腔镜手术那样在很短时间内迅速普及和发展,主要原因在于其关键技术与设备还有待发展,仍有许多关键的问题亟待解决。经阴道、胃、结肠、膀胱等的 NOTES 入路都存在着人为造成的切口的关闭问题。安全有效关闭空腔脏器切口,避免胃瘘、肠瘘等发生是目前开展 NOTES 的最大挑战。其他如腹腔感染,缺乏提供良好的三维视

觉、强有力的抓力以牵拉组织和适应外科手术解剖、分离与切除要求的专用器械,空间定位困难和强烈的空间不适感是开展复杂手术的主要障碍,切除的较大标本取出困难和取出过程中可能引起的沿途污染和肿瘤播散等也制约着 NOTES 的普及和发展。现仍需要不断改进技术、研制相关专用器械。

随着技术的进步、设备和器械的改进,NOTES 的研究领域和技术的发展,包括生物胶粘合或激光焊接等技术,视像集成平台、电子图像稳定和翻转技术,在腹腔内运动、导航、操作微型机器人,磁性锚定向导系统和声控技术,以及同时能满足腹腔镜与纤维内镜操作技巧要求的 NOTES 手术操作平台,终将使得 NOTES 发展成一种全新的微创治疗方式,使 NOTES 成为继腹腔镜手术开展以来又一次外科领域的革命,并将开辟微创无瘢痕外科治疗的新领域。

第七节　胆道感染

胆道感染包括胆囊炎和不同部位的胆管炎,分为急性、亚急性和慢性炎症。胆道感染主要由胆道梗阻、胆汁淤滞造成,胆道结石是导致胆道梗阻最主要的原因,胆道反复感染又可促进胆石形成并进一步加重胆道梗阻。

一、急性胆囊炎

(一)概述

急性胆囊炎是胆囊管梗阻和细菌感染引起的炎症,是常见的外科急腹症,发病率居急腹症第二位,仅次于急性阑尾炎。急性胆囊炎是胆囊结石的常见并发症,患者中有约 95% 伴有胆囊结石。近年来,随着胆囊结石发病率的明显提高,急性胆囊炎患者也明显增多,本病以中年女性多见。老年急性胆囊炎患者易并发胆囊坏疽和穿孔。根据胆囊内有无结石,将胆囊炎分为结石性胆囊炎和非结石性胆囊炎。

1.病因

(1)急性结石性胆囊炎:胆囊结石是造成胆囊内胆汁排出、分泌受阻并导致急性炎症反应的主要原因。

1)胆囊管梗阻:结石移动至胆囊管附近,可堵塞胆囊管或嵌顿于胆囊颈,直接损伤黏膜,导致胆囊胆汁排空受阻,滞留在胆囊内的胆汁浓缩;高浓度胆盐具有细胞毒性,可引起细胞损害,加重黏膜的炎症、水肿甚至坏死。

2)细菌感染:细菌通过胆道逆行进入胆囊,或经血液循环、淋巴途径进入,在胆汁流出不畅时造成感染。主要致病菌为革兰阴性杆菌,除需氧菌感染外,常合并厌氧菌感染,急性结石性胆囊炎常是需氧菌和厌氧菌的混合感染。

(2)急性非结石性胆囊炎:约占 5%,病因不清楚,多见于严重创伤、烧伤、长期肠外营养、腹部非胆道大手术(如腹主动脉瘤手术)后、脓毒血症等危重患者。

2.病理生理

(1)急性结石性胆囊炎:炎症初期,结石致胆囊管梗阻,胆囊压升高,病变始于胆囊黏膜层,表现为胆囊黏膜充血、水肿、渗出增多,胆汁外观正常或略浑浊,此时为急性单纯性胆囊炎。如病因未解除,炎症发展,病变可累及胆囊壁全层,胆囊壁增厚和血管扩张,胆囊黏膜、肌层及浆膜均有白细胞弥漫浸润,浆膜层常有纤维性和脓性渗出物覆盖,胆囊明显肿大,胆汁外观浑浊,胆汁细菌培养阳性,胆囊内充满脓液,发展为急性化脓性胆囊炎。如胆囊压持续增高,胆囊肿大及膨胀后导致胆囊壁血液循环严重障碍,引起胆囊壁组织坏疽变为紫色或黑色,则为急性坏疽性胆囊炎。坏疽性胆囊炎常并发胆囊穿孔,多发生于底部和颈部的坏死胆囊壁,可引起胆汁性腹膜炎。50%患者的胆囊穿孔被网膜和周围组织包裹,形成胆囊周围脓肿。20%患者因急性胆囊炎的周围炎症浸润至邻近器官,也可穿破至十二指肠、结肠等形成胆囊胃肠道内瘘。约10%患者可发生胆石性肠梗阻。

(2)急性非结石性胆囊炎:病理过程与急性结石性胆囊炎基本相同,致病因素主要是:①手术后长期禁食、全肠外营养、应用镇痛药均会影响胆囊排空,导致胆汁淤滞。②浓缩胆汁对胆囊壁造成化学性刺激,并引起感染。③严重创伤、烧伤、血容量不足或感染性休克、动脉粥样硬化、血管活性药物如去甲肾上腺素的应用等会减少胆囊壁血流,导致胆囊壁局部缺血。胆囊壁对缺血很敏感,胆囊上皮可因血流减少而坏死、剥脱,其是急性非结石性胆囊炎发生的重要原因。④胆囊壁缺血或胆汁淤滞时,细菌得以繁殖和感染,更易导致胆囊坏疽、穿孔。⑤某些全身性疾病,如糖尿病、系统性红斑狼疮和血液系统疾病也可能与非结石性胆囊炎有关。⑥术后肠麻痹和Oddi括约肌痉挛可影响胆囊排空,导致胰液、胆汁反流,引起炎症。

3.临床表现

(1)症状。

1)腹痛:急性胆囊炎起病较急,常在饱餐、进食油腻食物后或夜间发作。其病理变化不同,临床表现的轻重也不一,轻者仅有轻微腹痛和厌食。多数患者表现为右上腹持续性伴阵发性剧烈绞痛,疼痛可放射至右肩、肩胛下区和背部。

2)消化道症状:60%患者随着胆囊压力的迅速上升,腹痛发作时常伴有恶心、呕吐、厌食、便秘等消化道症状。

3)发热:常为轻度至中度发热。如出现寒战或高热,提示病变严重,可能出现胆囊化脓、坏疽、穿孔或合并急性胆管炎等全身中毒症状。

(2)体征:右上腹饱满,可有不同程度的压痛或叩痛,炎症波及浆膜时可出现反跳痛和肌紧张。Murphy征阳性是急性胆囊炎的典型体征。30%患者可扪及肿大的胆囊,局部触痛。20%患者可以出现轻度黄疸,这可能与胆囊周围炎症继发胆总管括约肌痉挛和水肿或胆囊结石排入胆总管造成梗阻有关。全腹压痛、反跳痛、肌紧张提示胆囊穿孔致弥漫性腹膜炎。

4.辅助检查

(1)实验室检查:血常规示白细胞计数及中性粒细胞比例升高,白细胞总数超过$20×10^9/L$,分类中有显著核左移,常提示病情严重。如白细胞总数无明显增多,并不提示胆囊炎症程度较轻。部分患者可有血清胆红素、转氨酶或淀粉酶水平升高。

(2)影像学检查。

1)腹部超声检查:具有无痛苦、无创伤、能重复检查、诊断符合率高等优点,被列为急性结石性胆囊炎首选检测方法,其准确率高达98%。急性胆囊炎可表现为胆囊增大、胆囊壁增厚、内部回声异常;胆囊内有一或多个实体强回声光团并随体位改变而移动,其后方伴有声影。超声检查胆囊区域时,存在确定的压痛最明显处,称为超声检查的 Murphy 征,超声检查的 Murphy 征较临床检查更准确,但是,当胆囊坏疽后,该体征就不再存在。腹部超声检查要特别注意结石是否嵌顿在胆囊颈,胆总管直径、肝内外胆管有无胆石等改变。

2)CT、MRI 检查:对急性结石性胆囊炎诊断和鉴别有很大帮助,尤其是合并有胆管结石、急性胰腺炎时,均能协助诊断。

5.治疗

原则上争取择期手术治疗,手术时机和方式取决于患者的病情。急性非结石性胆囊炎因易发生坏疽、穿孔,一经诊断,应及早行手术治疗。

(1)非手术治疗:急性结石性胆囊炎确诊后先用非手术治疗,其既能控制炎症又能作为手术前的准备。急性结石性胆囊炎初次发作者,无明显的胆道系统或全身感染症状者,急性结石性胆囊炎合并其他疾病如心肺疾病、糖尿病、肝肾功能不全者,均可先进行非手术治疗。方法包括卧床休息,禁食,抗感染,解痉,补液,营养支持,纠正水、电解质及酸碱失调等。大多数患者经非手术治疗渡过急性期或全身条件改善后再进行择期手术。如病情无缓解或恶化,或出现急性化脓性胆囊炎、胆囊穿孔、弥漫性腹膜炎,并发急性化脓性胆管炎等,应尽早行手术治疗。

(2)手术治疗:急性期手术应力求安全、简单、有效,对年老体弱、合并多个重要脏器疾病者,更应慎重选择手术方法。

1)胆囊切除术:首选腹腔镜胆囊切除术,也可采用开腹胆囊切除术。

2)胆囊造口术:对局部粘连、解剖不清或全身情况差、手术耐受性差而又必须及时引流和解除梗阻的高危急性胆囊炎患者,可先行胆囊造口术,减压引流,3 个月后再行胆囊切除术。

3)超声引导下经皮经肝胆囊穿刺置管引流术(TGD):可降低胆囊压,待急性期后再行择期手术,适用于病情危重且不宜手术的化脓性胆囊炎患者。

(二)护理要点

1.术前护理/术后护理

参见本章第六节胆石症患者的护理。

2.健康教育

(1)合理作息:合理安排作息时间,劳逸结合,避免过度劳累及精神高度紧张。

(2)合理饮食:进食低脂食物,忌油腻食物;宜少量多餐,避免暴饮暴食。

(3)复查指导:非手术治疗或行胆囊造口术者,遵医嘱服用消炎利胆药物;按时复查,以确定是否需行胆囊切除术。出现腹痛、发热和黄疸等情况时,要及时就诊。

二、慢性胆囊炎

(一)概述

慢性胆囊炎是胆囊持续、反复发作的炎症,超过 90% 的慢性胆囊炎患者有胆囊结石。

1.病理

由于胆囊受到炎症和结石的反复刺激,胆囊壁炎症细胞浸润和纤维组织增生,胆囊壁增厚并与周围组织粘连,最终出现胆囊萎缩,胆囊完全失去功能。

2.临床表现

慢性胆囊炎患者的症状常不典型,多数患者有胆绞痛病史,并有上腹部饱胀不适、嗳气和厌油腻饮食等消化不良症状,也可有右上腹和肩背部的隐痛。体格检查可发现右上腹胆囊区有轻压痛或不适。

3.辅助检查

腹部超声检查显示胆囊壁增厚、胆囊排空障碍或胆囊内结石,诊断常无困难。

4.治疗

对伴有胆囊结石或确诊为本病的无结石者,应行胆囊切除术,首选腹腔镜胆囊切除术。对年老体弱或伴有重要器官严重器质性病变者,可选择非手术治疗,方法包括限制脂肪饮食、口服胆盐和消炎利胆药物、中医药治疗等。

(二)护理要点

1.术前/术后护理

慢性胆囊炎急性发作时护理措施参见本节急性胆囊炎患者的护理;手术治疗的护理措施参见本章第六节胆石症患者的护理。

2.健康教育

遵医嘱服药,定期复查,以确定是否行手术治疗和手术时机;严格限制油腻饮食;若出现腹痛、发热和黄疸等情况,要及时就诊。

三、急性梗阻性化脓性胆管炎

(一)概述

急性梗阻性化脓性胆管炎(AOSC)是急性胆管炎的严重阶段,又称急性重症胆管炎,本病的发病基础是胆道梗阻及细菌感染。本病起病急、变化快且病死率高,可高达 $4.5\% \sim 43\%$。其为胆道良性疾病导致死亡的首要病因。根据胆管梗阻部位的不同,急性梗阻性化脓性胆管炎分为急性肝外胆管梗阻性化脓性胆管炎和急性肝内胆管梗阻性化脓性胆管炎,二者病理改变不同,临床表现也不一样。急性肝外胆管梗阻性化脓性胆管炎比较常见。男女发病率接近,青壮年多见。

1.病因

在我国,急性梗阻性化脓性胆管炎最常见的病因为肝内外胆管结石,其次为胆道蛔虫和胆管狭窄引起的胆道梗阻和感染。胆道寄生虫是原发性胆管结石和胆管炎的始动因素。在国外,恶性肿瘤、胆道良性病变引起的狭窄、先天性胆道解剖异常等较常见,肝内胆管结石引起的梗阻较少见,结石阻塞部位多在胆总管,肝内外胆管结石可以并存。结石不仅可使胆汁流通不畅,而且由于长期受到刺激和压迫,胆管壁黏膜易发生充血、水肿,以致溃疡,日后可形成纤维性胆管狭窄。而胆管狭窄又有利于胆石形成,肝内外胆管狭窄与胆石形成呈正相关。近年来,因手术及介入治疗后胆-肠吻合口狭窄 T 形引流管胆道造影、PTC、ERCP、安置内支架诱发的急性胆管炎逐渐增多。胆道恶性肿瘤所致的胆管不全梗阻常常继发细菌感染,导致急性梗阻性化脓性胆管炎,而胆管完全梗阻时很少合并细菌感染。

2.病理生理

基本病理变化为胆管梗阻和胆管内化脓性感染。胆道感染、胆道梗阻时胆汁潴留,有利于胆汁内细菌繁殖,随之而来的胆道感染可造成梗阻以上胆管扩张,胆管壁黏膜肿胀,梗阻进一步加重并趋向完全性;胆管压力升高,胆管壁充血,水肿,炎症细胞浸润及形成溃疡,管腔内逐渐充满脓性胆汁或脓液,使胆管压力继续升高,当胆管压力超过 $30cmH_2O$ 时,肝细胞停止分泌胆汁,胆管内细菌和毒素逆行进入肝窦,产生严重的脓毒血症,大量的细菌毒素可引起全身炎症反应、血流动力学改变和多器官功能障碍综合征(MODS)。胆道内细菌感染多为肠源性,革兰阴性杆菌,以大肠埃希菌最为常见,培养阳性率可达 80% 以上;革兰阳性球菌,包括金黄色葡萄球菌、链球菌等,培养阳性率为 20%～40%;厌氧菌感染率高达 80%～100%,以革兰阳性脆弱拟杆菌为多。胆道感染时多是需氧菌与厌氧菌的混合感染。胆道细菌感染途径:①经十二指肠或胆-肠吻合口逆行感染,被认为是最重要的感染途径;②经血行或淋巴道进入胆道;③经各种引流管、内镜、导丝及其他器械进入胆道。

3.临床表现

本病发病急,病情进展迅速,除了具有急性胆管炎的 Charcot 三联征外,还有休克及中枢神经系统受抑制的表现,称为 Reynolds 五联征。

(1)症状。

1)腹痛:典型的临床表现为右上腹疼痛、发热和黄疸,即 Charcot 三联征。腹痛常在发热前数小时发生,表现为突发剑突下或右上腹持续性疼痛,阵发性加重,并向右肩胛下及腰背部放射。肝外胆管梗阻者腹痛较重,肝内胆管梗阻或一侧肝内胆管梗阻者,胆绞痛不明显,呈持续性胀痛,轻微腹痛或无痛。

2)寒战、高热:体温持续升高,达 39～40℃ 或更高,呈弛张热,少数危重者反应低下,体温可低于正常值。

3)黄疸:多数患者可出现不同程度的黄疸,肝外梗阻者黄疸较肝内梗阻者明显。

4)休克:口唇发绀,呼吸浅快,脉搏细速,达 120～140 次/分,血压在短时间内迅速下降,可出现全身出血点或皮下瘀斑。

5)神经系统症状:神志淡漠、嗜睡、神志不清,甚至昏迷;合并休克者可表现为烦躁不安、谵妄等。

6)胃肠道症状:多数患者伴恶心、呕吐等症状。

(2)体征:一般情况差,痛苦病容,呼吸急促,体温常在 39℃ 以上,心率增快,血压下降,尿少,烦躁不安,表情淡漠,嗜睡,甚至昏迷。腹部检查可见上腹部明显压痛、肌痛,肝大、有压痛和肝区叩击痛。一侧肝内胆管梗阻,肝大呈不对称性,患侧肝无萎缩时,表现为患侧肝大伴有压痛和肝区叩击痛,如患侧肝萎缩,则对侧肝代偿性增大而肝区压痛和叩击痛不明显。胆总管下端梗阻的患者,可触及肿大和触痛的胆囊,胆囊壁穿孔时有弥漫性腹膜炎的体征。

4.辅助检查

(1)实验室检查:血常规示白细胞计数明显升高,可超过 $20×10^9/L$,中性粒细胞比例明显升高及核左移,胞质内可见中毒颗粒。肝功能出现不同程度损害,表现为血清总胆红素及直接胆红素水平升高,血清谷丙转氨酶水平、谷草转氨酶水平、碱性磷酸酶水平也有不同程度的升高;凝血酶原时间延长;血培养细菌阳性率为 21%～57%。动脉血气分析示 PaO_2 下降、氧饱和度降低。常伴有代谢性酸中毒、低钠血症等。

(2)影像学检查:主要是确定病变范围、胆道梗阻的病因和准确部位,以利于选择合理的治疗方案。腹部超声检查无损伤性,可动态观察影像且简便易行,是胆道疾病的首选检查方法。腹部超声检查可用于了解胆道梗阻部位、肝内外胆管扩张情况,胆管腔内有无声影的光团,区分肝内、外胆管梗阻,并了解胆囊和肝大小及有无肝脓肿等,对诊断很有帮助,可在床旁进行。但腹部超声检查有时较难确定胆道梗阻的原因及梗阻的部位。如病情允许,CT 或 MRCP 检查能够对胆道梗阻的原发病进行诊断和确定梗阻部位,对肝内外疑难病变的诊断也有一定的价值,并不受肥胖、胃肠道积气等影响。PTC 和 ERCP 诊断梗阻性黄疸的部位和病因的准确率分别为 90%～100% 和 89%～98%,在诊断的同时还可以进行介入治疗。但在急性炎症阶段,因 PTC 和 ERCP 有较高的并发症发生率,可诱发败血症或内出血、腹膜炎、胰腺炎等,因而不宜应用。EUS 是最近广泛应用的比较安全可靠的检查方法,能用于确定肝外胆管梗阻的病因,明确胆石存在的部位,对小结石(直径＜3mm)的发现优于 ERCP,还能发现胆管、壶腹部、胰腺的恶性肿瘤及侵犯范围。

5.治疗

急性梗阻性化脓性胆管炎的治疗原则是立即手术解除胆道梗阻并减压引流胆汁;控制感染,预防中毒性休克和胆源性败血症。当胆管压力降低后,患者情况能暂时改善,有利于争取时间行进一步治疗。

(1)非手术治疗:既是治疗手段,又是术前准备。中毒性休克是导致死亡的主要原因。应积极采取措施,防止中毒性休克的发生。

1)补液扩容,恢复有效循环血量。

2)休克者可合理使用血管活性药物多巴胺维持血压。

3)纠正水、电解质及酸碱失调:常发生等渗或低渗性脱水、代谢性酸中毒,应及时纠正。

4)抗感染治疗:选用针对革兰阴性杆菌及厌氧菌的抗生素,联合、足量用药。

5)改善机体状态,增强机体抵抗力。

6)其他治疗:包括吸氧、禁食和胃肠减压、降温、解痉镇痛、营养支持等;短时间治疗后病情无好转者,应考虑使用肾上腺皮质激素保护细胞膜和对抗细菌毒素。

经以上治疗病情仍未改善者,应在抗休克同时紧急行胆道减压引流术。

(2)手术治疗:一经确诊,应及时行急诊胆道引流术或在进行适当的术前准备后再行手术治疗。手术的主要目的是尽快解除胆道梗阻、降低胆道压力,以控制感染,挽救患者生命。早期胆道引流减压是降低本病死亡率的关键。手术力求简单、迅速和有效,手术时间不宜过长,避免做过于复杂的手术,以实现胆道减压为准则。

常用的手术方式为:

1)PTCD:操作简单,能及时减压,对较高位胆管或非结石性梗阻效果较好,但引流管容易脱落和被结石堵塞,且需注意凝血功能。

2)内镜鼻胆管引流术:当胆道压力增高时,能有效减压,并能根据需要持续放置 2 周或更长时间鼻胆管。但对高位胆管梗阻引起的胆管炎,引流效果不肯定。

3)胆总管切开取石、T 形引流管引流术:以上治疗无效或没有条件完成以上治疗者,应及早行胆总管切开减压术,术后放置 T 形引流管引流。急诊手术常不能完全去除病因,待患者一般情况恢复,1～3 个月后根据病因行彻底的手术治疗。

(二)护理要点

1.术前护理

(1)病情观察:观察神志、生命体征、腹部体征及皮肤黏膜情况,监测血常规、电解质、血气分析等结果的变化。若患者出现神志淡漠、黄疸加深、少尿或无尿、肝功能异常、PaO_2 降低、代谢性酸中毒及凝血酶原时间延长等,提示发生 MODS,要及时报告医师并做相应处理。

(2)维持体液平衡。

1)观察指标:严密监测生命体征,特别是体温和血压的变化;准确记录 24h 出入量,必要时监测中心静脉压及每小时尿量,为补液提供可靠依据。

2)补液扩容:迅速建立静脉通路,使用晶体液和胶体液扩容,尽快恢复有效循环血量;必要时使用肾上腺皮质激素和血管活性药物,改善组织器官的血流灌注及氧供。

3)纠正水、电解质及酸碱失调:监测电解质、酸碱平衡情况,确定补液的种类和量,合理安排补液的顺序和速度。

(3)维持有效气体交换。

1)呼吸功能监测:密切观察呼吸频率、节律和幅度;动态监测 PaO_2 和血氧饱和度,了解患者的呼吸功能状况;若患者出现呼吸急促、PaO_2 下降、血氧饱和度降低,提示呼吸功能受损。

2)改善缺氧状况:非休克患者采取半卧位,使腹肌放松,膈肌下降,利于改善呼吸状况;休克患者取仰卧中凹位。根据患者呼吸形态及血气分析结果选择给氧方式和确定氧气流量或浓度,可经鼻导管、面罩、呼吸机辅助等方法给氧,改善缺氧症状。

(4)维持正常体温。

1)降温:根据体温升高的程度,采用温水擦浴、冰袋冷疗等物理降温方法,必要时使用药物降温。

2)控制感染:联合应用足量有效的抗生素,控制感染,使体温恢复正常。

(5)营养支持:禁食和胃肠减压期间,通过肠外营养途径补充能量、氨基酸、维生素、水及电解质,维持和改善营养状况。

(6)完善术前检查及准备:积极完善术前相关检查,如心电图、腹部超声、血常规、凝血功能、肝肾功能等检查。凝血功能障碍者,补充维生素 K_1。准备术中用药,更换清洁病员服,按上腹部手术要求进行皮肤准备。待术前准备完善后,送入手术室。

2.术后护理和健康教育

参见本章第六节胆石症患者的护理。

第八节　胆道闭锁与胆道囊性扩张症

一、胆道闭锁

(一)概述

胆道闭锁是新生儿持续性黄疸的最常见病因,以肝内、外胆管进行性炎症和纤维化梗阻为特征,是婴儿期致死性的肝胆系统疾病。其中以肝外胆管闭锁常见,占85%～90%,女性发病率高于男性。胆道闭锁发病率具有种族和地区差异。非白种人胆道闭锁发病率是白种人的2倍,亚洲发病率高于欧美。

1.病因

胆道闭锁是一种进展性的胆管闭锁和硬化性病变,很多患儿出生时能排泄胆汁,以后进展成为完全性胆管闭锁。其病因主要有两种学说:

(1)先天性发育畸形学说:胚胎期2～3个月时发育障碍,胆管无空泡化或空泡化不完全,则形成胆道全部或部分闭锁。胆道闭锁常合并下腔静脉缺如、门静脉异位、内脏易位等畸形。该学说认为本病与染色体异常有关。

(2)病毒感染学说:胚胎后期或出生早期受病毒感染,引起胆管上皮毁损、胆管周围炎及纤维性变等而导致胆道部分或完全闭锁。

此外,有学说提出本病与自身免疫、胆管缺血有关。

2.分型

胆道闭锁大体:主要分为三型:Ⅰ型,胆总管闭锁;Ⅱ型,肝胆管闭锁;Ⅲ型,肝门部胆管闭锁。以Ⅲ型最为常见。

3.临床表现

(1)黄疸:梗阻性黄疸是本病突出表现。患儿出生1～2周后,黄疸呈进行性加深。巩膜和皮肤由金黄色变为绿褐色或暗绿色,大便渐为陶土色,尿色随黄疸加深而呈浓茶样,尿布染黄。皮肤有瘙痒抓痕。2～3个月后可发生出血倾向及凝血功能障碍。

(2)营养及发育不良:初期患儿情况良好,营养发育正常,至3～4个月时出现营养不良、贫血、发育迟缓、反应迟钝等。

(3)肝脾大:是本病特点。出生时肝脏正常,随病情发展而呈进行性增大,2～3个月即可发展为胆汁性肝硬化及门静脉高压,最终出现感染、出血、肝衰竭、肝性脑病,严重时可导致死亡。

4.诊断

凡出生后1～2个月出现持续性黄疸,陶土色大便,伴肝大者均应怀疑本病。下列各点有助于确诊:

(1)黄疸超过3～4周仍呈进行性加重,利胆药物治疗无效,对苯巴比安和激素治疗试验无反应,血清胆红素动态监测发现血清胆红素持续上升,且以直接胆红素升高为主。

(2)十二指肠引流液内无胆汁。

（3）超声检查显示肝外胆管和胆囊发育不良或缺如。

（4）^{99m}TC－ECHIDA 扫描肠内无核素显示。

（5）ERCP 和 MRCP 能显示胆管闭锁的长度。

（6）筛查。

1）大便比色卡筛查：异常大便为白陶土色至浅黄色，正常大便为黄色至绿色。患儿出现大便颜色异常时间存在差异，但大便比色卡筛查能够提醒患儿家长及时就医，及早确诊。目前大便比色卡筛查已经在日本、加拿大、瑞士等国家，以及中国台湾地区广泛开展，可使肝门－空肠吻合术（Kasai 手术）日龄提前，提高了自体肝生存率。

2）胆红素筛查：经皮胆红素测定，简单无创，可用于观察黄疸患儿胆红素变化趋势。

（7）辅助检查。

1）肝功能检查：血清胆红素≥300mg/mL，直接胆红素占总胆红素 50％以上时，伴有 GGT 持续增高时，应高度怀疑胆道闭锁。

2）肝组织病理学检查：可作为胆道闭锁辅助诊断及鉴别诊断方法。

3）腹腔镜探查及术中胆管造影：可明确诊断胆道闭锁。

胆道闭锁诊断需要与胆管发育不良、进行性家族性肝内胆汁淤积症、酪氨酸血症Ⅰ型、α_1－抗胰蛋白酶缺乏症、先天性胆汁酸合成障碍、其他胆汁淤积性肝病相鉴别。胆道闭锁与胆汁淤积性肝病无法鉴别时，可做胆道造影及肝组织病理学检查以明确诊断。

5.治疗

手术治疗是唯一有效的方法，手术宜在出生后 2 个月内进行，此时尚未发生不可逆性肝损伤。手术方式选择如下：

（1）尚有部分肝外胆管通畅，胆囊大小正常者，可用胆囊或肝外胆管与空肠行 Roux－en－Y 吻合。

（2）肝门部胆管闭锁，肝内仍有胆管腔者，可采用肝门－空肠吻合术。

（3）肝移植适用于肝内、外胆管完全闭锁、已发生肝硬化和施行肝门－空肠吻合术后无效的患儿。胆道闭锁是儿童肝移植的主要适应证。

（二）护理要点

1.术前护理

（1）术前评估：监测患儿生命体征、神志、皮肤色泽、肢端循环、尿量等，评估患儿黄疸及腹部体征。

（2）完善术前检查，重点改善营养状态和肝功能，控制感染和纠正出血倾向。

（3）饮食指导：根据患儿的情况，积极纠正贫血、低蛋白血症、电解质及酸碱失调。按医嘱静脉补液，同时补充蛋白质、各种微量元素、维生素以改善患儿营养状况。

评估患儿营养状况，术前给予高热量、低脂肪、高蛋白流质饮食，同时请营养师随时调整饮食计划；术前禁食、禁饮；术前禁食 6h、禁奶 4h、禁水 2h。

（4）心理护理：由于家长对该病缺乏了解，常常伴有焦虑、恐惧的心理。因此，应耐心细致地做好安慰、解释工作，同时可通过口头、书面和展板等多种形式介绍该病的病因、症状体征、预后及手术的必要性，使家长对患儿的疾病及病情有基本的了解，稳定家长的情绪，帮助树立战胜疾病的信心。

2.术后护理

(1)病情观察:严密观察患儿神志、面色、体温、呕吐、腹胀、排气、排便及切口愈合等情况,并注意观察患儿生命体征变化,防止水电解质代谢及酸碱失调。

(2)保持引流通畅:①适当约束患儿,妥善固定导管,严防脱出;②观察并记录引流液的颜色、量和性状,若有异常,应立即联系医师;③保持引流通畅,防止引流管受压、折叠、扭曲,定时从引流管近端向远端挤捏,定期更换引流装置,防止逆行感染;④如果发生引流管脱出,应立即报告医师,不可试行重新置入,防止损伤吻合口或脏器,导致出血、感染或吻合口瘘;⑤加强引流管周围皮肤护理,及时更换敷料;⑥拔管后观察患儿有无腹痛、腹胀、恶心、呕吐,以及肛门排气、排便情况,切口渗液情况,渗液较多时要及时通知医师处理。

(3)饮食护理:术后尽早恢复母乳喂养,指导母亲定时哺乳或挤出奶汁喂养,同时指导母亲加强营养。对贫血、低蛋白血症或术后并发胆漏、肠瘘等患儿,应静脉补液,或短期内实施胃肠外营养支持。根据患儿情况,可让患儿吸吮棒棒糖,每 2h 1 次,每次 5~10min,刺激患儿唾液分泌,促进胃肠功能恢复。患儿进食后竖抱或采取左侧斜坡卧位,防止食物反流。

(4)心理护理:给家长心理上支持,鼓励家长参与护理过程。治疗和护理按计划、按时集中进行,保证患儿充分的睡眠。

(5)出院指导:进行档案管理和微信群答疑,出院后电话随访指导。

(6)延续性护理。

1)对居住地在本市的患儿进行面对面的家访,通过家访了解患儿出院后的恢复情况,并针对具体情况给予现场指导和评价。

2)根据患儿家长的文化水平对患儿家长进行讲解,采用通俗易懂的语言对患儿家长实施有效的健康干预。

3)饮食指导:教会患儿家长填写饮食日记,根据患儿饮食日记给予指导,可以通过电话随访、入户指导等方式为患儿家长讲解饮食的注意事项,制订适合患儿的饮食方案,并发放饮食宣教手册。

4)并发症的预防护理:对于呕吐、腹胀和胆管炎等并发症,可通过电话随访、入户随访、微信、短信等方式,提醒家长时刻观察患儿的身体状况。

(三)当前护理相关的热点问题——延续性护理在预防先天性胆道闭锁术后患儿晚期胆管炎中的探讨

小儿先天性胆道闭锁主要与遗传因素、梗阻性黄疸、炎症、感染等有关,主要通过手术治疗减轻患儿痛苦。手术治疗已经取得了良好的成效,但部分先天性胆道闭锁患儿术后容易发生晚期胆管炎并发症。由于晚期胆管炎多发于先天性胆道闭锁术患儿出院后的康复阶段,因此,患儿家长的安全意识、护理能力成为影响患儿晚期胆管炎合并风险的主要因素。延续性护理具有典型的完善性特征,其主张将院内护理与院外护理整合起来,参照院内护理工作的要求,改善院外护理质量。护理人员可采取如下措施:

1.建立健康档案

通过整合病历资料、向患儿家长了解患儿状况等方式为患儿建立健康档案,档案内容包含患儿基线资料、术后恢复状况、合并晚期胆管炎风险、家长认知水平等。在出院后行延续性护理期间,将健康档案中的重点信息作为制订随访方案的依据,同时根据随访结果,定期更新先天性胆道闭锁患儿的档案内容。

2.制订随访方案

结合先天性胆道闭锁手术患儿的实际状况,确定适宜的随访频率及方法,每次随访时,重点评估患儿家长对晚期胆管炎知识的掌握状况,通过与患儿家长的沟通,判断行先天性胆道闭锁术患儿的晚期胆管炎合并风险是否出现变化,随访方法则设置为电话随访、上门随访、微信群随访等。其中,微信群随访方法同时兼具传输胆管炎知识、为患儿家长提供相互交流机会两大功能。在日常护理中,患儿家长可借助群内定期上传的晚期胆管炎宣教文章、视频等内容,维持良好的认知状态。当发现先天性胆道闭锁术后患儿出现疑似胆管炎征兆时,可通过微信群与其他家长沟通、询问群内值班护理人员。

3.随访指导

引导患儿家长通过持续性的家庭护理管理,改善先天性胆道闭锁患儿的预后状况。

护理人员只有通过不懈的努力,不断更新和总结经验才能为患儿提供更优质的护理服务。

(四)知识拓展——肝门-空肠吻合术

肝门-空肠吻合术(Kasai术),是1959年由日本Kasai教授首次创立,Kasai教授提出切除肝门部纤维组织,将空肠提到肝门行肝门-空肠吻合,改变了传统的治疗胆道闭锁患儿的方法。为提高术后效果,学者们在经典的肝门空肠吻合术的基础上不断改进。肝门-空肠吻合术是除肝移植术外胆道闭锁的主要治疗手段,可有效为肝移植术争取时间,甚至有约20%的患儿可不经肝移植治疗而健康存活。据相关研究统计,自1959年采用肝门-空肠吻合术治疗肝内胆道闭锁以来,患儿2年生存率可约达60%。肝门-空肠吻合术尽管能够解除肝外胆管的机械性梗阻,但在术后会有较多的并发症。复发性胆管炎、门静脉高压和肝硬化是术后的严重并发症,其中胆管炎是肝门-空肠吻合术后最常见的并发症。2002年Esteves等成功实施2例腹腔镜下肝门-空肠吻合术,随后腹腔镜下肝门-空肠吻合术在各国发展,腹腔镜下肝门-空肠吻合术具有较大的优势,可以保证手术视野的清晰,且具有一定的放大作用,可以更好地暴露手术视野,进而便于进行更精细的操作,尤其对肝门部纤维块的处理可以更细致,且腹腔镜手术创伤较小,切口疼痛感较轻,患儿进食较早,有助于早期恢复。

二、胆管囊性扩张症

(一)概述

胆管囊性扩张症可发生于除胆囊外的肝内、外胆管的任何部位,根据扩张的形态不同,可见球状、梭状、憩室状等扩张。因为其经常发生于胆总管,偶尔见于肝内胆管,因此以前常称之为先天性胆总管囊肿,又称先天性胆管扩张症。诊断必须严格排除结石或肿瘤导致的梗阻性胆管扩张。本病好发于东方国家,尤以日本常见,女性多于男性,男女之比可为1:(3~4)。绝大多数胆管囊性扩张症在儿童期发病,但是有近25%的患者在成人期才被首次确认。本病是胆道肿瘤的高危因素,癌变率为2.5%~6.7%。

1.病因

胆管先天性发育不良及胆管末端狭窄或闭锁是本病的基本病因,可能病因有以下几种:

(1)先天性胰胆管合流异常:胚胎期胆总管、胰管末端分开,胆总管以直角进入胰管,或胰管在壶腹上方汇入胆管,胰液易反流入胆管,致胆管内壁受损,发生纤维性变,从而导致胆总管囊性扩张。

(2)先天性胆道发育不良:胚胎期,原始胆管增殖为索状,以后再空泡化贯通,如胆管上皮过度空泡化,可使胆管壁薄弱而发生囊性扩张。

(3)遗传因素:本病女性发病率明显高于男性,有人认为其与性染色体有关。

(4)神经分布异常。

(5)胆总管薄弱和远端梗阻。

2.病理

胆管囊性扩张症最常见于胆总管,其直径大小可达到 3~25cm。囊内胆汁长期淤积可形成胆色素结石,炎症严重者内壁可附有脓苔,甚至囊肿壁坏死穿孔,少部分患者可发生囊肿的癌变。长期的胆管部分梗阻及反复胆道感染可造成继发性胆汁性肝硬化。当胆管压力增高后,又可使胆汁流入胰管,造成急慢性胰腺炎。病变部的囊性扩张和远端胆管的相对狭窄所引起的胆汁引流不畅或阻塞是导致并发症的根源。主要并发症:①反复发作的胆管炎;②结石形成和肝硬化;③胆管穿孔或囊肿破裂;④反复发作的胰腺炎;⑤管壁癌变。

3.病理分型

根据胆管囊性扩张的部位、范围和形态,胆管囊性扩张症可分为五种类型。

Ⅰ型:胆总管囊性扩张,临床上最常见Ⅰ型又分为 3 个亚型:Ⅰa 型,弥漫性胆总管囊性扩张;Ⅰb 型,局限性胆总管囊性扩张;Ⅰc 型,弥漫性胆总管梭状扩张。

Ⅱ型:胆总管憩室样扩张,为胆总管壁侧方局限性扩张呈憩室样膨出,临床少见。

Ⅲ型:胆总管开口部囊性脱垂。胆总管末端十二指肠开口附近的局限性囊性扩张,脱垂坠入十二指肠腔内,常可致胆管部分梗阻。

Ⅳ型:肝内、外胆管扩张,又分为 2 个亚型。Ⅳa 型:肝内外胆管囊性扩张,为临床第二常见类型;Ⅳb 型:肝外胆管多发囊性扩张。

Ⅴ型:先天性肝内胆管扩张(Caroli 病),肝内胆管多发性囊性扩张伴肝纤维化,肝外胆管无扩张。

扩张的囊壁常因炎症、胆汁潴留而发生溃疡,甚至癌变。囊性扩张的胆管腔内也可有结石形成,成年人中合并胆石者可高达 50%。

4.临床表现

典型表现为腹痛、腹部包块、黄疸三联征,多呈间歇性发作。囊状型患者以腹部包块为主,梭状型患者以腹痛为主。合并感染时,可出现黄疸持续加深,疼痛加重,肿块有压痛,畏寒、发热等表现。晚期可出现胆汁性肝硬化和门静脉高压的临床表现。囊肿的破裂会引起胆汁性腹膜炎。梗阻性黄疸和腹部肿块是婴幼儿患者的主要症状,而疼痛、发热、呕吐则是成人常见的症状。成人胆总管囊性扩张易发生恶变,一经诊断,应尽早行手术治疗。

5.辅助检查

由于胆管囊性扩张症并无特异和灵敏的血清学指标,目前多以影像学检查为主。

(1)B 超检查:是最为常见的检查方法,相对于其他方法而言,B 超不会给患者带来痛苦,并且经济性较好,安全水平较高,实施方便。尤其对于患儿来说,是必需的检查手段。

(2)CT检查:较B超检查而言准确率更高,有助于对胆总管扩张情况进行准确把握,形态、位置、程度等均可清晰反映出来。

(3)磁共振胰胆管成像是一种较为先进的医学影像技术,可将患者胰胆管系统清晰、完整地显现出来。该技术可将由于畸形而致的狭窄、扩张程度准确反映出来。

(4)术中胆道造影检查:术中经胆囊或胆总管高压注入造影剂可以清晰显示胆道系统的精细结构,有助于了解肝内、外胆管系统的解剖变异、狭窄位置及长度、胆管与胰管汇合的位置和形态、共同管和胰管直径、有无结石,以及十二指肠乳头的准确开口位置。

6.治疗

胆管囊性扩张症一经诊断就应尽早行手术治疗,否则可因胆管炎反复发作而导致肝硬化、癌变或囊肿破裂等严重并发症,理想的手术方法是完整切除囊肿和行肝管－空肠 Roux－en－Y 吻合术。腹腔镜及达芬奇机器人手术治疗胆管囊性扩张症已取得良好效果。

(1)外引流术:应用于个别重症患者,如严重的阻塞性黄疸伴肝硬化、重症胆道感染、自发性胆管穿孔者,待病情改善后再做二期处理。

(2)囊肿切除、胆道重建术:囊肿切除加肝管－空肠 Roux－en－Y 吻合术是理想的手术方法。随着腔镜外科设备的发展与技术的进步,腹腔镜胆总管囊肿切除、胆道重建术治疗胆总管囊肿逐步得到普及。

(3)Oddi 括约肌成形术:对于Ⅲ型患者可行十二指肠壁囊肿切除、括约肌切开成形术。

(4)肝叶切除术:适用于囊肿局限于某个肝叶或肝段者,可行相应肝叶或肝段切除术。

(5)肝移植术:如肝内胆管扩张病变累及全肝或已并发肝硬化,可考虑行肝移植术。

(二)护理要点

1.术前护理

(1)术前准备:应仔细询问病史,详细进行体格检查及必要的实验室检查,包括胸片、心电图、腹部彩超或 CT、血常规、出凝血时间、肝肾功能等检查。皮肤、巩膜黄染者,应注意保护皮肤,勿抓伤。营养不良的患者要注意热量、蛋白质及维生素的补充。有感染伴体温高者要在对症处理的同时,静脉输入抗菌药物。

术前一天做好手术标识,术晨协助患者更换清洁病员服;对无过敏者,按医嘱术前晚给予患者口服镇痛药,首选非甾体抗炎药物;术晨带入术中用药。

(2)术前宣教:通过口头、视频和宣传手册等多种形式为患者及家属提供围术期治疗疾病的相关知识及促进康复的各种建议,从而增加患者及家属的相关知识储备,提高依从性,减少焦虑、恐惧的情绪,保证睡眠质量。内容如下:

1)手术方式及麻醉方式。

2)若为腹腔镜手术,要告知腹腔镜方案、优点、预期目标、术中可能出现中转开腹情况、术后并发症及处理方案和预后等。

3)告知采取加速康复外科围术期管理措施的目的和主要流程,鼓励患者术后早期进食、活动。

4)告知患者出院标准、随访要点和出院后关注要点等注意事项。宣传教育应贯彻患者整个住院过程,采用医护一体化的沟通交流及宣教有助于患者理解及配合,提高患者的依从性。

(3)心理护理:患者入院时进行心理状态评估,对于存在焦虑的患者,由科室心理干预小组成员给予心理疏导;对于评估结果提示存在抑郁的患者,应请心理卫生中心会诊,对患者进行专业的心理疏导;待患者情绪稳定后再行手术治疗。在围术期给予患者全程的心理护理,减轻其围术期的焦虑及抑郁情绪,促进患者康复。

(4)术前病情观察及护理:观察并记录患者腹部体征,观察患者的生命体征变化,尤其是体温变化,警惕患者体温过高,注意观察患者皮肤状况并加强护理,避免患者抓破皮肤导致感染。

(5)术前营养:改善患者机体的营养状况,调节机体的内环境,合理选择手术时机,提高手术的耐受性是手术成功的关键。

1)术前运用营养风险筛查量表对患者进行营养风险筛查,根据筛查结果制订营养治疗方案,首选肠内营养支持治疗,必要时辅以肠外营养。

2)对于无胃肠动力障碍者,术前给予低脂饮食或半流质饮食。无须准备肠道,术前6h禁食固体食物,无糖尿病或血糖控制稳定者,可根据医嘱术前2h饮用200mL含12.5%的碳水化合物饮品(推荐由营养科配制)。

3)黄疸患者进食差、摄入减少、消耗增加,常伴有贫血、凝血功能障碍、低蛋白血症、免疫功能下降等,按医嘱经静脉行护肝、营养支持治疗,必要时予以输全血、血浆、补充白蛋白治疗。

4)对合并胆道感染者,严密监测患者体温变化,完善血培养检查,给予降温对症处理,合理选用足量有效的抗生素,定期监测肝功能及凝血功能。

2.术后护理

(1)病情监测:术后常规监测患者的生命体征,神志,皮肤温度、色泽,尿量,血氧饱和度。全麻未清醒者,取去枕平卧位,头偏向一侧,进行低流量氧气吸入及心电血氧监护,保持呼吸道通畅。神志清楚者,可采取低半卧位休息。

(2)切口的观察及护理:观察切口有无渗血、渗液,若有渗血、渗液,要及时通知医师处理并更换敷料。

(3)各种管道的护理:输液管要保持通畅,留置针妥善固定,观察穿刺部位有无红肿、渗液。不常规安置胃管,麻醉后安置尿管,术后第1～2天视患者情况拔除尿管,鼓励患者自解小便。注意腹腔引流管的护理,告知患者引流管留置目的及其重要性;指导患者学会保护引流管的方法及导管滑脱后的应急措施,要妥善固定引流管于床旁,并严密观察引流情况,保持引流通畅,防止导管扭曲、受压、折叠;观察并记录引流液的颜色、性质及量;观察腹腔引流管是否流出含胆汁液体,观察腹部体征,并听取患者主诉,有无发热、腹胀,严密观察有无胆漏的发生,根据引流情况决定是否拔除引流管。

(4)疼痛护理:进行疼痛评估,可采用数字分级评分法、视觉模拟评分法和WongBaker面部表情评分法等对患者静息与运动时的疼痛强度进行评估。疼痛评估时需关注患者疼痛的主诉,了解疼痛的部位和性质,并根据患者主诉疼痛情况,进行动态评估及记录。同时评估术后疼痛治疗的效果,评估并积极治疗恶心呕吐、瘙痒、肠麻痹等不良反应。围术期采用预防性、多模式及个体化镇痛方案,首选非甾体抗炎药物。

(5)术后营养:遵医嘱给予营养支持治疗,纠正水电解质及酸碱失调,推荐术后早期经口进食,术后第 1 天患者视情况可适量饮水,肛门排气后进流质食物,并逐渐由半流质、软食等过渡到正常饮食。仍以清淡低脂饮食为主,少食多餐,勿进食过多、过饱。可根据营养风险筛查结果视患者进食情况由营养科开具个性化营养制剂,肛门未排气前可通过咀嚼口香糖促进肠蠕动,缓解术后口干、口苦等不适。术后早期避免饮用牛奶、豆浆、碳酸饮料等易致腹胀的食物。

(6)静脉输液管理:提倡目标导向性输液,对高龄、心肺功能不佳的患者,使用输液泵匀速滴入,准确记录 24h 出入量。

(7)术后早期活动管理。

1)手术当天,麻醉清醒即可于床上进行翻身活动,鼓励患者及家属配合,每 2h 翻身 1 次,教会患者进行足背屈伸及内旋外绕运动。

2)术后 24h 患者视情况,在护士指导下开始尝试下床活动,活动时做好切口保护工作,并有家属陪伴。

3)活动应按床上活动、床旁活动、病房内活动、科室走廊活动等循序渐进进行,采用行走距离、计步数、活动时间等来评估患者的早期活动情况,同时关注患者的主观疲劳及耐受力。

4)老年人,特别是伴有心肺功能障碍、具有静脉血栓高风险的患者,更推荐早期下床活动。

(8)出院指导及延续性护理。

1)出院指导:指导患者选择低脂、高糖、高蛋白、高维生素、易消化的食物,忌食油腻食物及饱餐,肥胖患者应适当减肥,糖尿病患者应该遵医嘱坚持药物和饮食治疗,养成良好的生活规律,避免劳累及精神紧张。适当进行户外活动,并逐渐增加活动量,3~6 个月内避免重体力活动。

2)向带 T 形引流管出院的患者解释 T 形引流管的重要性,重点指导出院后预防 T 形引流管脱落,告知出院后定期到门诊伤口换药中心更换引流袋,预防感染;告知正确的夹管方法,及出现不良反应时的观察及处理方法;告知定期到门诊复查,确定拔管日期,交代拔管后的注意事项。

3)指导切口护理,行腹腔镜手术,出院后一周可自行去除敷料。开腹手术切口每 3~4d 换药 1 次,术后 10~12d 拆线。

4)注意门诊随访,告知患者复诊的时间,定期复查。

5)延续性护理:出院后通过电话、网络等方式进行定期随访,及时了解术后康复情况,修改延续性护理方案,提高患者生活质量。

3.术后并发症的预防及护理

(1)出血:成人先天性胆总管囊肿病程较长,囊肿反复发生感染,可使其囊壁瘢痕增厚,与周围血管粘连较为紧密。术后 24h 内从腹腔引流管流出大量新鲜血液,应考虑术中损伤门静脉或肝动脉而引起的迟发性血管破裂出血。若患者口干、烦躁、脉搏快、血压下降,应严密观察生命体征的变化,观察引流液的颜色、性质和量,遵医嘱运用止血药和输血,维持良好的静脉通道,必要时准备二次手术。若第 4~10 天呕吐大量新鲜血液或出现黑便,血红蛋白进行性下降,应考虑应激性溃疡出血的可能,一旦发生应激性溃疡,可通过输血、止血药物、抑酸药物、肾上腺素冰盐水洗胃、生长抑素类药物和胃黏膜保护剂等对症治疗,大多可治愈。应做好患者及家属的心理护理,消除患者及家属的恐惧及焦虑情绪。

(2)胆瘘:术后3~5d是高发期,应特别注意切口渗血、渗液的情况,如引流出胆汁样液体,出现腹痛、腹胀、黄疸等症状,应考虑为胆瘘,应报告医师。胆管周围分离过多导致局部管壁缺血坏死、胆管保留过短、吻合口有张力、吻合口过小而致胆汁排泄不畅或吻合技术不过关都可引起胆瘘,肝总管开口异位,术中未能将异位的肝胆管进行内引流也可引起胆瘘。胆瘘患者腹腔引流管有胆汁样液体流出,有腹膜炎体征,畏寒、发热,晚期可发生感染性休克。治疗上应以保守治疗为主,大部分胆瘘一般在2周内可以自愈,如果术后1个月胆瘘仍未愈合,应行胆道造影,确诊后可手术探查。护理上应观察腹部体征,保持引流通畅,遵医嘱合理使用抗生素及营养支持。

(3)胰瘘:术中伤及胰管,反复发生炎症可引起胆总管下端瘢痕样狭窄,胆管囊肿的远侧残端关闭后可导致胰瘘。若引流液不多或逐渐减少,大多可在3~6个月自愈;如系主胰管损伤,引流量往往较多,大多需再次手术治疗。患者表现为发热、腹痛、腹腔引流液增多,腹腔引流液淀粉酶升高,高于血清淀粉酶,患者禁食、胃肠减压、胰酶抑制剂、抗感染及营养支持治疗。

(4)胆汁反流、胆道感染:是术后常见的并发症,甚至可引起胆源性休克,选择合适的手术方式是预防其发生的关键。患者表现为腹痛,发热,黄疸,严重者有感染性休克的表现。应保持引流通畅,观察引流液颜色、性状和量,严格遵医嘱使用抗生素。

(5)吻合口狭窄:多发生于术后6个月以后,它是内引流术后最常见的并发症。随着手术方式的改进,其发生率明显降低。患者表现为腹部疼痛、畏寒发热、恶心呕吐,严重者可有感染性休克的表现。要密观察生命体征和腹部体征的变化,保持引流的通畅,遵医嘱合理使用抗生素。出现吻合口狭窄时,应再次手术。

(6)急性肝功能衰竭:患者病程长,反复发生胆管炎和梗阻性黄疸而引起胆汁性肝硬化,肝功能的代偿能力降低,加上手术创伤、术中出血和输血及抗生素的应用,都可加重肝细胞的损伤程度而导致急性肝功能衰竭。因此,在围术期一定要注意保护肝脏的功能,避免使用对肝脏有损害的药物,应适当地应用保肝药物和营养支持疗法,尽量减少手术中的创伤并缩短手术时间。术后密切观察患者神志、尿量、肝功能指标,补足血容量,纠正水低蛋白血症,防止感染,给予止血药物,纠正水电解质和酸碱失调,进行营养支持治疗。

(7)慢性胰腺炎、粘连性肠梗阻、切口感染、肺部感染、腹腔内残余感染等有时亦可发生。

胆总管囊肿远期并发症的发生率为25%,主要为胆管炎、肝内外胆管结石、胰腺炎、胆管癌等。胆-肠吻合口宽大可预防狭窄发生。文献报道称,胆总管囊肿术后癌变率为0~6%,可能由残留的囊肿组织癌变而来或术前未发现的亚临床恶性病变。胆管囊性扩张症术后远期并发症的再手术时机、方式的选择至关重要,再手术时由于局部感染、炎症、粘连、胆管狭窄、肝内外胆管结石等,手术变得困难而复杂,不同的手术方案,效果不同,所以应由胆道外科经验丰富的医师来制订个体化治疗方案,患者应尽可能详细地提供原始资料,术前医护人员要尽量明确病因、病变部位及范围,再次手术应距上次手术至少3个月。此时腹腔粘连轻,利于手术操作,可减少术后并发症。

(三)当前护理相关的热点问题——微创技术治疗胆管囊性扩张症的临床护理探讨

胆管囊性扩张症是外科最常见的胆道畸形,其主要治疗方式是完整切除囊肿、行肝管空肠吻合和Roux-en-Y吻合术。微创胆总管囊肿切除术是目前国内外的主流方法,包括腹腔镜和机器人辅助手术。腹腔镜具有手术创伤小、术后治疗简单、恢复快、并发症少、腹部不留瘢痕等优点。达芬奇机器人手术系统通过立体清晰的视野和灵活精细的仿真机械手设计,显著提高了微创手术的操作性和精准性,能够弥补以往传统手术方式的不足,被应用于胆总管囊肿治疗当中。与传统开放手术相比,达芬奇机器人手术开启了机器人手术时代,同时开启了微创、精确手术时代。手术技术创新和进步的同时,对围术期的护理配合也提出了更高要求。术前除实施一般术前护理外,由于家属及患者对微创手术缺乏科学认识,存在期望值过高或对手术人员不信任的焦虑和恐惧心理,护理人员应该根据患者及家属的心理特点,与患者及家属交流,有效消除患者及家属的陌生感,恐惧、紧张、不安等情绪,为患者及家属介绍麻醉方法和机器人手术治疗的优势与可靠性,以提高患者的信任度与配合度,使其获得更多的安全感。较开放手术,达芬奇机器人手术因术前准备工作繁琐、装机时间较长,患者热量补充不足、长时间暴露在低温环境中,以及 CO_2 放出前冷冻液化,能使机体迅速降温,易导致术中发生低体温。护理人员应严密观察患者各项生命体征的变化,观察有无皮下气肿、高碳酸血症、呼吸性酸中毒,加强术中对体温的监测,术中液体、血液经加温后使用,预防低体温的发生。

术后严密监测患者的呼吸频率以及节律,确保呼吸道畅通,保持低流量、低浓度吸氧,严格观察患者的生命体征以及腹部体征的改变情况,如有异常,应立即汇报给医师。机器人辅助腹腔镜手术的不断发展与完善,也对护理工作提出了新的、更高的要求。要不断地总结经验,在人员、技术、管理、护理等方面制订相应的工作规范和操作流程,优化护理工作流程及机器人手术护理管理策略,熟练地完成围术期护理,使患者获得较为优良的护理服务,促进患者术后康复。

(四)知识拓展——先天性肝内胆管扩张

先天性肝内胆管扩张(Caroli 病)最初由 Caroli 于 1958 年描述为一种罕见的先天性肝病,其特征是肝内胆管无阻塞性、节段性或弥漫性囊性扩张等。Caroli 病的发病机制尚不清楚,目前主要认为其与 PKHDI 基因突变有关。Caroli 病根据组织结构主要分为两种类型,Ⅰ型为单纯性肝内胆管扩张,Ⅱ型除肝内胆管扩张外,常伴有门静脉高压、先天性肝纤维化和(或)肾囊性病变,又称 Caroli 综合征。Caroli 病较为罕见,发病率约为 1/1000000,其中Ⅰ型 Caroli 病相对于Ⅱ型 Caroli 病更为少见,多见于儿童、青少年,以男性居多。

Caroli 病临床表现包括黄疸、右上腹痛、发热、食欲减退、体重减轻等,主要体征为肝大或腹部包块,其中Ⅰ型 Caroli 病主要表现为复发性胆管炎,Ⅱ型 Caroli 病表现为门静脉高压、肝硬化、脾大、食管静脉曲张和腹腔积液等。少数患者可发展为胆管癌,恶性转化率为 7.0%～14.0%。Caroli 病的诊断,除了结合常见的临床表现外,主要依赖影像学检查。

Caroli 病的治疗方式取决于临床表现和胆道异常的程度。无症状或症状轻微的患者可考虑保守治疗。经保守治疗效果不佳或症状较重患者,应及时考虑手术切除病灶。肝切除术或肝移植术是 Caroli 病手术治疗的主要方式,术后可获得较好的疗效与生存率,但术后仍有恶变可能,故需长期随访。腹腔镜手术作为微创治疗方法,有望逐渐在 Caroli 病患者手术中发挥重要作用。

第四章　风湿免疫科疾病的护理

第一节　血管炎

一、概述

血管炎是以血管的炎症与破坏为主要病理改变的异质性疾病,血管炎是一个单发的疾病,也可以是某一疾病的临床表现之一。由于血管炎的血管病变呈多发性,累及多个器官,故临床又称其为系统性血管炎。血管炎在西方国家较多见,发病率最高的是巨细胞动脉炎;我国白塞病、大动脉炎较多见。

二、病因

确切病因尚不明确,目前认为主要与以下因素有关:

(1)感染原(病毒、细菌感染)对血管的直接损害。

(2)免疫异常介导的炎性反应。

(3)药物、肿瘤。

(4)不同病原、环境、遗传因素。

(5)血清病。

三、病理

血管炎可分为原发性与继发性。

按受损血管的大小分为:大血管性血管炎[巨细胞(颗)动脉炎、大动脉炎],中血管性血管炎(结节性多动脉炎、川崎病)和小血管性血管炎(韦格纳肉芽肿、变应性肉芽肿性血管炎、显微镜下多血管炎、过敏性紫癜、原发性混合型冷球蛋白血症血管炎、皮肤白细胞破碎性血管炎)。

四、诊断要点

(一)临床表现

1.全身症状

发热、乏力、出汗、厌食和体重下降等。这些非特异性症状可掩盖血管炎本身的特点。

2.亚急性起病

病程进展数周或数月,患者不能明确指出具体发病日期。

3.血管炎性症状

包括关节炎、皮疹、心包炎、慢性贫血或异常高的血沉。

4.疼痛

关节炎、肌痛、局部溃疡和神经炎,心肌、肠、睾丸的梗死。

5.多系统损害

各型血管炎均能影响皮肤、浆膜、关节、五官、心血管、肾脏、肝脏、呼吸系统、消化系统、神经系统等组织。

(二)辅助检查

(1)一般检查。

(2)自身抗体检查。

(3)影像学检查。

(4)活组织检查。

(三)诊断标准

系统性血管炎需根据临床表现、实验室检查、病理活检资料以及影像学资料,包括 X 线胸片、血管造影、CT、MRI 等综合判断,以确定血管炎的类型及病变范围。如出现无法解释的下列情况,应考虑血管炎的可能:

(1)多系统损害。

(2)进行性肾小球肾炎或血肌酐和尿素氮进行性升高。

(3)肺部多变阴影或固定的阴影/空洞。

(4)多发性单神经根炎或多神经根炎。

(5)不明原因的发热。

(6)缺血性或淤血性症状。

(7)紫癜性皮疹或网状青斑。

(8)结节性坏死性皮疹。

(9)无脉或血压升高。

(10)不明原因的耳鼻喉或眼部病变。

五、治疗

治疗原则:早期诊断、早期治疗,以防不可逆的损害。

(一)糖皮质激素

是治疗血管炎的首选药。应根据病情的严重程度决定用药的方式与剂量。

(二)病因

病因治疗。

(三)免疫抑制剂治疗

环磷酰胺、氨甲蝶呤、硫唑嘌呤、环孢素等。

(四)生物制剂

肿瘤坏死因子 α 拮抗剂、利妥昔单抗、白细胞介素-6 受体拮抗剂等。

(五)辅助治疗

血浆置换、静脉注射大剂量丙种球蛋白、介入治疗等。

六、主要护理问题

(一)外周血管灌注量改变

与肢端血管痉挛,血管舒缩功能调节障碍有关。

(二)疼痛

与血管缺血、狭窄有关。

（三）皮肤完整性受损

与血管炎性反应及应用免疫抑制剂有关。

（四）潜在并发症

多器官或组织的损害。

（五）焦虑/恐惧

与患者对疾病诊断及预后不了解有关。

（六）知识缺乏

缺乏日常护理及疾病相关知识。

七、护理目标

（1）患者的组织灌注量正常。

（2）患者主诉疼痛减轻或消除。

（3）患者皮肤保持完整无破损。

（4）患者未发生相关并发症或并发症发生后能得到及时治疗与处理。

（5）焦虑/恐惧程度减轻配合治疗及护理。

（6）纠正错误信息，了解疾病相关知识，增强治疗信心，提高生活质量。

八、护理措施

（一）一般护理

1.心理护理

（1）针对患者的病情，找出产生焦虑的原因，表示理解。

（2）护理人员要有同情心，给予安慰、疏导，耐心解答患者提出的各种问题。

（3）激发患者对家庭、社会的责任感，鼓励自强，教会患者自我放松的方法。

（4）针对个体情况，进行针对性心理护理。

（5）督促家属亲友，给患者物质支持和精神鼓励。

2.饮食护理

（1）给予高热量、低胆固醇、低脂、优质蛋白、丰富维生素、易消化食物。肾功能不全患者严格限制蛋白质摄入量，每日不超过50g，宜选用动物蛋白，少食豆类食品，低钠、低盐饮食。贫血患者在病情允许的情况下，应给予含铁丰富的食物及富含叶酸和维生素C的蔬菜和水果，以利于铁的吸收，改善贫血症状。

（2）戒烟、戒酒、咖啡，避免过辣、过冷、过热、过硬的食物。

3.休息

（1）卧床休息，保证睡眠。

（2）疼痛影响睡眠时，可遵医嘱使用止痛剂。

（二）专科护理

1.常见症状的护理

（1）疼痛护理。

1）提供安静舒适的环境，采用合适体位，急性期卧床休息，慢性或恢复期以主动活动为主，循序渐进，防跌倒，坠床。

2）观察疼痛的性质、持续的时间和程度。

3）每 4h 监测 1 次肢端脉搏搏动情况。

4）每 4h 监测患肢皮肤的温度、弹性和色泽。

5）每天 1～2 次用温水洗手、脚,擦干后涂护肤脂保护。

6）合理应用非药物性止痛措施松弛术,分散注意力。

7）避免引起血管收缩的因素。

8）戒烟,不饮咖啡、浓茶等饮料,避免情绪激动。

9）遵医嘱给予镇痛药物,并观察其疗效。

10）评价镇痛效果是否满意。

（2）患肢护理。

1）体位:协助患者舒适体位,避免下蹲、交叉腿、盘腿、晚二郎腿、长时间采用坐位。

2）保暖:室温适宜,着装温度合适,禁用热水袋、电热垫或热水泡脚。

3）清创与坏疽的处理,溃疡时每天 2 次清洁换药,局部保持干燥坏疽时用氯己定换药,不必包扎。

4）运动:指导患者做患肢的主动或被动运动。

（3）皮肤的护理。

1）每天用温水清洁皮肤,使用纯棉制品内衣、内裤,避免用肥皂等刺激性的洗涤用品。

2）有皮炎时避免用手挤压,可用 0.5％的聚维酮碘溶液涂擦。

3）避免皮肤受过冷或过热的刺激。

4）勤剪指甲、勤翻身,避免皮肤的损坏。

（4）发热的护理。

1）观察体温变化,积极降温,多饮水

2）根据情况,选择物理降温或药物降温

3）观察神志、面色、出汗情况,防止虚脱

2.各类血管炎的病情观察及护理

（1）大血管性血管炎。

1）活动期卧床休息,协助生活护理。

2）持续低流量吸氧,心电监护,监测生命体征。

3）严密观察重要脏器缺血情况（脑缺血、心功能状况、肾性高血压、动脉瘤破裂、猝死）。

4）准备好各种急救器材与药物。

5）加强侧支循环形成。

6）必要时手术治疗。

（2）中血管性血管炎。

1）注意休息,加强营养。

2）持续心电监护,监测生命体征。

3）严密观察重要脏器的病情变化,警惕肠系膜动脉栓塞、肠系膜梗死成动脉瘤破裂、肾梗死裂、心肌梗死准备好各种急救器材与药物。

4)做好手术准备,做好手术治疗的准备。

(3)小血管性血管炎。

1)观察皮肤颜色,温度,肢体感觉有无异常。

2)观察动脉搏动有无异常或消失。

3)皮肤保持清洁干燥完整。

4)肢体防寒保暖。

(三)健康宣教

1.饮食

指导患者合理饮食,多食富含蛋白、维生素、钙、铁等食物,预防骨质疏松,避免过冷、过热及刺激性食物,忌烟酒。

2.药物

遵循医嘱坚持正确服药,观察用药反应,勿自行中途停药。

3.运动

Buerger 运动锻炼,每日 2～3 组,短距离行走。

4.自我监测

监测体温、血压、脉搏,掌握并发症的早期表现,应及早就医,以免重要脏器受损。

5.复查

定期门诊随访,检查肝肾功能、血常规、C反应蛋白、血沉、免疫。

(四)并发症的处理及护理

1.皮肤受累

(1)临床表现:各种类型的皮疹,最典型的皮疹是"可以触及避免阳光直射的紫癜"。

(2)处理。

1)避免接触刺激性物品。

2)避免服用诱发本系统疾病的药物。

3)避免皮肤外伤,保持皮肤清洁干燥,防寒保暖。

2.关节受累

(1)临床表现:全身性的关节炎,也可以是不伴关节肿胀的关节疼痛。

(2)处理:关节置于功能位,避免强冷强热刺激,局部按摩或热水浴。

3.肺部受累

(1)临床表现:出现咳嗽、咳血痰、咯血、呼吸困难,肿出血,肺部的 X 线可以出现肺炎的改变,出现肺部浸润影,并可以出现肺部空洞。

(2)处理:卧床休息,减少活动,咯血时,头偏一侧,防窒息,做好抢救工作氧气吸入,指导有效排痰及呼吸功能锻炼,监测血气分析抗感染,激素治疗。

4.肾脏受累

(1)临床表现:受累以肾小球肾炎多见,可以出现蛋白尿、血尿、各种管型、水肿和肾性高血压,部分出现肾功能不全,可进一步致肾功能衰竭。

(2)处理:优质低蛋白、低磷饮食,高血压时低盐饮食观察水肿程度、部位,记录 24h 出入量,观察小便性质、颜色,监测生命体征,注意血压变化监测肾功能状况,定期监测体重、尿液分析、血尿素氮、血肌酐等。

5.胃肠道

(1)临床表现:出现腹痛、腹泻、呕血、黑便、恶心、呕吐、肠梗阻以及肠穿孔。

(2)处理:选择软食、半流质、流质易消化、富含蛋白质和维生素的食物,并戒烟酒观察腹痛性质及持续时间,监测生命体征,记录出入量,使用胃黏膜保护剂,必要时手术治疗。

6.耳鼻喉

(1)临床表现:慢性鼻窦克血、听力丧失、鼻中隔炎症,长期炎症可以导致鼻中隔穿孔甚至破损,以及鼻梁塌陷,出现"鞍鼻"。

(2)处理:保持耳鼻咽喉的清洁,局部抗感染治疗,协助生活护理。

7.眼

(1)临床表现:可以累及眼部的大血管,导致视力突然丧失,或者眼部小血管受累时,出现视网膜病变。

(2)处理:监测视力、限压,安全护理。

8.脑部受累

(1)临床表现:出现头痛、脑卒中、神志改变、认知障碍

(2)处理:严密监测并记录生命体征及意识,瞳孔变化,加强日常生活护理,正确使用血管扩张剂。

9.神经系统

(1)临床表现:供应神经的血管受累可以出现剧痛、麻木感以及不对称性的运动障碍。

(2)处理:卧床休息,协助生活护理,防止患者跌倒,安全护理。

10.心脏受累

(1)临床表现:心脏扩大、心力衰竭、心律失常。

(2)处理:卧床休息,监测生命体征,严密观察有无心肌梗死、心包炎或心力衰竭。

九、特别关注

(1)血管炎的常见症状的护理。

(2)各类血管炎的病情观察及护理。

(3)血管炎并发症的早期观察及处理。

十、前沿进展

近年系统性血管炎的治疗方案的改进以及新型药物的应用使本病的缓解有了较大的提高。血浆置换对急性进展的系统性血管炎的治疗取得显著疗效。尤其适用于有肾损害或出血的危重患者。血浆置换需与糖皮质激素或环磷酰胺合用,经血浆置换可去除循环中的炎性细胞因子、抗原抗体复合物等,恢复网状内皮细胞的吞噬清除功能。每次血浆置换 2～4L,每周3 次,连续 7 个疗程,可使 70%伴肾功能衰竭患者肾功能恢复。

细胞因子拮抗剂和调节淋巴细胞功能的单克隆抗体正试用于本类疾病的治疗:英夫利昔单抗[in-fliximab,肿瘤坏死因子-α(TNF-α)的单克隆抗体]、依那西普(etanercept,可溶性TNF-α 受体融合蛋白)、利妥昔单抗(rtuximab,B 淋巴细胞表面 CD20 抗原的单克隆抗体)、

干扰素(IFN一α)等生物制剂已有多项用于治疗系统性血管炎的临床试验。生物制剂用于治疗急性进展重症患者,或用于传统治疗方法无效的患者。

十一、知识拓展——抗中性粒细胞胞质抗体与血管炎

抗中性粒细胞胞质抗体(ANCA)是抗中性粒细胞和单核细胞胞质靶抗原的一组异质性自身抗体。1982 年 Davies 等最早报道,1988 年在哥本哈根国际会议上统一用间接免疫荧光法和 ELISA 方法检测 ANCA。ANCA 分两型胞质型(c一ANCA)和核周型(p一ANCA),前者的主要靶抗原为蛋白水解酶 3(PR3),后者主要靶抗原为髓过氧化物酶(MP0),其他还有弹力蛋白酶、乳铁蛋白酶、组织蛋白酶 G 等。两种类型的 ANCA 在疾病中的诊断价值不同,抗 PR3一ANCA 对 WG 高度敏感和特异,其特异性高达 94%～98%,敏感性随病情是否活动而改变,最高达 70%。少数显微镜下多血管炎、Churg一Strauss 综合征、急进性肾小球肾炎也有 c一ANCA 阳性,但多数为 p一AN一CA 阳性。

ANCA 通过多种免疫机制引起血管炎改变,如活化中性粒细胞,与内皮细胞相互作用介导细胞毒作用而损伤内皮细胞,通过细胞介导的免疫反应进一步形成肉芽肿。其发病机制可能为以下途径:其一,由中性粒细胞颗粒或单核细胞溶酶体释放的 PR3 和 MPO 作为 ANCA 的靶抗原和血管壁发生非特异的离子结合,形成原位免疫复合物导致血管壁损伤。其二,体外实验发现,ANCA 通过激活中性粒细胞直接导致血管内皮细胞损伤,出现血管病变。在肿瘤坏死因子存在的情况下,中性粒细胞和 ANCA 相互作用后能在其表面表达 PR3 和 MPO。ANCA 和中性粒细胞相互作用后导致相应的中性粒细胞发生爆炸和变性,黏附于血管壁造成内皮细胞损伤而发生血管炎。

第二节　肉芽肿性多血管炎

一、概述

韦格纳肉芽肿(WG)作为一种多系统受累的自身免疫性血管炎,因在 1936 年被一位病理学家 FriedrichWegener 详细的描述而得名。2012 年 ChapelHill 会议(CHCC)新的血管炎分类标准中,韦格纳肉芽肿更名为肉芽肿性多血管炎(GPA)。GPA 主要累及上下呼吸道和肾脏,为肉芽肿性坏死性血管炎,有报道显示在美国 GPA 的发病率大概为百万分之三,多为白种人,欧洲人群中发病率略高。GPA 在男女中均可发病,并可以出现在任何年龄段(9～78岁,平均发病年龄 41 岁)。

二、病因

本病的病因尚不明,有研究认为感染、抗中性粒细胞胞质抗体与 GPA 可能相关,而特异性的遗传标志现在并没有被发现。

三、病理

GPA 的典型病理改变包括坏死、肉芽肿形成以及血管炎改变。其中肾脏病理活检可见纤维素样坏死和增生,可以表现为局灶性节段性肾小球肾炎。

四、诊断要点

(一)临床表现

1.上呼吸道

GPA 最常受累的部位,可以出现中耳炎及鼻窦炎,严重者可以导致听力丧失、眩晕、鼻部溃疡甚至鼻中隔穿孔。

2.肺部

约有 45% 的患者并发肺部病变,具体表现包括咳嗽、咯血、胸膜炎,胸部 CT 上可显示多发的双侧结节,并可伴有空洞形成。

3.肾脏

绝大多数病例可出现肾脏受累,血尿、蛋白尿等尿检异常到肾功能不全甚至尿毒症,最终可能需要血液透析或者肾移植治疗。

4.其他部位

(1)眼部:角膜炎、结膜炎、巩膜炎、葡萄膜炎、视网膜血管阻塞和视神经炎。

(2)皮肤:溃疡、紫癜、皮下结节、丘疹以及小水疱。

(3)肌肉骨骼:关节及肌肉疼痛,少部分患者可出现关节炎和滑膜炎。

(4)神经系统:22%~50%的 GPA 患者可以出现包括周围神经病变、颅神经病变、脑血管意外、弥漫性脑膜以及脑室周围白质病变等表现。

(5)心血管系统:在心脏方面,心包炎较为常见,其他还可以出现心肌梗死、心肌炎、心内膜炎、瓣膜病、心律失常等;在血管方面,有研究显示,GPA 患者常常并发静脉血栓,主要包括深静脉血栓和肺栓塞。

(二)辅助检查

1.一般指标

活跃的 GPA 患者可以出现血沉升高、血小板增多、贫血。

2.特异性指标

PR3-ANCA 在 GPA 患者中的特异性高达 98%,但也有少部分患者可以出现 p-ANCA 阳性。p-ANCA 的滴度与 GPA 患者的活动度有一定的相关性,且对于预测疾病的复发具有重要的意义。

(三)诊断标准

ACR 关于 GPA 的分类标准包括:

(1)鼻部及口腔的炎症。

(2)呼吸系统影像学异常包括呼吸道组织的破坏(例如结节、浸润以及空洞)。

(3)尿沉渣检查提示镜下血尿或者红细胞管型。

(4)病理活检提示肉芽肿性炎症。这四条分类标准中符合其中两条即可考虑 GPA,其敏感性 88.2%,特异性 92.0%。基于此 ACR 分类标准联合血清 ANCA 水平是诊断 GPA 的根本。

五、治疗

(一)糖皮质激素

根据病情分为口服和静脉两种方式。

1.泼尼松

起始剂量 1mg/kg,根据病情可逐渐减量。

2.危重症患者

(如弥漫性肺出血、急进性肾小球肾炎):可给予大剂量的甲强龙静脉冲击治疗(500~1000mg/d),一般持续 3 天。

(二)免疫抑制剂

一般首选环磷酰胺,口服或者静脉冲击治疗;其他还包括硫唑嘌呤、氨甲蝶呤、霉酚酸酯、来氟米特、环孢素 A 等药物均可选择。

(三)生物制剂

目前有研究表明抗 CD20 单抗(利妥昔单抗)可选择性的清除 B 细胞,对难治性 GPA 可能有效,但仍然缺乏大规模的随机对照实验的验证 TNF−α 在 GPA 的发病机制中起一定的作用,但有研究显示,TNF−α 并不能增加疗效,因此并没有被推荐使用。

(四)其他治疗

对于重症患者,静脉用丙种球蛋白及血浆置换都是很好的治疗手段。另外有研究指出针对上呼吸道受累为主的 GPA 患者使用复方磺胺甲噁唑可以减少复发的概率。

六、主要护理问题

(一)潜在并发症

多系统损害。

(二)自我形象紊乱

与疾病导致溃疡、穿孔及药物治疗所致形体改变有关。

(三)知识缺乏

缺乏疾病相关知识。

(四)焦虑/恐惧

与病程迁延,久治不愈有关。

七、护理目标

(1)帮助患者树立信心,保持良好心态,培训患者使其掌握正确的服药时间及方式,搭建医患沟通的桥梁。

(2)建立 GPA 患者的分级护理体系,针对不同脏器受累的患者制订相应的护理方案。

(3)减少患者感染概率,提高患者住院质量,加强对疾病潜在风险的关注。

八、护理措施

(一)一般护理

1.心理护理

由于 GPA 是一种多系统器官受累的疾病,病情危重,通常进展很快,且易复发,治疗时间长,患者出现紧张焦虑的情绪的概率高。同时该疾病的治疗主要依靠激素和免疫抑制剂,药物可能出现过敏、胃肠道不适、体重增加、血压血糖波动、骨髓抑制、肝肾功损害、心脏毒性等不良反应,患者的心理压力可能进一步增加。在护理上,要主动与患者及家属沟通,采用照片、宣传单等方式进行疾病的宣讲,向其提供与疾病相关的资料,详细介绍病情、讲解治疗和护理方案。多与患者及家属交流,及时发现不良情绪,帮助患者树立战胜疾病的信心,做好持久对抗疾病的心理准备,掌握药物服用的正确方式以及应对不良反应的措施。

2.饮食护理

低盐、低脂、优质蛋白、易消化饮食,同时适量补充维生素,避免进食生、冷、粗糙的食物,以免伤害胃肠黏膜。伴有肾功能不全时应限制蛋白质的摄入量 0.6～0.8g/(kg·d),限制钾、磷;伴有高血压、心功能不全、尿少时应限制钠(<2g/d)和水的摄入,以免加重患者循环负荷。

3.环境护理

对于呼吸系统受累的患者,注意维持口腔卫生,勤漱口,保持居住环境干燥通风,避免湿冷;对于心脏及神经系统受累的患者,注意维护周围环境安静,避免嘈杂喧闹。

(二)专科护理

1.肉芽肿性多血管炎脏器受累护理

(1)上呼吸道:口腔病变患者需保持口腔清洁、干燥,定时漱口,鼻部病变的患者可使用清鱼肝油滴鼻软化血痂,使鼻腔保持清洁通畅,嘱患者不要用手挖鼻腔内血痂,不用力擤鼻涕,如鼻出血严重,可使用 0.1% 肾上腺素棉球填塞,局部冰敷。

(2)肺部:如有咳嗽咳痰的症状,指导患者拍背促进排痰,观察患者有无咯血或者痰中带血,注意其是否并发呼吸困难,必要时给予吸氧。

(3)肾脏:指导患者肾病饮食,记录 24h 尿量,定时监测血压、心率。

(4)心血管:帮助患者保持良好的情绪,不易急躁,监测血压,避免剧烈活动。

(5)神经系统:中枢神经受累患者注意卧床休息,避免劳累跌倒,密切观察其病理征变化,外周神经受累患者注意保持皮肤清洁,避免外伤。

2.用药护理

考虑到患者服用药物主要的不良反应,需要定期监测患者的血糖、血压,定期复查血常规、肝肾功能、电解质等辅助检查,并向患者讲解药物的作用及不良反应,反复教育患者遵医嘱用药,切忌自行加、减药量或停药。

(三)健康宣教

患者出院时要做好宣教工作,指导患者在院外要严格按医嘱正确用药,定期复查,遵医嘱调整激素用量,切忌随意停药或减量;生活规律,加强营养,合理饮食,注意劳逸结合,戒烟酒,避免到公共场所,防止受凉劳累;如病情变化及时就诊。

九、特别关注

(1)根据 GPA 患者受累脏器制订个体化护理方案。

(2)指导 GPA 患者正确服药及应对药物不良反应。

十、知识拓展——利妥昔单抗在 GPA 中的治疗进展

GPA 属于罕见的 ANCA 相关性小血管炎。近年来,ANCA 相关性血管炎(AAV)的发病率逐年增加,其中部分原因是人类对这一类复杂疾病的认识增多。AAVs 每年的发病率在百

万分之二十左右,其中,肾脏受累在发病初期大概占到50%,而在病程中可高达70%~80%。典型的肾脏病理改变为局灶节段性以及坏死性新月体型肾小球肾炎伴有血管壁免疫球蛋白沉积80%的GPA患者可以出现急进性肾小球肾炎,及时的诊断及早期的干预治疗才有可能阻止终末期肾病的发生。

目前GPA常规的治疗方案包括激素和免疫抑制剂,二线药物一般首选环磷酰胺。然而上述治疗并不是对所有患者均有效,且出现白细胞降低、肝肾功能受损、感染等不良反应的风险极大。抗中性粒细胞胞质抗体已被证实与GPA的发病机制相关,因此,针对产生这些抗体的B细胞的治疗成为AAV治疗的新靶点。近年来有研究显示,一种针对B细胞的抗CD20单克隆抗体(rituximab,利妥昔单抗)治疗严重的GPA的疗效与环磷酰胺相比无明显差异,而不良反应的发生率明显降低。1997年rituximab首次被美国FDA批准用于治疗非霍奇金淋巴瘤,此后被批准用于治疗对TNF-α无应答的类风湿关节炎。现在也有研究涉及rituximab治疗狼疮肾炎、膜性肾病以及局灶硬化性肾小球肾炎。B细胞可能在GPA的发病机制中扮演重要角色,除了作为产生包括ANCA在内的抗体的浆细胞的前体细胞,同时发挥了包括共同刺激、细胞因子、抗原递呈等的作用。因此清除或者抑制B细胞的功能也是rtuximab治疗GPA的原理。在2011年美国FDA已经批准这一适应证。

血管炎的治疗分为诱导缓解和维持缓解,这也适用于rituximab治疗GPA。对于严重及难治性的GPA,rituximab的经验性使用方案是每周375mg/m²,4周,这一剂量和方案的疗效经过临床试验验证且被FDA采纳。

虽然rituximab的安全性较高,但仍有需要关注的不良反应,包括感染、白细胞降低、低丙种球蛋白血症、进行性多灶性脑白质病等。另外对于某些特殊人群比如肾移植患者和孕妇(FDAC级),rituximab的安全性尚不明确,因此使用需谨慎。

第三节　炎性肌病

一、概述

炎性肌病是以横纹肌非化脓性炎症为特征的一类结缔组织病,分为多发性肌炎(PM)、皮肌炎(DM),包涵体肌炎等。临床上以多发性肌炎和皮肌炎最常见。我国PM/DM的发病率尚不清楚,可见于任何年龄,发病年龄分布呈双峰型,10~15岁形成一个小峰,45~60岁形成一个大峰,而青春期及年轻人发病相对较少。总的男女发病率之比为1:2.5。

二、病因

该病确切病因目前尚不清楚,一般认为与遗传和病毒感染有关。

三、病理

(1)自身免疫异常。

(2)肌肉血管内有免疫复合物沉淀及毛细血管增厚,致使内皮细胞损伤和毛细血管栓塞,引起肌肉缺血或肌纤维坏死。

四、诊断要点

(一)临床表现

(1)对称性肢带肌呼吸肌、颈肌及吞咽肌无力为特征,全身症状可有发热、关节痛、乏力、畏食和体重减轻。

(2)典型皮疹。

(3)常累及多种脏器亦可伴发肿瘤和其他结缔组织病。

(4)儿童皮肌炎常伴有血管炎异位钙化、脂肪代谢障碍,皮疹和肌无力常同时发生。

(5)其他结缔组织病常伴有 DM 或 PM,称为重叠综合征。

(6)恶性肿瘤相关 DM 或 PM,对于 40 岁以上的患者,应警惕恶性肿瘤的存在,常见于肺癌、乳腺癌、卵巢癌、胃肠道肿瘤和淋巴瘤等。

(二)辅助检查

(1)实验室检查:常规化验、尿肌酸测定、肌红蛋白的测定、自身抗体检查、肌酶谱检查。

(2)肌电图检查。

(3)肌肉活检。

(4)磁共振(MRI)。

(三)PM/DM 的诊断标准诊断

PM/DM 的要点如下:

(1)四肢对称性近端肌无力。

(2)肌酶谱升高。

(3)肌电图示肌源性改变。

(4)肌活检异常。

(5)皮肤特征性表现。

上述 5 项全具备为典型 DM;具备前 4 项为 PM;前 4 项具备 2 项加皮疹为"很可能 DM";具备前 4 项中 3 项者为"很可能 PM";前 4 项中 1 项加皮疹者为"可能 DM";仅具备前 4 项中 2 项者为"可能 PM"。在诊断前应排除肌营养不良、重症肌无力、系统性红斑狼疮等。还应注意检查是否存在其他结缔组织病和恶性肿瘤等。

五、治疗

(一)一般治疗

(1)避免感染。

(2)急性期以卧床休息为主,缓解期可适当锻炼。

(3)进食高蛋白、高热量饮食。

(二)药物治疗

(1)首选糖皮质激素,重症患者可用甲泼尼龙静脉滴注。一般患者可用口服泼尼松。

(2)重症或对糖皮质激素反应不佳者,应加用免疫抑制剂。最常用的免疫抑制剂为氨甲蝶呤、环磷酰胺和硫唑嘌呤等。皮肤损害者可加用奥沙尼喹。危重患者可用大剂量免疫球蛋白静脉冲击治疗。

(三)手术治疗合并

恶性肿瘤的患者,可行手术治疗。

六、主要护理问题

(1)躯体活动障碍与关节疼痛、肌萎缩、肌无力有关。

(2)皮肤完整性受损与免疫功能缺陷导致皮肤损害及血管炎性反应有关。

(3)低效性呼吸形态与呼吸肌无力、间质性肺炎等有关。

(4)舒适度改变与疼痛有关。

(5)营养失调——低于机体需要量与消化道受累有关。

(6)便秘与消化道平滑肌受累肠蠕动减慢、腹肌及肛门括约肌病变有关。

(7)有感染的危险与使用激素免疫抑制剂治疗及吸入性肺炎等有关。

(8)焦虑/恐惧与疾病久治不愈有关。

七、护理目标

(1)患者主诉关节疼痛减轻或消失。

(2)患者及家属学会皮肤护理。

(3)增强营养,满足机体需要量。

(4)患者学会预防感染的措施。

(5)患者学会关节功能锻炼。

(6)焦虑/恐惧程度减轻,积极配合治疗及护理。

八、护理措施

(一)一般护理

1.心理护理

(1)心理支持:床位护士要详细了解患者的基本资料,主动接触患者,了解其焦虑和恐惧的原因及程度,以热情的态度、优良的服务,舒适的环境取得患者的信任,减轻其紧张和恐惧。劝导患者家属多给予患者心理支持。

(2)增强自我信心:因疾病容易引起自我形象紊乱、脏器功能损害,患者多有急躁或压抑等心理变化。女性患者更容易因皮肤病变而焦虑、自卑,应主动与患者交流,详细解答患者提出的疑问,讲解治疗成功的病例,树立战胜疾病的信心,保持良好状态,积极配合治疗和护理。

(3)安全护理:观察患者心理变化,针对精神、行为异常的患者,加强巡视,做好安全防护措施,防止自杀、自伤等意外发生。

(4)舒缓焦虑:鼓励患者多参加社会活动,培养丰富的兴趣爱好(如音乐、看书、按摩等),学会自我放松,舒缓情绪。

2.饮食护理

应进食富含蛋白质、维生素、低盐易消化食物,禁辛辣及刺激性食物,保证营养均衡,增强抵抗力。服药期间应进食高钾、高蛋白、高钙、低盐饮食。

3.环境与休息

(1)应保持室内环境清洁,通风良好、温湿度适宜,创建良好的休息环境。

(2)患者在急性期,应卧床休息,避免活动,以免肌肉损伤。协助患者取关节功能位,定时按摩受压部位及翻身,预防压疮。

(二)专科护理

1.炎性肌病常见症状的护理

(1)肌无力的护理。

1)评估患者肌力的分级:0 级,完全麻痹,不能作任何自主运动;Ⅰ级,可见肌肉轻微收缩;Ⅱ级,肢体能在床上平行移动;Ⅲ级,肢体可以克服地心吸收力,能拍离床面;Ⅳ级,肢体能做对抗外界阻力的运动;Ⅴ级,肌力正常,运动自如。

2)评估患者有无进行性肌萎缩:肩胛带肌、四肢近增肌群受累——下蹲、起立、上楼、举物、抬臂困难等,颈部和咽部肌群—抬头及吞咽困难,助间肌、膈肌受累——呼吸困难,眼肌受累—复视,心肌受累——心肌炎,消化道受累—食管蠕动减弱,舌肌面肌受累——咀嚼及发音困难,肛门、膀胱括约肌受累——大小便失禁,肺脏受累——慢性纤维化对四肢肌无力、长期卧床患者,应定时翻身、按摩等,预防压疮及皮肤擦伤,提供日常生活护理,协助并鼓励坚持功能锻炼。

3)急性期后:应及早做带有一定强制性和强度的肢体被动运动,防止肌肉强直、肢体挛缩,对吞咽困难、进食反流、呛咳患者,选择合适的体位,缓慢进食流质或半流质食物,少量多餐,吞下食物后继续空吞咽 2~3 次以助食物完全通过咽部,同时保持坐立位 30~60min,严重者可留置胃管鼻饲呼吸肌受累的患者,应积极给予吸氧及排痰,预防肺部感染和保持呼吸道通畅(如:雾化吸入、气管插管成切开)对发音困难患者,鼓励进行肢体语言及书面交流。

(2)皮肤护理。

1)评估患者皮损的面积、部位及形态保持局部皮肤干燥,清洁及完整性;有水泡皮肤完整时可涂炉甘石洗剂,有渗出可外用莫匹罗星或 39%盐酸溶液湿敷,必要时可外用凡士林防止皮损加重,伴感染者,可根据情况给予清创换药处理。

2)用清水清洁皮肤,避免使用碱性肥皂、化妆品及接触刺激性的物品(如:烫发制、染发剂等)肌内及静脉注射时,应避开皮损部位,静脉注射尽量使用留置针保持床单位整洁、干燥、避免日光浴,注意保暖。

(3)关节、肌肉肿痛护理。

1)评估患者关节活动受限及肿胀程度;关节、肌肉疼痛的程度、性质、部位及持续时间体位与休息:急性期应卧床休息,减轻关节、肌肉的负荷,协助患者取舒适体位,尽可能保持关节功能位;恢复期,指导患者进行功能锻炼。

2)合理运用止痛措施,提供舒适的环境,避免过于寂静或嘈杂的环境,以免增加患者的疼痛感,使用放松疗法如听音乐、按摩、针灸,指导通过想象分散患者注意力,减轻疼痛感,遵医嘱使用止痛药,告知遵医嘱用药的重要性及不良反应的观察。

(4)预防感染。

1)保持口腔清洁,可用益口漱口,每日 3 次,有真菌感染者可用制霉菌素漱口液、2%碳酸氢钠溶液漱口,鼻饲时应行口腔护理,每日 2 次。

2)指导患者学会感染危险因素的观察及预防方法,如:观察体温变化、深呼吸运动、多饮水、翻身拍背、有效排痰等严格执行无菌技术操作原则和消毒隔离制度＋吸痰时应保持无菌操作,负压调节适中,动作轻柔,避免呼吸道黏膜损伤,医疗器械和用品,定期进行消毒(如呼吸机管道,雾化吸入器,吸痰器等)室内经常通风换气,避免受凉,限制探视,紫外线消毒每日2次,每次30min,地面及物品均用高效广谱含氯消毒剂消毒。

2.功能锻炼

(1)吞咽功能训练:包括开颌与闭颌、闭唇、咀嚼和唇角上抬,舌伸出、侧伸和舌尖舌身抬高,喉抬高训练,咽部的刺激等,配合吹纸片、吹蜡烛、鼓腮等运动,每日4次,每次10～15min。

(2)呼吸功能训练:包括腹式呼吸、缩唇式呼吸、有效咳嗽排痰训练等,每日4次,每次15～30min。

(3)全身功能锻炼。

1)急性期卧床休息,避免剧烈运动,用软枕垫高疼痛关节,保持舒适体位,适当做关节、肌肉的被动运动以防止肌肉萎缩。并尽可能减少肌电图操作、针刺等。恢复期指导进行功能锻炼,适当的被动和主动运动(如:屈伸肘、抬双膝、屈膝抬臀、梳头、握拳及吞咽动作等),并配合理疗及按摩、推拿等方法,防止肌肉萎缩。锻炼应循序渐进,活动度以患者不感觉劳累为宜。并根据患者的肌肉恢复程度增加活动量,避免过度劳累,切忌剧烈运动。

2)运动前应充分的做好准备活动:如转头、伸展运动、抬腿、蹲下、起立、举物、慢跑、爬楼、散步、太极拳、热敷、肌肉按摩等活动。

(4)肢体功能锻炼。

1)按摩四肢:患者取平卧位,肢体放置舒适,从远心端到近心端,由轻而重,力度深达肌肉,先用回摩、推摩法,再用揉搓法进行按摩,每日1次,每次5～10min。

2)肌力0级,协助患者做肢体被动运动,肌力1～2级,护士守护,患者自己做肌肉舒展运动,自行持物、翻身、起立、坐下等。肌力3～4级,在医务人员保护下,做床旁行走、站立等活动。

(5)随着患者体力恢复,生活尽量自理,嘱其在家人陪伴下,进行室外活动(如上下楼梯、散步、慢跑等)。

3.观察有无肿瘤迹象

PM和DM患者常发生恶性肿瘤,注意观察有无肿瘤迹象,如:顽固的皮损体重迅速减轻,以及各种药物治疗无效的重症者,常提示有恶性肿瘤,及时与医生联系,进一步检查确诊。

(三)健康宣教

1.疾病知识指导

(1)向患者及家属说明本病的相关知识,使患者正确对待疾病,作好长期治疗的心理准备。

(2)合理安排生活,劳逸结合,告知患者尽量少去公共场所,预防上呼吸道感染。

2.避免诱因

(1)避免一切诱因,如感染、寒冷、创伤、情绪受挫、过度疲劳等。

(2)有皮损患者避免日光照射。

(3)一切预防接种的女性患者应避孕。

3.饮食指导

指导患者进食时应缓慢吞咽,少量多餐,宜进食清淡,富含高钙及维生素,低盐、优质蛋白、易消化食物,避免摄入刺激性食物如咖啡、浓茶等。

4.用药指导

告知患者药物的作用及不良反应,嘱出院后继续执行治疗方案,规律用药,不要因症状的减轻自行增减剂量或停药。

5.运动与休息

嘱患者进行适量活动,经常进行肢体功能锻炼,循序渐进,制订合理的功能锻炼计划。

6.皮肤护理

(1)保持口腔卫生,预防真菌感染。

(2)保持皮肤清洁干燥。

(3)防止破损告知患者勿用碱性肥皂及化妆品,避免接触刺激性的物品(如烫发剂、染发剂等)。

7.病情监测

学会观察药物的不良反应及病情危重的征象,如呼吸肌、吞咽肌无力等,一旦发生病情变化,应及时就医。

8.随访

定期门诊随访,复查血常规、肝肾功、电解质、血压、血糖、体重等。

九、特别关注

(1)健康宣教及自我护理。

(2)心理护理。

(3)呼吸肌及咽肌无力的护理。

十、前沿进展

(一)药物治疗

糖皮质激素为本病的首选一线药物,激素与免疫抑制剂的联用可提高疗效,减少激素用量,避免不良反应。近年来,丙种球蛋白已被广泛用于对常规激素或同时联合免疫抑制剂治疗效果欠佳或不能耐受其不良反应者,取得一定的疗效。有文献报道对于难治性、重症患者使用免疫抑制剂无效时可考虑行血浆置换治疗。也有学者使用生物制剂(TNF-α抑制剂及抗CD20 单抗等)治疗,多数显示病情有不同程度的改善,但因缺乏大样本临床随机对照试验研究结论,对该药的使用安全性及确切的疗效仍需研究证实。

(二)护理进展

本病使患者不仅要面对认知、生理、心理、家庭、社会等的各种挑战,还要面对疾病带来的生理改变,而不良情绪和心理状态会影响疾病的转归及预后,因此疏导患者情绪,积极配合治疗,有利于该病的缓解及预后。该病的心理护理至关重要。

(三)患者随访

本病为慢性渐进性疾病,为控制症状,缓解病情,需长期坚持用药,因此患者的自我监测及定期复查,起着至关重要的作用。研究表明通过电话、门诊、网络随访方式指导患者日常生活及后续治疗中需关注的问题,以及开导患者情绪,能进一步提高患者的生存质量,减少疾病的复发。

十一、知识拓展——无肌病皮肌炎

无肌病皮肌炎(ADM)是指仅有皮肤损害或者以皮肤损害为主的皮肌炎类型,包括无肌病皮肌炎(ADM)和微肌病皮肌炎(HDM),近年来相继有文献报道该病合并肺间质纤维化(ILD)达到100%,且部分为急进行重症间质性肺炎,甚至危及生命。ILD在恶化前治疗比在恶化后治疗更有助于延缓疾病进展,延长患者生存期。文献报道ADM与皮肌炎一样可以合并恶性肿瘤。

鉴于ADM早期表现完全有可能仅局限于某一个器官,若临床上以呼吸道症状就诊的患者,抗感染治疗无效,肺CT出现间质性肺炎表现,应详细询问病史及查体,明确是否合并皮疹、雷诺现象、关节炎等症状,并尽可能明确是否合并肿瘤,及早行肌酶谱、肌电图、抗核抗体、抗Jo—1抗体等检查。仅有皮肤病变而长期随访未发现ILD、恶性肿瘤证据的患者预后良好,所以要求临床上提高对疾病的认识,减少误诊误治,早期诊断,早期治疗,有利于控制患者病情的进一步发展。

ADM目前的诊断标准由Euwo等1991年提出的:

(1)患者必须有Gottron丘疹并伴有眶周的水肿性淡紫色斑疹。

(2)皮损活检:HE染色病理符合皮肌炎改变。

(3)患者有皮肤损害后2年内临床上没有任何近端肌受累的表现。

(4)在病程的最初2年内患者的肌酶谱,包括肌酸激酶(CK)和醛缩酶(ALD)正常。

本病目前尚无特异性自身抗体,研究者在ADM患者血清中发现具有CADM抗体的患者肺间质性疾病进展更快,推测140kD的多肽抗体CADM—140可能是ADM诊断的新型标志物。

第四节　痛风

痛风是由于嘌呤代谢紊乱和(或)尿酸排泄减少致血尿酸增高引起的一组疾病。临床特点为高尿酸血症、尿酸盐结晶沉积所致特征性急性关节炎、反复发作发展至慢性痛风性关节炎及痛风石,常累及肾脏;严重者可出现关节致残、肾功能不全。痛风患者常与肥胖、高脂血症、糖尿病、高血压及心脑血管病伴发。

一、护理评估

(一)相关因素

痛风分为原发性和继发性两大类。原发性痛风有一定的家族遗传性,约10%~20%的患者有阳性家族史。除1%左右的原发性痛风由先天性酶缺陷引起外,绝大多数发病原因不明。继发性痛风由其他疾病所致,如肾脏病、血液病或由于服用某些药物、肿瘤放化疗等多种原因引起。

(二)典型症状

1.急性期

常于夜间发作的急性单关节炎,剧痛如刀割样;关节局部红肿发热、触痛明显。好发于第一跖趾关节。

2.间歇期

急性期缓解后,发作部位的皮肤加深。

3.慢性期

痛风石的出现,典型部位为耳郭,也常见于足趾、手指、腕、踝、肘等关节周围。发生于关节内,可造成关节软骨及骨质侵蚀破坏,出现关节肿痛、强直、畸形。

4.肾脏病变期

肾脏损害可分别出现水肿、蛋白尿、尿酸结石、尿酸结晶、肾盂肾炎、尿路梗阻及肾功能衰竭。导致尿酸炎肾病、尿酸性尿路结石、急性尿酸性肾病。

(三)实验室检查

血尿酸的测定、尿尿酸的测定、红细胞沉降率、CRP。

(四)辅助检查

1.关节腔穿刺及痛风石检查

可发现尿酸盐结晶。

2.X 线检查

尿酸性尿路结石 X 线检查不显影。

3.超声检查

行肾脏超声检查可了解肾损害的程度。

(五)常见护理问题

(1)疼痛。

(2)活动受限。

(3)皮肤完整性受损。

(4)知识缺乏。

(六)心理社会方面

评估患者对疾病的认识能力(如诱因、饮食习惯、调整饮食结构);评估患者慢性和急性发作的频度、对于慢性疼痛自控能力;了解患者如何自我调整因自信心的丧失引起心理的一系列反应。在长期病程中对这些反应和调整的处理也许会导致他们出现新的问题,而且还有赖于患者的社会支持(家庭、朋友、同事等)。对于继发性痛风的患者,指导其积极配合治疗原发病,以缓解痛风症状。

二、护理措施

(一)一般护理

关节疼痛时卧床休息,疼痛缓解 3d 后开始恢复活动。发作时避免关节负重,抬高患肢,可局部冷敷,24h 后可行热敷、理疗、保暖,可减少疼痛。

(二)专科护理

1.疼痛的护理

发作时卧床休息,避免关节负重,抬高患肢,可局部冷敷。疼痛缓解 3d 后开始恢复活动,可行热敷、理疗、保暖,减少疼痛。出现腰、腹部疼痛,要警惕尿路结石的发生。护士应认真听取患者的主诉,评估疼痛的性质、程度,配合医生完善各项相关检查。对于继发性痛风,应首先积极治疗原发病。

2.饮食护理

(1)在急性发作时,应选用无嘌呤食物如脱脂奶、鸡蛋、植物油等,病情缓解后可选用低嘌呤食物,如富强粉面包、饼干、稻米饭、蔬菜、水果等。

(2)发作期患者常无食欲,因此应给予足量牛奶、鸡蛋,多食用水果和蔬菜。食物应尽量精细,如面包、稻米饭等,全天液体摄量应在 3000mL 以上,两餐之间可用碳酸氢钠类液体。

(3)控制体重,避免过胖,限制脂肪及动物蛋白,以食用植物蛋白为主。

(4)慢性期或缓解期应选用低嘌呤饮食,每周应有 2d 无嘌呤饮食,饮食中注意补充维生素及铁质,多食水果及黄绿叶蔬菜。

3.用药护理

(1)秋水仙碱此药同时加用非甾体抗炎药可减少相应剂量。该药治疗剂量与中毒剂量十分接近,用药过程中应密切观察用药后的反应,严格遵医嘱给药 0.5～1mg 每 2h 服药 1 次,至患者有恶心、腹泻时停药,24h 内总剂量不应超过 6mg。

(2)间歇期和慢性期的治疗为促尿酸排泄药及抑制尿酸生成药,如别嘌呤醇。服用此两种药时注意胃肠道反应、肝肾功能损害。

(3)服用碱性药物如碳酸氢钠,有利于尿酸溶解和排泄,同时大量饮水,增加尿量,记录出入量,配合留取尿标本。

(4)关节腔穿刺护理穿刺前向患者做好宣教,备齐用物,协助医生做好穿刺术中配合,严格无菌操作,以防感染。术后定时观察穿刺处情况,警惕局部出血。

(三)心理护理

告知患者此病为慢性疾病,饮食是控制疾病的要点,保持各关节功能位,维持关节正常活动。

三、健康指导

(1)急性发作期应卧床休息,抬高患肢,避免关节负重,可局部冷敷。疼痛缓解后方可恢复活动,可行热敷、理疗、注意保暖。

(2)慢性期患者经过治疗,痛风石可能缩小或溶解,关节功能可以改善,肾功能障碍也可以改善。

(3)低嘌呤饮食,多食偏碱性的食物;禁食高嘌呤食物,如动物内脏;忌暴饮暴食及酗酒;控制体重避免过胖。

(4)发生尿酸性或混合性尿路结石者易并发尿路梗阻和感染,会出现下腹部绞痛、排尿不畅、尿频、尿急、尿疼等症状,应及时就诊。

(5)保持情绪的稳定,避免寒冷、饥饿、感染、创伤、情绪紧张等因素诱导疾病复发。遵医嘱定期复查,如尿酸、血象、肝肾功能。

第五节 贝赫切特病

一、概述

贝赫切特病(BD)又称为白塞病,是一种全身性、慢性、血管炎性的自身免疫性疾病,可累及各个系统和脏器。它是一种以口腔溃疡、外阴溃疡、眼炎及皮肤损害为临床特征的、累及多个系统的慢性疾病。病情呈反复发作和缓解交替过程。部分患者可遗留视力障碍,有少数患者因内脏损害死亡,大部分患者的预后良好。多见于年轻人,发病年龄为25~35岁。发病率在不同地区差别较大,我国一般北方高于南方地区,约为14/10万。男女比为0.77:1,但男性患者内脏器官及眼受累比例高于女性。

二、病因

确切病因尚不明确,目前认为与以下因素有关。①环境与感染:与结核、单纯疱疹病毒和溶血性链球菌等可能有关;②自身免疫:抗口腔黏膜抗体出现、免疫球蛋白增高及淋巴细胞浸润提示免疫紊乱;③遗传因素:患者群HLA-B5及B51基因型较多;④地理因素;⑤种族因素。

三、病理

非特异性血管炎是贝赫切特病主要病理特点。另一特点是在血管炎的基础上形成有血小板、白细胞黏附于血管管壁内皮细胞的血栓,使血管腔狭窄,组织缺氧变性、功能下降。

四、诊断要点

(一)临床表现

1.基本症状

(1)口腔溃疡:口腔溃疡多为首发症状,约9%的患者有反复发作的口腔溃疡。可发生于口腔黏膜的任何部位和舌部及扁桃体,但最好发于口唇、颊部黏膜及舌面,大多不留瘢痕。

(2)眼部症状:约43%的患者有反复发作的眼病变,发作有一定的周期性,每发作一次,病情加重一次;临床表现多样,有反复发作的角膜炎、前房积脓、虹膜睫、状体炎、脉络膜炎、视网膜炎、视神经炎、视神经萎缩、结膜炎等,眼部损害常可导致视力减退甚至失明。

(3)外生殖器溃疡:约86%的患者有外生殖器溃疡。女性以阴唇溃疡多见,多在小阴唇和大阴唇的内侧,男性好发于阴囊、阴茎,亦可发生于会阴及肛门周围。溃疡边缘不整齐及内陷比口腔黏膜溃疡要深,愈合后留有瘢痕,周围炎症显著。

(4)皮肤病变:约95%患者有皮肤病变。以结节性红斑最多见,亦可见多形性红斑及痤疮样毛囊炎,针刺皮肤有过敏反应,用消毒针刺皮肤会出现小丘疹或脓疱。

2.系统症状

(1)心血管系统的表现:大中小动静脉均可有血管炎,炎症使血管壁增厚,继而致管腔变窄,使血流缓慢,组织供血不足。长期的炎症反应使动脉壁的弹力纤维受损,失去韧性形成动脉瘤样的局部扩大。当脑动脉狭窄时,患者会出现头晕、头痛;冠状动脉狭窄时可出现心肌缺血,甚至心肌梗死;肾动脉狭窄时患者会出现肾性高血压等。

(2)胃肠病变:可引起整个消化道和黏膜溃疡,回盲部受累最多。患者常有腹痛,局部伴有压痛、反跳痛;其次表现为恶心、呕吐、腹胀、食欲缺乏、腹泻、吞咽不适等。重者可合并消化道出血、肠麻痹、肠穿孔、腹膜炎、食管狭窄等。

(3)神经系统症状:病情严重,危害性最大,表现多样化。反复发作阵发性头痛最常见。神经系统症状较其他症状出现晚,可出现头晕、记忆力减退、严重头痛、运动失调、精神异常、反复发作的不同程度的截瘫和昏迷等。根据症状分为脑干损害、脑膜炎、良性颅压增高、脊柱损害、周围神经受损。

(4)关节及肌肉症状:表现为单个关节或少数关节的肿痛。四肢大小关节及腰骶等处均可受累,以膝关节多见,无关节畸形及骨质破坏,有不同程度的功能障碍,可恢复正常。

(5)肺部病变:少数患者出现肺部病变。可出现咯血、胸痛、气短、肺梗死等。

(6)肾病变:可见血尿、蛋白尿。

(7)其他症状:附睾炎、低热、乏力、食欲缺乏、心肺及肾损害。

(二)辅助检查

(1)血液学检查:血沉、C反应蛋白、红细胞沉降速度及白细胞分类。

(2)皮肤针刺试验。

(3)影像学检查。

(4)血管造影。

(5)内镜检查。

(6)眼部检查。

(7)超声心血管检查等。

(三)诊断标准

国际白塞病委员会分类诊断标准(国际标准)如下:

1.反复口腔溃疡

1年内反复发作至少3次。

2.眼部病变

如前和(或)后葡萄膜炎,裂隙灯检查玻璃体内可见有细胞,视网膜炎。

3.皮肤病变

如结节性红斑病、假性毛囊炎、脓性丘疹、痤疮样皮疹。

4.针刺试验呈阳性

用无菌皮下注射针头在前臂屈面斜行刺入皮下再退出,48h后观察。如在穿刺部位出现红色丘疹或伴小脓疱者为阳性。

凡有反复口腔溃疡并伴有其余4项中2项以上者,可诊断本病。

五、治疗

(一)一般治疗

急性活动期尤其是重要脏器受累时,应卧床休息。发作间歇期应预防复发,保持口腔内、眼部、会阴和皮肤清洁,避免进食刺激性食物,及时控制口腔咽部感染。食用富有营养及易消化的食物,忌生冷食物及饮酒。

(二)药物治疗

1.局部治疗

糖皮质激素制剂的局部应用,口腔、外阴溃疡者涂抹糖皮质激素软膏,可使早期溃疡停止进展或减轻炎症性疼痛;前葡萄膜炎给予糖皮质激素眼药水或眼药膏。

2.系统性治疗

(1)糖皮质激素:泼尼松、甲泼尼龙等。

(2)非甾体抗炎药:主要对关节炎的炎症有疗效。

(3)秋水仙碱:对有关节病变及结节性红斑者有效,对口腔溃疡者也有一定疗效。

(4)沙利度胺:对皮肤病变、黏膜溃疡,特别是口腔黏膜溃疡有疗效。妊娠女性禁用。

(5)免疫抑制药:硫唑嘌呤、氨甲蝶呤、环磷酰胺、环孢素、雷公藤总甙。

(6)其他:α—干扰素、TNF—α单克隆抗体。

(三)治疗

非药物治疗外科治疗。

六、主要护理问题

(一)疼痛

与炎性反应有关。

(二)皮肤、黏膜完整性受损

与反复溃疡、皮肤损害有关。

(三)消化道出血的危险

与反复消化道溃疡有关。

(四)意识障碍

与神经系统病变有关。

(五)焦虑

与病情易反复,久治不愈有关。

(六)知识缺乏

缺乏疾病治疗、用药和自我护理知识。

七、护理目标

(1)减轻局部症状。主诉疼痛缓解或消失。

(2)皮肤黏膜损伤减轻或恢复完好。

(3)增强患者自护能力,防止消化道出血,防止其他器官损害的发生。

(4)患者情绪稳定,正确面对自身疾病,积极配合治疗。

(5)患者对疾病相关知识了解并学会自我监测和护理。

八、护理措施

(一)一般护理

1.心理护理

该病为慢性病,病情比较长,效果不能达到立竿见影。

(1)告知患者保持心态,告诉患者要树立长期治疗,战胜疾病的信心,保持良好的情绪。

(2)了解相关情况,让患者认识贝赫切特病,了解相关知识。

(3)生活规律,尽量避免过度紧张的工作和生活,生活起居要有规律。

(4)鼓励患者,表达自身感受,并得到家庭、社会支持。

(5)针对个体情况,进行针对性心理护理。

2.饮食护理

(1)饮食应清淡,根据溃疡的程度选择软食、半流质、流质、易消化、富含蛋白质和维生素的食物。

(2)多食新鲜的蔬菜和水果,多饮水,每日饮水量在 2500mL 以上。

(3)避免进食刺激性食物,减少进食过硬、过热的食物,少食辛辣、生冷、海鲜等食物,戒烟酒。

(4)加强营养,提高机体抵抗力。

3.环境与休息

(1)居住环境应干燥、清洁、阳光充足、通风良好。

(2)生活应有规律,避免劳累,注意保暖,防止受凉感冒。

(3)病情严重患者应卧床休息,病情缓解时,注意适当锻炼,增强自身防病能力。

(4)劳逸结合保持良好情绪,注意清洁卫生,防止各种感染。

(二)专科护理

1.基本症状的护理

(1)口腔护理。

1)评估患者口腔溃疡的部位、大小、数量、形状、颜色、有无渗出物、溃疡。

2)发生时间和愈合时间及溃疡的分级。

3)保持口腔清洁,加强餐前、餐后及睡前漱口。

4)使用软毛牙刷刷牙。口腔溃疡严重时禁止使用牙刷改用消毒棉球和漱口液;选用两种以上漱口液交替使用。

5)避免进食温度高、硬、有刺激的食物。口腔溃疡严重时应进食流质或半流质饮食。

6)口唇干燥者,涂抹唇油。

7)疼痛严重患者可用生理盐水配制成 0.5% 利多卡因溶液漱口,或用制霉菌素 10~20 片加进生理盐水 500mL 和复方硼砂液 120mL 分次漱口;口腔黏膜覆盖假膜时,应涂片查霉菌,溃疡面外涂锡类散。

(2)眼部护理。

1)评估患者有无视物模糊、视力减退;眼结膜是否充血、有无分泌物,检查分泌物性质、量。

2)眼球疼痛或有畏光、流泪、异物感及飞蚊感者少看书、电视,注意休息。

3)经常清洁眼睛,清除眼部分泌物。

4)眼部有感染时可以白天滴眼药水,晚上涂眼膏并用纱布盖好,点眼药时,保持双手清洁,药水不可触及睫毛,以避免污染眼药,以免再次使用时加重眼部感染。

5)注意不要留长指甲。勿用手指揉眼,防止损伤角膜。

6)室内光线要暗,白天拉窗帘,避免阳光或灯光直接照射;外出应戴太阳帽成眼镜,以免风沙迷眼再损伤眼睛。

(3)外阴护理。

1)评估患者外阴溃疡的部位、大小、数量、形状、颜色、溃疡发生时间和愈合时间。

2)每日用温水冲洗患处,保持局部清洁、干燥;必要时用 1∶5000 高锰酸钾或 0.1% 安多福溶液进行冲洗,清洗后可外涂溃疡软膏。

3)溃疡期间避免性生活。

4)避免骑自行车成长时间步行,以免加重外阴损伤。

5)内裤选择宽松、柔软、优质纯棉,并勤用开水烫洗或阳光下暴晒。

6)女性患者月经期使用清洁卫生巾、卫生巾并及时更换,男性患者经常外翻包皮,防止溃疡面粘连在护理患者时动作应轻柔,避免摩擦患处。

(4)皮肤护理。

1)评估皮肤有无红斑、破损、感染等。

2)保持皮肤清洁、干爽,用温水清洗皮肤,避免使用碱性肥皂、乙醇及有刺激性的洗涤用品等。

3)穿全棉内衣;常更换内衣、内裤、被服、床单。

4)卧床患者注意定时翻身,避免拖、拉、推等动作,同时也可按摩受压部位,以促进局部血供,防止压疮发生有毛囊炎者切忌挤压,可用 0.5% 碘附溶液涂擦,如有溃破时,按外科无菌伤口处理,每日换药 1 次,换药时注意无菌操作,以防感染。

5)执行各种注射时严格无菌技术,注意提高成功率,避免同时多点穿刺,以降低针刺反应。针刺反应阳性患者静脉穿刺时直接从静脉上方或侧方入血管以保护静脉。为减少穿刺次数,可用静脉留置针,但要加强针眼处的消毒。

6)给患者剪短指甲以防抓破皮肤。

7)避免紫外线及阳光直射皮肤。

2.系统症状的护理

(1)消化道症状护理。

1)评估患者有无腹痛、腹胀、恶心、嗳气、压痛、反跳痛;有无便秘、黑便及胸骨后痛。

2)有腹痛、黑便等症状者,应及时给予胃肠镜检查。

3)根据溃疡的程度,选择软食、半流质、流质易消化、富含蛋白质和维生素的食物。

4)不进食过硬、过热的食物,少食辛辣、生冷、海鲜等食物,并戒烟酒。

5)有消化道出血者在出血停止后,以少食多餐为原则饮食。

6)应少食糖,以免产酸产气,防止呕吐和腹胀。

7)有腹膜炎者,采取半卧位以利于腹腔渗液局限。

(2)神经系统症状的护理。

1)评估患者神经精神症状,有无谵妄、幻觉、猜疑,情绪行为异常、头晕、头痛、血压升高。

2)严密观察神志、瞳孔、血压、心律、呼吸变化。

3)患者出现神志异常时注意保护患者,防止外伤和自伤,神志清醒时要加强心理疏导,保证充足的睡眠和休息。

4)遵医嘱使用脱水剂、糖皮质激素等药物。

（3）血管炎的护理。

1）评估患者皮肤颜色、温度，有无血压低、无脉或弱脉、头晕、头痛等症状。

2）观察患者的血压、末梢动脉搏动情况。

3）患者要避免劳累。

4）在急性期应避免剧烈运动、长时间站立和长时间坐姿，每次时间不宜超过半小时。

5）肢体出现血栓性静脉炎的护理，要注意患肢的保护与保温、防止撞伤、砸伤及冻伤、鞋袜应宽松，要保暖防寒；保持患肢清洁卫生，避免刺激损害皮肤；促进肢体血液循环，局部热敷；防止关节的挛缩，肌肉的萎缩；抬高患肢，促进回心血量，减轻患肢的肿胀。

（4）关节炎的护理。

1）评估关节疼痛的部位、关节数，有无红、肿、热、痛。

2）局部关节注意保暖，避免寒冷刺激。

3）对急性期、行动不便者给予生活上的照顾，关节疼痛时保持关节功能位，减少活动，将痛肢垫高，避免受压，疼痛便解时适当运动。

4）必要时遵医嘱使用非甾体消炎镇痛药，缓解患者疼痛。

（5）肺损伤的护理。

1）评估患者有无胸闷、咳痛、胸痛、咳痰等症状。

2）及时给予氧疗。

3）定时为患者拍背，指导患者进行深呼吸，有效地咳嗽、排痰等。

4）多卧床休息，采取舒适体位。

3.用药护理

（1）告知患者应告知患者坚持用药的重要性，在用药过程中不要随意换药、停用。

（2）讲解用药方法及注意事项，提高患者依从性。

（3）观察药物疗效及副作用。

（4）定期监测血压、血糖、电解质及肝肾功能等。

（三）健康宣教

1.饮食

（1）合理饮食，以清淡、易消化，富含蛋白质、维生素，含钾、钙丰富为宜；忌辛辣、刺激性食物；禁烟酒。

（2）避免进食温度高、硬的食物。

2.药物

遵循医嘱用药，勿自行停用。

3.运动

（1）急性期减少运动，缓解期适当运动。

（2）养成良好的生活习惯，进行功能锻炼。

4.自身防护

（1）增强抵抗力，注意个人卫生。

（2）保持口腔、皮肤、会阴清洁。

（3）注意保护眼睛。

（4）穿全棉宽松内衣。

5.复查

门诊随访,定期复查。

（四）并发症的处理及护理

1.消化道黏膜溃疡出血

（1）临床表现:呕血、便血、头昏、心悸、恶心、口渴、黑蒙或晕厥,皮肤由于管收缩和血液灌注不足而呈灰白、温冷;按压甲床后呈现苍白,且经久不见恢复;静脉充盈差,脉搏快而弱,血压下降。

（2）处理。

1）评估患者出血量。

2）监测患者意识、生命体征,出现异常情况,给予针对性的处理注意给患者保暖,保持侧卧遵医嘱输血、输液。

2.动静脉栓塞

（1）临床表现:动静脉血栓栓塞的症状表现为疼痛,脉搏弱或者无脉搏,皮肤温度低等。静脉血栓栓塞症是指静脉内血液异常凝结,导致血管完全或不完全阻塞。

（2）处理。

1）观察栓塞部位,注意临床表现、观察皮肤温度。

2）抬高患肢,血栓处禁止按摩。

3）防止血栓脱落引起肺栓塞。

4）出现异常情况,及时处理。

九、特别关注

（1）基本症状的护理。

（2）健康宣教。

（3）药物指导。

十、前沿进展

生物制剂用于治疗白塞病患者的葡萄膜炎和皮肤损伤等取得良好疗效。免疫耐受治疗可能会预防葡萄膜炎的复发。

（1）α-干扰素具有抗病毒及自然杀伤细胞的活性,治疗口腔损害、皮肤病及关节症状有一定疗效,也可用于眼部病变的急性期治疗。

（2）TNF-α单克隆抗体可有效缓解DMARDs抵抗白塞病患者的临床症状,包括皮肤黏膜损伤、葡萄膜炎和视网膜炎、关节炎以及胃肠道损伤等。

（3）免疫耐受疗法:已证实热休克蛋白(HSP)与白塞病有关。将HSP60的336～351序列多肽与佐剂一同注射于Lewis大鼠皮下,可诱发葡萄膜炎。口服与重组霍乱毒素B亚基(CTB)结合的这种HSP多肽,可以有效预防葡萄膜炎。该方法已用于Ⅰ/Ⅱ期临床试验。免疫耐受治疗不良反应较少,但还需MI期临床试验进一步证实才可用于治疗白塞病。一旦疗效得到证实,将成为一种较好的治疗选择,或者可与其他治疗方法联合应用。

十一、知识拓展——白塞病的中医治疗

白塞病的临床症状类似于中医之"狐惑病",其病名首见于《金匮要略·百合病狐惑阴阳毒病脉证并治第三》中,谓:"狐惑之为病,状如伤寒,默默欲眠,目不得闭,卧起不安,蚀于喉为惑,蚀于阴为狐,不欲饮食,恶闻食臭,其面目乍赤、乍黑、乍白。蚀于上部则声喝,甘草泻心汤主之。"中医治疗具有辨证论治、整体调节、不良反应小的特点,在疾病的发作及养护治疗中具有较大的优势。中医治疗白塞病,包括湿热论、热毒论、瘀热论、气阴两虚论、脾肾阳虚论、伏气温病论、络病论等不同治法。认为白塞病病机复杂,症状变化反复。临床治疗要辨证论治,圆机活法,发扬中医药在治疗白塞病中的优势作用。

第六节　原发性干燥综合征

一、概述

干燥综合征(SS)是一种侵犯外分泌腺体,尤以唾液腺和泪腺为主的慢性自身免疫病。本病可单独存在,称为原发性干燥综合征(pSS),亦可与已确定的自身免疫疾病,如类风湿关节炎、系统性硬化症、系统性红斑狼疮、皮肌炎等并存,称为继发性干燥综合征。

原发性干燥综合征属全球性疾病,在我国人群的患病率为 0.29%～0.77%本病女性多见,发病年龄多在 30～40 岁,也见于儿童。

二、病因

病因可能与以下因素有关:

(1)遗传因素。

(2)感染因素。

(3)性激素等。

三、病理

本病有两类主要的病理改变:①受累腺体间淋巴细胞的进行性浸润,腺体上皮细胞先增生,随后萎缩,被增生的纤维组织取代。②外分泌腺以外的病变,以血管炎为主。长期的血管炎可导致闭塞性动脉内膜炎。

四、诊断要点

(一)临床表现

1.眼部症状

由于泪腺分泌功能下降,患者自觉眼部干涩、"沙粒感、烧灼感、幕状感",眼睑沉重,视物模糊、畏光、泪液少,少数泪腺肿大,易并发感染,可有轻度结膜炎,严重者欲哭无泪。

2.口腔症状

患者述口干、严重者有吞咽困难、不能进食,需用水、汤送下。唇和口角干燥皲裂,有口臭。

(1)猖獗齿:牙齿发黑,呈粉末状或小块破碎,无法修补,最终只留下残根称猖獗齿。

(2)舌:舌面干,舌质红,舌背丝状乳头萎缩,患者诉疼痛。味蕾数目减少,进食无味。

(3)唾液腺炎:腮腺、颌下腺反复肿大,伴疼痛、发热。

3.皮肤

干燥如鱼鳞。

4.关节疼痛

70%～80%患者有关节疼痛。

(二)辅助检查

1.眼部检查

Schirmer(滤纸)试验、角膜染色、泪膜破碎时间。

2.口腔检查

唾液流率、腮腺造影、唾液腺核素检查、唇腺活检组织学检查。

3.血清免疫学检查

抗 SSA 抗体、抗 SSB 抗体、免疫球蛋白。

4.检测

尿 pH 检查。

5.其他

肺影像学、肝肾功能测定。

五、治疗

本病目前尚无根治方法。主要是采取措施改善症状,控制和延缓因免疫反应而引起的组织器官损害的进展以及继发性感染。

六、主要护理问题

(一)舒适的改变

口干、眼干与慢性炎性自身免疫疾病累及唾液腺、泪腺有关。

(二)皮肤完整性受损

与疾病累及皮肤有关。

(三)疼痛

与关节炎性病变有关。

(四)知识缺乏

缺乏疾病治疗、用药和自我护理知识。

(五)焦虑

与疾病久治不愈有关。

七、护理目标

(1)口眼干燥得到改善。

(2)破损皮肤不发生继发感染,不出现新的皮肤损伤,患者及家属学会皮肤护理。

(3)主诉疼痛消除或者减轻,能运用有效方法消除或减轻疼痛。

八、护理措施

(一)一般护理

1.心理护理

本病常因病变累及多系统而影响患者的生活、学习、社交、经济等,患者易出现负性心理反应,通过向患者交谈,介绍本病相关知识,讲解良好的情绪有利于病情的好转,列举成功的经验,使患者情绪稳定,积极配合治疗及护理。

2.休息与环境

卧床休息,待病情好转后逐渐增加活动量,保持病室适宜的温度及湿度,温度保持在18~21℃,湿度保持在50%~70%,可以缓解呼吸道黏膜干燥所致干咳等症状,并可预防感染。角膜炎者出门宜戴有色眼镜,居室环境光线宜暗。

3.饮食

饮食不仅使患者获得必需营养物质,在治疗过程中也起到一定的辅助作用,由于发热及口腔黏膜干燥引起的食欲减退,应忌食辛辣、过热、过冷、油炸食物,以及姜、葱、蒜、辣椒、胡椒、花椒、茴香等刺激性食物,以防助燥伤津,加重病情,忌烟酒,宜进食富有营养的清淡软食,补充体内必需的 B 族维生素,如多吃一些胡萝卜,避免口唇干裂。

4.发热的护理

多饮水及果汁,室内定时通风,监测生命体征,遵医嘱给予药物降温,观察用药后的效果及不良反应。

(二)专科护理

1.干燥综合征的症状护理

(1)口、眼干燥护理。

1)由于患者唾液腺、泪腺分泌减少,抗菌能力下降,导致口腔和眼的炎症,要注意眼部清洁,嘱患者勿用手揉眼睛;每日用温、软毛巾湿敷眼部,眼部干燥可用人工泪液或 0.11% 甲基纤维素滴眼,睡前涂眼药膏,避免强光刺激;夏季外出戴墨镜,多风天气外出时戴防风眼镜;避免长时间看书和看电视。

2)做好口腔护理,注意保持口腔清洁,三餐后刷牙、漱口,减少龋齿和口腔继发感染,发生口腔溃疡时,可用生理盐水棉球擦洗局部,多饮水及生津饮料,咀嚼无糖口香糖,可食促进唾液分泌的食物,如:话梅、山楂等酸性食物,同时禁烟、酒。

3)室内湿度勿过高,室温宜维持在 18~20℃、湿度维持在 50%~70% 为宜,以免加重干燥。

(2)猖獗齿护理:指导患者保持口腔清洁,避免坚硬食物,定期做牙科检查,防止或延缓龋齿的发生,使用防龋牙膏,有条件的患者行龋齿修补。

(3)雷诺现象护理:给予保暖,外出时戴手套,避免寒冷、情绪激动,忌饮咖啡、浓茶等,以免引起血管收缩。

(4)关节、肌肉痛护理:急性期应卧床休息,缓解期根据病情给予理疗、热敷、按摩等以减轻疼痛;教患者使用放松技巧,转移注意力,避免诱发因素。

(5)贫血、血小板护理:减少应密切观察贫血、血小板减少的相关症状,并嘱咐患者起床或下蹲后慢慢站起以防跌倒,用软毛牙刷刷牙,不用牙签剔牙,以防牙龈出血。

(6)低钾性软瘫护理:给予静脉或口服补钾,观察血钾变化,使患者血钾维持在正常水平;如患者出现四肢无力,可行肢体的被动及主动运动,以避免肢体废用和萎缩。

(7)皮肤、阴道护理:皮肤干燥是由于皮脂腺分泌减少,散热机制受影响所致,告知患者不能在炎热的地方停留,保持皮肤的清洁,洗浴时温度不宜过高,用中性沐浴液,皮肤干燥可使用皮肤保湿膏,女性患者多有阴道干燥,可使用润滑剂,对绝经妇女可遵医嘱阴道局部应用雌激素。

2.用药的护理

(1)应告知患者坚持正规用药的重要性,指导患者遵医嘱按时、足量服药,在用药过程中不要轻易换药、轻易停用。

(2)讲解用药方法及注意事项,提高患者依从性。

(3)观察药物疗效及不良反应。

3.唇腺活检的护理

唇腺活检术就是从唇腺取出小腺体进行病理检查的过程。

(1)术前护理:充分沟通、评估患者身体和口腔状况,积极处理口腔感染及龋齿;术前检查出凝血时间及血小板计数;向患者介绍手术目的及其必要性,手术过程及体位、配合;加强心理护理,缓解其焦虑情绪。

(2)术中护理:协助患者取仰卧位或坐于口腔检查椅上,稳定患者情绪,观察患者面色、呼吸、脉搏及术中有无出血。

(3)术后护理:术后评估患者创面疼痛程度,有无出血及张口困难等,重视患者的主诉,如有异常情况通知医生及时处理;可予以局部冷敷缓解疼痛;必要时予以镇痛药口服;一般无须抗生素治疗。

(4)健康教育:患者术后口腔创面都有不同程度的疼痛、肿胀、渗血,影响休息及进食。术后24h给予冰袋局部冷敷,不能耐受者可给予冰生理盐水含漱,必要时给予利多卡因稀释液含漱。术后24h进食凉的流质或半流质饮食。症状缓解后,根据病情选择饮食。宜选择柔软、清淡、易消化营养丰富食物,少食多餐,避免辛辣刺激性食物如酒、茶、咖啡、各类油炸食物等;可适量吃些水果,如西瓜、甜橙、鲜梨等;严禁吸烟;进食时食物刺激引起疼痛加剧者可尝试改用吸管进食。加强口腔护理,餐后将食物残渣清除;三餐前后及睡前保持口腔清洁,常规用口灵含漱液漱口。避免使用抑制唾液腺分泌的抗胆碱能作用的药物,如阿托品、山莨菪碱等。室内温湿度适宜,定期开窗通风,注意空气消毒,以减轻呼吸道、口腔黏膜干燥。

(三)健康宣教

1.饮食

合理饮食,饮食宜清淡、营养要丰富、易消化,忌食生、冷及辛辣刺激食物。

2.日常生活

(1)角膜炎者出门宜戴有色眼镜,居室环境光线昏暗;注意保暖,防止受凉感冒。

(2)保持口、眼湿润,清洁;防止皮肤干燥,用温水湿敷、涂润肤膏;阴道干燥影响性生活可涂润滑剂。

3.药物

遵医嘱坚持正确服药,勿随意减用或停用激素,了解药物副作用,如有异常及时停用并就医,应用免疫抑制剂宜多饮水。

4.自我监测

学会自我病情监测,病情变化时,及时就医,以避免重要脏器受损。

5.复查

门诊随访,定期复查肝、肾功能、血象等。

九、前沿进展

目前对干燥综合征发病机制的研究热点已从淋巴细胞局灶浸润泪腺、涎腺等外分泌腺造成腺泡细胞坏死,转移到对残存形态正常的腺泡细胞的功能异常上来。从对乙酰胆碱 M_3 受体及 AQPs 分子的研究可见:pSS 患者淋巴细胞活化产生淋巴因子和自身抗体,阻断乙酰胆碱对腺体分泌信息的传递。SS 患者血清中的免疫球蛋白持续作用于泪腺和涎腺的 M_3 受体,起类似毒蕈碱型胆碱能激动剂的作用,可以诱导 M_3 受体发生脱敏,胞吞和(或)细胞类的降解,进而改变 AQPs 分子的分布,同时 T 淋巴细胞、凋亡和穿孔素相关机制引起的泪腺小管、腺泡结构的破坏,也可继发抗 M_3 受体抗体的产生,参与 pSS 的发病机制引起口、眼干燥等症状。使用 infliximab 后显著改善疾病活动的各项指标,包括口干症状的程度和语言的流畅程度和无刺激状态下的唾液流率。因而,水分子 AQPs 及抗 M_3 抗体的研究将对 SS 的治疗产生影响。

十、特别关注

(1)口、眼干燥的护理。

(2)心理护理。

(3)健康教育及自我护理。

十一、知识拓展——原发性干燥综合征与继发性干燥综合征

从 1888 年 Hodden 描述了 1 例同时有唾液腺和泪腺缺乏的患者以来,相继有有关腮腺、颌下腺、泪腺肿大的报道,但仅限于外分泌腺局部。1933 年 Sjogren 描述了 19 例干燥性角膜结膜炎患者同时伴有口腔干燥征,其中 13 例合并有慢性关节炎。由此提出了本病是一个系统性疾病的新概念。此后 Sjogren'ssyndrome 就成为本病的代名词,并一直沿用至今。SS 是风湿病中较常见的全球性疾病。国外资料老年人群调查的患病率为 30%～40%被认为是仅次于类风湿关节炎(RA)的常见风湿病。国内由于风湿病研究起步较晚,80 年代初期教科书中还将本病列为罕见的疾病。随着风湿病学在全国的广泛开展和研究,对 SS 的认识也更深入。通过流行病学的调查发现,国内本病的患病率为 0.29%～0.77%,不低于 RA 的患病率(0.3%～0.4%)。干燥综合征分为原发性和继发性两类,前者指不具另一诊断明确的结缔组织病(CTD)的干燥综合征。后者是指发生于另一诊断明确的 CTD,如系统性红斑狼疮、类风湿关节炎等的干燥综合征。

第七节　抗磷脂抗体综合征

一、概述

抗磷脂综合征(APS)是一种较为常见的自身免疫性疾病,临床上以反复动脉、静脉血栓形

成,习惯性流产和(或)血小板减少,以及抗磷脂抗体(APL)(主要是中－高滴度抗心磷脂抗体和狼疮抗凝物)持续阳性为主要特征。多见于年轻人,60%～80%为女性患者,女性患者中位年龄30岁。

二、病因

APS按病因学可分原发性和继发性两类,目前该病的确切病因尚不明确,现有研究认为继发性APS后者主要与自身免疫性疾病、肿瘤、药物(包括口服避孕药)、吸烟史等因素相关。

三、病理机制

APL在体外有抗凝作用,而在体内却与血栓形成及凝血有关,能够诱发血栓形成。首先,APL可介导内皮细胞上黏附分子受体和组织因子表达,与血小板磷脂结合后可促进血小板聚集,致使血管收缩,血流缓慢,抗血小板凝集功能减弱,导致血栓形成。其次,APL通过与磷脂相互作用形成免疫复合物,使血小板和血管内皮细胞膜受损,促进磷脂依赖性凝血过程的发生。另外,APL对抗凝物质的抑制作用也促进了血栓发生。

四、诊断要点

(一)临床表现

1.血栓形成

APS静脉血栓形成以深静脉血栓形成(DVT)为主,以下肢深静脉血栓和肺栓塞(PE)最常见,还可表现为上腔静脉、下腔静脉、肝静脉、视网膜和颅内静脉窦血栓形成。动脉血栓的最常见表现为脑卒中或短暂性脑缺血发作(TIA)。

2.病态妊娠

无法解释反复发生的死胎、流产。可以发生于妊娠的任何阶段,以妊娠第4～9个月最常见。

3.灾难性血管闭塞

少数患者在短期进行性出现多部位血栓形成,主要累及心、脑、肺、肾等重要脏器,易出现多器官功能衰竭而死亡,又称之为恶性抗磷脂综合征。

(二)辅助检查

(1)血清学中等或高低度的IgG型和(或)IgM型抗心磷脂抗体。

(2)血浆中存在狼疮抗凝物。

(3)抗β_2GPⅠ抗体阳性

(4)血常规:血小板减少、中性粒细胞减少等。

(5)组织病理检查。

五、治疗

抗磷脂综合征根据血清抗体类型,可以分为两种亚型:狼疮抗凝物质综合征(LACS)和抗心磷脂抗体综合征(CIAS),后者更为常见。两者的临床症状略有区别,抗心磷脂抗体引起的血栓形成常引发动脉和静脉血栓形成,而狼疮抗凝物较易引起静脉血栓形成。

(一)血栓形成的治疗

1.急性期积极溶栓

华法林治疗静脉血栓形成很有效;抗血小板聚集主要是阿司匹林;肝素和低分子肝素也是

常用药物。

2.预防期

发生血栓之前,不主张预防性治疗。

(二)病态妊娠

1.评估患者

对于准备妊娠的 APS 患者应详细询问病史,进行妊娠风险探讨以指导治疗。

2.阻止习惯性流产

大剂量激素联用小剂量阿司匹林,肝素联用阿司匹林也有同等效果。

六、主要护理问题

(一)组织灌注量改变

与血管性血栓形成有关。

(二)潜在并发症

肢体缺失、重要脏器受累导致相应功能丧失、灾难性血管闭塞等。

(三)焦虑/抑郁

与反复发生血栓、反复妊娠失败有关。

七、护理目标

(1)患者主诉不适感减轻或消失。

(2)了解并发症,并发症发生后能得到及时治疗与处理。

(3)患者正确认识疾病,有效减轻焦虑/抑郁程度,配合治疗及护理。

八、护理措施

(一)一般护理

1.心理护理

(1)解释抗磷脂抗体综合征的注意事项。

(2)鼓励患者表达自身感受,释放心理压力。

(3)教会患者自我放松、自我观察的方法。

(4)个体化进行心理护理,避免患者悲观失望,学会自我调节、树立信心。

(5)鼓励患者家属和朋友理解患者,给予患者关心和支持;尤其是对于有生育要求的患者,要积极鼓励患者正确面对疾病,规范治疗。

2.饮食护理

(1)合理清淡低脂饮食,均衡膳食,保证热量和多种维生素的合理搭配;多吃新鲜蔬菜、水果,防止便秘。

(2)避免食用辛辣刺激食物;避免食用质硬、锐利的食物,以免损伤消化道,增加出血风险。

(3)发生流产的患者应注意加强营养,蛋白质供应 1.5～2g/d;避免摄入过多脂肪。

3.环境与休息

(1)居住环境应干净、舒适、通风,避免阴暗潮湿。

(2)注意保暖:特别是指端、受累部位,避免受凉、感冒。

(3)血栓形成或血栓栓塞时应卧床休息,受累肢体制动;尽量减少活动,避免剧烈运动;发生病态妊娠的患者特别要注意休息,已经流产患者应按照产后护理进行护理。

(4)症状缓解后,可逐步进行功能训练,逐渐活动,适当锻炼。

(二)专科护理

1.病情观察及常规护理

(1)观察并记录患者生命体征,循环情况,警惕新发栓塞。

(2)肢端溃疡或皮肤坏死的患者注意观察皮肤状况并加强护理。

(3)中枢受累患者注意对意识状态的观察。

(4)呼吸系统受累患者按急性肺栓塞、肺动脉高压和急性呼吸窘迫症进行护理。

(5)重症 APS 患者密切观察生命体征、意识状态、出入量等。

(6)妊娠期 APS 患者妊娠并发症发生率增高,应密切产期和产前母婴监护。

(7)治疗期间患者注意观察皮肤、黏膜有无出血趋向。

2.系统损害的护理

(1)呼吸系统受累的护理:评估患者呼吸系统受累程度,持续低流量吸氧,创造安静舒适的休息环境,避免过度嘈杂。

(2)重症患者心电监护:采取合适的体位,如病情允许,可协助患者取斜坡卧位,床档保护。教患者使用放松技巧,转移注意力。遵医嘱给予药物治疗,并评价其疗效。

(3)神经系统受累的护理:评估神经系统受累程度,包括意识状态、生命体征及生活自理能力。加强患者保护、避免受伤,必要时加用约束带。采取合适体位,定期翻身拍背。加强口腔护理、皮肤护理、生活护理。

(4)泌尿系统受累的护理:评估患者泌尿系统受累程度,包括生命体征、出入量、小便性状。卧床患者定时翻身,防止压疮。密切监测患者血压、心率、尿量,若有异常及时报告医师处理。

(5)其他系统受累:评估系统受累程度,给予个体化专科护理。

3.习惯性流产护理

(1)常规护理:监测生命体征,流产后 3 日以卧床休息为主,避免过早劳动或锻炼。

(2)产科护理:定期翻身;清洗外阴防止逆行感染;观察阴道分泌物,垫巾污染及时更换;观察有无腹痛及内出血等症状。

(3)流产后心理护理。

4.血小板减少的护理

(1)常规护理:患者绝对卧床休息、避免碰撞;严密观察脉搏、呼吸、血压、神志、肢体温度及周围血管充盈情况;观察排泄物量及颜色;若有大出血者,遵医可被提起;而 SSc 患者一般为非凹陷性肿胀,紧绷感,后皮肤逐渐失去弹性,与皮下组织粘连,不能提起,皮肤呈蜡样光泽。EF 和 SSc 患者的系统受累存在差异。EF 患者脏器受累以全身非特异性症状最常见,其次为神经系统、血液系统、肺和胃肠道受累,但程度较轻,对症治疗预后良好。而 SSc 患者系统受累多侵犯重要脏器,最常见为肺、胃肠道、心脏和血液系统,全身非特异性症状次之,如不积极治疗,预后较差。EF 和 SSc 患者实验室指标显示 SSc 患者 ANA 阳性者(83%)更为多见,而 EF 组发生率仅为 25%;EF 患者(80%~90%)嗜酸粒细胞增高,SSc 患者嗜酸粒细胞均在正常范围。此外 EF 还需与皮肌炎和多发性肌炎鉴别。皮肌炎和多发性肌炎是侵犯肌肉为主的疾病,累及肌外膜,筋膜受累少见,无筋膜增厚及嗜酸粒细胞增生。当 EF 累及内脏系统时,在特异性皮肤改变的基础上会出现多种临床表现,要注意与各系统疾病鉴别。嘱迅速建立静脉通道、配血等抢救措施。

(2)心理护理:安抚患者,减轻或消除恐惧感积极配合治疗。

5.药物护理

(1)告知正规用药的重要性,提高患者依从性。

(2)观察药物副作用:华法林常见副作用包括出血、恶心、腹泻、皮肤坏死等,在给药过程中应严密监测 INR 变化。抗血小板聚集药物阿司匹林常见副作用为恶心、呕吐、腹痛、胃肠道症状、消化道出血、可逆性耳鸣、听力下降、肝肾损害等,应嘱患者多饮水,预防碰撞,定期复查血尿常规、肝肾功能、凝血功能等。

(三)健康宣教

通过健康宣教,引导 APS 患者正确了解病情,明确治疗目的,通过规范治疗和随访,有效控制病情。

出院宣教,饮食规律,忌烟酒,避免辛辣刺激及质硬食物;注意休息,适当运动,避免受凉感冒;每月复查 1 次,检查肝肾功能、血常规、凝血图及 B 超等,定期随诊评估病情并调定药物剂量。

九、特别关注

(1)患者心理护理。

(2)患者用药指导。

(3)治疗中和治疗后的护理。

(4)并发症的早期观察及处理。

十、前沿进展

(一)APS 护理新进展

APS 作为一种慢性病,具有难以治愈的特点,为了控制症状、延缓病情发展,需要长期维持治疗甚至终身治疗。该病患者不仅要应对认知、生理、心理、社会、家庭等各方面的挑战,还不得不面对疾病带来的生理改变,经常到医院就诊或者住院、妊娠困难、长期用药及各种检查和治疗带来的痛苦等很多问题。而不良的心理状态和情绪反应将对疾病的转归和预后产生负面影响;因此有效疏导患者情绪,指导患者正确面对疾病是心理护理的重点。

APS 患者发生血管栓塞后引起相应部位组织缺血甚至坏死,导致相应功能丧失,甚至发生致死性并发症。因此,在已经发生栓塞的患者应按照受累脏器进行相应护理,并且在护理过程中需要仔细观察病情,警惕再栓塞;治疗后的患者需要注意抗凝剂的副作用,如患者出血趋向等。

(二)APS 患者随访

随着 APS 早期诊断、积极治疗的深入发展,该病诊断率逐渐增高,随访人数也持续上升,相关随访的重要性和存在的问题也日益显现出来。通过电话随访、门诊随访及网络随访等各种途径的随访方式指导患者日常生活及后续治疗中需要关注的问题,同时搜集患者各个时期内的相关资料,为进一步提高 APS 患者生存质量提供客观依据。护士参与的随访是当代护理工作的重要内容之一。在循证医学深入发展的今天，还需要大规模前瞻性对照研究来证实加强随访的益处、早期治疗复发。

十一、知识拓展——抗心磷脂抗体与自身免疫性疾病

早在 1906 年，Wassermann 发现一种可与患有先天性，梅毒胎儿的肝脏提取物作为抗原发生反应的抗体，称之为"反应素"1941 年 Pangborm 证实这种抗原是一种磷脂，将其命名为心磷脂。

1950 年 Ⅳ Moore 等人发现慢性 BFP−STS 人群中自身免疫性疾病的患病率很高，其中系统性红斑狼疮（SLE）尤为突出，高达 33％～44％。1952 年 Conley 和 Hertman 报道了 2 例 SLE 患者的血浆中发现了一种特异的外凝血抑制因子。Mueller 等人也观察到类似的现象，这种抗凝物质也存在于一些非 SLE 患者中。Feinstein 和 Rapaport 仍将此物质命名为狼疮抗凝物（LA）。

1983 年，Harris 用固相放射免疫分析法对 SLE 患者血中 LA 进行了分析，发现在 61％的患者呈阳性，将其称为抗心磷脂抗体（ACL）。同年 Hughes 等首次描述了一组以静脉和动脉血栓形成、习惯性流产、神经疾病以及抗磷脂抗体阳性为主要表现的临床综合征。

1985 年 Hughes 首次提出抗心磷脂综合征的概念。目前，越来越多的抗心磷脂抗体综合征相关研究提示，该病是一个涉及多系统的非炎性自身免疫性疾病，较大程度上影响患者身心健康和生活质量，易导致多系统多器官的功能异常甚至丧失。因此，合理改善病情、有效防止复发及改善并发症是目前治疗和护理的重点。

第八节　结节性脂膜炎

一、概述

结节性脂膜炎是一种原发于脂肪小叶的非化脓性炎症，1925 年 Weber 进一步描述了它具有复发性和非化脓性特征。1928 年 Christizn 强调了发热的表现，此后被称为"特发性小叶性脂膜炎或复发性发热性非化脓性脂膜炎"，即"韦伯病"。本病好发于 30～50 岁的女性，但也可发生于婴儿至老年的任何年龄阶段。

二、病因

确切病因目前尚未明确，可能与以下因素有关：

(一)免疫反应异常

异常的免疫反应可由多种抗原的刺激所引起，如细菌感染、食物和药物等。此外，卤素化合物如碘、溴等药物，磺胺、奎宁和锑剂等均可诱发本病。

(二)脂肪代谢障碍

有报道显示，本病与脂肪代谢过程中的某些酶的异常有关。还发现本病有 α_1 抗胰蛋白酶缺乏，可能导致免疫学和炎症反应发生调节障碍。

三、病理

以脂肪细胞的坏死和变性为特征。

病理变化可分 3 期：

(1)早期为脂肪细胞变性坏死和炎症细胞浸润，伴有不同程度的血管炎症改变。

(2)继之出现以吞噬脂肪颗粒为特点的脂质肉芽肿反应，可有泡沫细胞、噬脂性巨细胞、成纤维细胞和血管增生等。

(3)皮下脂肪萎缩纤维化和钙盐沉着。

四、诊断要点

(一)临床表现

临床上呈急性或亚急性过程，以反复全身不适、关节痛、发热、皮下结节为特征，受累的皮肤反复发生红斑，时有压痛，并有水肿性皮下结节。损害呈多发性、对称性、成群分布，最常受累的部位是双下肢，常伴全身不适、发热与关节疼痛，亦可出现恶心、呕吐、腹痛、体重下降、肝脾肿大及其他内脏损害。其病程有很大差异，主要取决于受累器官的情况，根据受累部位可分为皮肤型和系统型。

1.皮肤型

病变只侵犯皮下脂肪组织，而不累及内脏，临床上以皮下结节为特征，皮下结节大小不等，直径一般为 1～4cm，亦可大至 10cm 以上。在几周到几个月的时间内成群出现，呈对称分布，好发于股部与小腿，亦可累及上臂，偶见于躯干和面部。皮肤表面呈暗红色，伴有水肿，亦可呈正常皮肤色。皮下结节略高出皮面，质地较坚实，可有自发痛或触痛。结节位于皮下深部时，能轻度移动，位置较浅时与皮肤粘连，活动性很小。结节反复发作，间歇期长短不一。结节消退后，局部皮肤出现程度不等的凹陷和色素沉着，这是由于脂肪萎缩，纤维化而残留的萎缩性瘢痕。有的结节可自行破溃，流出棕黄色油样液体，此称为液化性脂膜炎。它多发生于股部和下腹部，小腿伸侧少见，愈后形成不规则的瘢痕。

约半数以上的皮肤型患者伴有发热，可为低热、中度热或高热，热型多为间歇热或不规则热，少数为弛张热。通常在皮下结节出现数日后开始发热，持续时间不定，多在 1～2 周后逐渐下降，可伴乏力、肌肉酸痛、食欲减退，部分病例有关节疼痛，以膝、踝关节多见，呈对称性、持续性或反复性，关节局部可红肿，但不出现关节畸形。多数患者可在 3～5 年内逐渐缓解，预后良好。

2.系统型

除具有上述皮肤型表现外，还有内脏受累。内脏损害可与皮肤损害同时出现，也可出现在皮肤损害后，少数病例广泛内脏受损先于皮肤损害。各种脏器均可受累，包括肝、小肠、肠系膜、大网膜、腹膜后脂肪组织、骨髓、肺、胸膜、心肌、心包、脾、肾和肾上腺等。系统型的发热一般较为特殊，常与皮疹出现相平行，多为弛张热。皮疹出现后热度逐渐上升，可高达 40℃，持续 1～2 周后逐渐下降。消化系统受累较为常见，出现肝损害时可表现为右季肋部疼痛、肝大、脂肪肝、黄疸与肝功能异常；侵犯肠系膜、大网膜、腹膜后脂肪组织，可出现腹痛、腹胀、腹部包块、肠梗阻与消化道出血等。骨髓受累可出现全血细胞减少，呼吸系统受累可出现胸膜炎、胸腔积液、肺门阴影和肺内一过性肿块。累及肾脏可出现一过性肾功能不全。累及中枢神经系统可导致精神异常或神志障碍,本型预后差。内脏广泛受累者可死于多脏器功能衰竭,上消化道等部位的大出血或感染等。

(二)辅助检查

(1)血液学检查:血沉、血常规、肝肾功能、自身抗体。

(2)皮肤结节活检。

(三)诊断标准

本病特征为成批反复发生的皮下结节。结节有疼痛感和显著触痛,大多数发作时伴发热,结合第 2 期组织病理学(巨噬细胞期)可以确诊。

五、治疗

本病尚无特效治疗。在急性炎症期或有高热等情况下,糖皮质激素和非甾体抗炎药有明显效果,免疫抑制剂;较常用的有硫唑嘌呤、羟氯喹或氯喹、沙利度胺、环磷酰胺、环孢素与霉酚酸酯等有一定疗效。

六、主要护理问题

(一)体温过高

与炎性反应有关。

(二)皮肤完整性受损

与皮肤结节反复出现有关。

(三)疼痛

与关节炎性改变有关。

(四)有感染的危险

与皮肤破损或使用激素有关。

(五)知识缺乏

缺乏疾病治疗、用药和自我护理知识。

(六)焦虑

与症状反复发作和知识缺乏有关。

七、护理目标

(1)体温正常,使患者舒适度增加。

(2)皮损处皮肤保持完整,指导患者自我皮肤护理。

(3)疼痛减轻。

(4)患者焦虑/恐惧程度减轻,心理和生理舒适感增加,能积极配合治疗及护理。

(5)患者了解疾病相关知识,正确对待疾病,增加战胜疾病的信心。

八、护理措施

(一)一般护理

1.心理护理

(1)为患者提供安静、舒适的病室。

(2)在与患者交流的同时以镇静温和的表情,娴熟的操作技术,自信的肢体语言来稳定患者情绪,告之不良的心理状态会加重病情的道理。

(3)经常巡视患者询问病情,耐心回答患者提出的问题,消除疑虑,给予精神上的安慰。

(4)加强与患者沟通,同情理解患者,向患者讲解该病的临床特点、病情、治疗和预后等相关知识,使患者对自身疾病有充分的认识和了解,鼓励患者积极配合治疗,树立战胜疾病的信心。

2.病情观察

(1)密切观察病情变化,尽早识别并动态观察多器官累及的病情变化,以增加治疗的预见性。

(2)肾功能损害时患者应卧床休息,注意观察水肿、尿量的变化,准确记录 24 小时出入水量,测量体重,水肿、尿少者限制水分和钠盐摄入,待病情稳定后可进行适当活动。

(3)肝功能异常患者卧床休息,减少活动,给予高热量、高维生素、易消化、清淡饮食;禁止饮酒及禁食刺激性食物,避免使用对肝脏有损害的药物。定期检测肝功能。

(4)肺部受累注意患者有无唇周、指趾端发绀及呼吸困难等症状,详细观察咳嗽和咳痰的情况,记录痰量和痰的颜色,保持呼吸道通畅,及时给予氧气吸入。

3.预防感染

因疾病引起白细胞减少和长期使用激素会降低机体抵抗力,容易发生感染,故预防控制感染极为重要。

(1)保持病室清洁,保持室内空气新鲜,定时通风,每日 2 次,每次 20～30min,每周用紫外线消毒 2～3 次,每次 30min,限制探视,防止发生交叉感染。

(2)保持皮肤和口腔卫生,定期洗澡更衣,在进餐前后及睡前,用生理盐水或口泰溶液漱口,或用软毛牙刷刷牙。

(3)保持大便通畅,注意肛周清洁,每次便后用清水或安尔碘抗菌洗液清洁肛周,睡前再加强 1 次,防止肛周感染。

(4)鼓励患者进行深呼吸,咳嗽,伸展胸部,加强扩胸运动,促进呼吸道分泌物排出,防止肺部感染。

(5)定期检测血常规。

(二)专科护理

1.结节性脂膜炎常见症状的护理

(1)皮肤护理。

1)注意保暖,避免寒冷,用温水洗脸、洗脚。

2)预防骨隆突处压疮的发生,保持床单位平整清洁,骨隆突处以软垫垫起;保持皮肤清洁,以温和、刺激性小的肥皂清洁皮肤,涂抹润肤露,防止皮肤干燥。

3)保持皮肤完整性,避免抓挠皮肤导致皮肤破损而引起感染。

4)皮损疼痛时可涂抹喜疗妥,每天 2 次,并保持皮肤清洁。

5)皮肤活检的患者,每天换药,保持伤口敷料的干燥,动态观察切口局部情况(包括红、肿、热、痛等)

(2)发热护理。

1)体温超过 39℃以上时,采用头部冰敷,温水、酒精擦浴等物理降温及药物降温,对皮损有密斑和血小板减少的患者,不宜于酒精擦浴降温。

2)退热期观察出汗情况,出汗后及时更换衣服。

3)鼓励患者多饮水,每天 1500~200mL,防止虚脱。

4)注意保暖,防止受凉;要密切观察体温变化,2~4h 测体温一次,并及时记录。

5)做好口腔护理和皮肤护理。

(3)关节疼痛护理。

1)评估患者的关节疼痛部位、性质、持续时间,关节疼痛和活动受限的程度。

2)采取合适的体位,避免疼痛关节受压,病情允许下可适当加以按摩,放松肌肉以达到减轻疼痛目的。

3)休息肿痛关节,避免诱发因素。

4)遵医嘱给予镇痛药物。

5)疼痛级解期指导进行主动或被动关节功能锻炼。

2.用药护理

(1)应告知患者坚持正规用药的重要性,在用药过程中不能自行换药或停药。

(2)讲解用药方法,及注意事项,提高患者依从性。

(三)健康宣教

1.饮食

合理饮食,进食高热量、高维生素易消化饮食;限制钠盐的摄入,补充钾盐和钙盐,不宜进食油腻食物。

2.避免诱因

保持情绪乐观开朗,少到公共场所和人口密集处活动,做好个人卫生,并注意休息,防止劳累,以避免继发感染。

3.药物

遵医有坚持正确服药,指导患者正确服药,激素是治疗本病的重要措施,激素宜早上顿服,应逐渐减量至停用,不可骤停或擅自减药,以防止症状反弹。

4.自我监测

学会自我监测病情,病情加重时,及时就医,以避免重要脏器受损。

5.复查

门诊随访,定期复查。

九、特别关注

结节性脂膜炎患者的皮肤护理。

十、前沿进展

结节性脂膜炎临床较少见,且病因不明,因此对于本病的护理研究还需进一步探索。根据以上临床及组织病理学特点可以做出诊断,但需与以下几种疾病鉴别:

(1)结节性红斑。

(2)硬红斑。

(3)组织细胞吞噬性脂膜炎。

(4)结节性多动脉炎。

(5)皮下脂膜炎 B 细胞淋巴瘤。

(6)恶性组织细胞病。

(7)皮下脂质肉芽肿病。

(8)类固醇激素后脂膜炎。

(9)冷性脂膜炎。

十一、知识拓展——结节性红斑

结节性红斑是一种急性炎症性疾病,常侵犯双下肢膝以下小腿内侧,也可侵及小腿外侧、膝以上大腿,甚至侵及上肢,头面部少见。表现为肢体双侧对称性或鲜红色、暗红色、紫红色结节性损害,压痛明显,一般不痒,不破溃,3~4 周后自行消退,愈后无萎缩性瘢痕。全身症状轻微,无内脏损害,是由某种原因所致的真皮深层或皮下组织的局限性血管炎。该病可以是一种单独的疾病,也可以是某些全身性疾病的一种皮肤表现。本病好发于青年女性,某些患有全身性疾病的男性患者(如白塞病)也可有结节性红斑的表现,一般以秋冬寒冷季节发病为多。病理表现为间隔性脂膜炎伴有血管炎。

第九节　嗜酸性筋膜炎

一、概述

嗜酸性筋膜炎(EF)由 Shulman 于 1974 年首先描述,又称 Shulman 综合征。EF 是一种以弥漫性筋膜炎、高球蛋白血症和嗜酸粒细胞增多为主要特征的自身免疫性疾病,发病率较低,该病发病率约为万分之一,至今全世界文献报道 200 余例。该病主要发生在 30~60 岁成人,男性多见。儿童发病比较少见,已报道的最小发病者为 1 岁女童。该病累及多器官系统时,容易误诊。如果早期诊断治疗,能有效改善长期病程。

二、病因

EF 发病的确切原因至今不明,66％的患者发病前有剧烈运动和过度劳累史,一些患者有创伤史或感染史以及过敏史。有报道认为过度运动和创伤会激发筋膜和皮下组织的抗原性,导致自身免疫的发生。

三、病理

EF 的特征性病理改变为浅筋膜增厚和炎症,筋膜内有嗜酸细胞浸润。

四、诊断要点

(一)临床表现

1.皮肤表现

早期皮肤受损处可出现红肿、僵硬、水肿,水肿常为非凹陷性。随着病情发展,皮肤逐渐变硬,可出现橘皮样外观,约有 50％患者可见明显的静脉凹陷征。本病可出现皮肤色素缺少、色素沉着等。

2.全身症状

一般无明显全身症状,可伴发肢体无力,少数患者可伴关节或肌肉酸痛、乏力、低热等。

3.关节病变

可出现腕管综合征,引起关节活动受限和神经支配区感觉异常。EF 患者还会出现关节炎,大小关节均可受累,以指关节、腕关节多见。

4.多系统损害

可累及食管、肺、甲状腺、肝、脾、肾、骨髓、膀胱等多器官继而出现淀粉样变、间质性肺炎、再生障碍性贫血、自身免疫性甲状腺炎等表现,亦可见多器官同时受累。本病一般不合并神经组织损伤,但也有报道 EF 并发中枢神经病变和周围性多发神经病。

(二)辅助检查

(1)血常规检查。

(2)血沉检查。

(3)自身抗体检查。

(4)类风湿因子。

(5)影像学检查。

(6)病理活检。

五、治疗

(1)本病的一线治疗药物是糖皮质激素,激素初始剂量为泼尼松 $20\sim100mg/d$,然后根据症状调整用量,还可使用甲泼尼龙冲击治疗。

(2)非甾体抗炎药对缓解关节、肌肉酸痛有辅助作用。

(3)免疫抑制剂:如环磷酰胺、氨甲蝶呤、硫唑嘌呤、环孢素。

(4)其他治疗:体外光化学疗法、生物制剂疗法。

(5)外科治疗:合并腕管综合征等严重并发症的患者,可采用手术减压,但一定要给予药物治疗,以免并发症再次发生。关节炎、关节挛缩应注意功能锻炼及康复治疗。

六、主要护理问题

(一)皮肤完整性受损

与皮肤变硬紧绷有关。

(二)组织灌注量改变

与肢端皮肤肿胀,发硬有关。

(三)活动无耐力

与关节疼痛有关。

(四)功能障碍性悲哀

与关节病变有关。

(五)焦虑/恐惧

与患者对疾病诊断及预后不了解有关。

七、护理目标

(1)患者主诉症状减轻。

(2)患者的组织灌注量正常。

(3)患者皮肤保持完整无破损。

(4)患者主诉疼痛减轻或消除。

(5)患者了解疾病相关知识,焦虑/恐惧程度减轻,配合治疗及护理。

八、护理措施

(一)一般护理

1.心理护理

(1)针对患者的病情,找出产生焦虑的原因,表示理解。

(2)护理人员要有同情心,给予安慰、疏导,耐心解答患者提出的各种问题。

(3)激发患者对家庭、社会的责任感,鼓励自强,教会患者自我放松的方法。

(4)针对个体情况进行针对性心理护理。

(5)督促家属亲友给予患者物质支持和精神鼓励。

2.饮食护理

(1)给予低胆固醇、低脂、丰富维生素、易消化食物。

(2)戒烟、戒酒,避免过冷和过热的食物。

3.休息

(1)卧床休息,保证睡眠,避免剧烈运动。

(2)疼痛影响睡眠时,可遵医嘱使用止痛剂。

(二)专科护理

1.嗜酸性筋膜炎常见症状护理

(1)皮肤护理。

1)每天用温水清洁皮肤,避免用肥皂等刺激性的洗涤用品。

2)避免皮肤受过冷或过热的刺激。

3)防止外伤。注意保护受损皮肤,预防感染。

4)避免皮肤抓伤、受压,穿着衣物与鞋袜应柔软宽松。

5)卧床休息。

(2)疼痛护理。

1)观察疼痛的性质,持续的时间和程度。

2)遵医嘱给予镇痛药物,并观察其疗效。

3)疼痛缓解期,指导进行主动或被动关节功能锻炼。

(3)发热护理。

1)密切观察体温变化。

2)预防感染,做好口腔护理,保持皮肤清洁及时更换衣物。

3)遵医嘱应用物理降温成退烧药。

(三)健康宣教

1.饮食

指导患者合理饮食,饮食应偏于清淡,不冷不热,细嚼慢咽,少食多餐,给高蛋白、高纤维化饮食,忌刺激性强的食物,如有吞咽困难时,应始予流质饮食,戒烟酒。

2.药物

必须坚持长期正确合理的治疗,遵医嘱服药。

3.运动

工作家务要量力而行,不能过度劳累,避免剧烈运动,适当进行自身或家人协助的功能锻炼。

4.自我防护

保持豁达开朗的精神状态,以免精神紧张和情绪波动;生活规律性,保证充足睡眠,注意防寒保暖,防止感冒、感染、外伤和其他疾病,注意保护关节突出部位,监测血压、血糖等,发现异常及时就医。

5.复查

定期门诊随访。

八、特别关注

(1)嗜酸性筋膜炎的常见症状的护理。

(2)健康宣教。

九、前沿进展

嗜酸性筋膜炎临床少见,是一种以筋膜发生弥漫性肿胀硬化为特征,常伴嗜酸粒细胞增多,病变可延伸到真皮,出现类似系统性硬化症的表现。SSc 是一种以局限性或弥漫性皮肤增厚、纤维化为特征,可累及心、肺、肾和消化道等多个系统的自身免疫性疾病,是常见的结缔组织病之一。关于 EF 是否为一种独立性疾病,及其与硬皮病的关系尚存在争议。目前一种观点认为 EF 与硬皮病密切相关,不是独立的疾病;另一种观点则认为 EF 无论从临床表现、病理组织变化和激素治疗效果都具有特征性,可能是一种独立的疾病。故该病是否伴发其他结缔组织病,或只是其他结缔组织病的继发性改变,仍需进一步研究。

十、知识拓展——嗜酸性筋膜炎与硬皮病

硬皮病的特征为局限于真皮和表皮内,筋膜受累少见,该病极少并发嗜酸性筋膜炎,但可以并发脂膜炎。嗜酸性筋膜炎与硬皮病不同点为 EF 和 SSc 患者首发症状与皮肤受累部位不尽相同。EF 患者最常见的首发症状为肢体肿胀、硬化伴疼痛,而 SSc 患者则以雷诺现象最为常见。EF 患者以前臂(83%)为最常受累部位,极少累及手指、躯干、颜面部皮肤;SSc 患者除前臂及手背部皮肤受累外,包括手指、躯干及颜面部的其他部位皮肤也可累及。EF 和 SSc 患者皮损演变亦有较大差异,EF 患者表现为水肿,继而硬化,与皮下部组织紧贴,触之坚硬,皮纹正常,当握拳或肢体上举时皮肤表面凹凸不平,可见硬化处沿浅表静脉走向所出现的凹陷性条状沟,皮肤可被提起;而 SSc 患者一般为非凹陷性肿胀,紧绷感,后皮肤逐渐失去弹性,与皮下组织粘连,不能提起,皮肤呈蜡样光泽。

EF 和 SSc 患者的系统受累存在差异。EF 患者脏器受累以全身非特异性症状最常见,其次为神经系统、血液系统、肺和胃肠道受累,但程度较轻,对症治疗预后良好。而 SSc 患者系统受累多侵犯重要脏器,最常见为肺、胃肠道、心脏和血液系统,全身非特异性症状次之,如不积极治疗,预后较差。EF 和 SSc 患者实验室指标显示 SSc 患者 ANA 阳性者(83%)更为多见,

而 EF 组发生率仅为 25%;EF 患者(80%~90%)嗜酸粒细胞增高,SSc 患者嗜酸粒细胞均在正常范围。此外 EF 还需与皮肌炎和多发性肌炎鉴别。皮肌炎和多发性肌炎是侵犯肌肉为主的疾病,累及肌外膜,筋膜受累少见,无筋膜增厚及嗜酸粒细胞增生。当 EF 累及内脏系统时,在特异性皮肤改变的基础上会出现多种临床表现,要注意与各系统疾病鉴别。

第十节　类风湿性关节炎

　　类风湿关节炎(RA)是一种常见的以慢性、对称性、进行性、游走性及侵蚀性的多滑膜关节炎和关节外病变(皮下结节、心包炎、胸膜炎、肺炎、周围神经炎等)为主要临床表现的、病因未明的、尚无特异性诊断指标的自身免疫炎性疾病。

　　类风湿关节炎是一个比较常见的疾病,分布在世界各个民族。以温带、亚热带和寒带地区多见,热带地区少见。西方白种人类风湿关节炎患病率约 1%,我国类风湿关节炎患病率约为0.3%。男女患病率之比为 1:2~1:4,可发生于任何年龄,随着年龄的增长,患病率也随之增高,以 40~60 岁为发病高峰。约 70%患者类风湿因子(RF)阳性。我国类风湿关节炎患者在病情进展和病变程度上均较西方国家为轻。

一、病因与发病机制

(一)病因

类风湿关节炎的发病机制至今尚未阐明,可能与下列因素有关。

1.遗传因素

类风湿关节炎有轻度家族聚集和孪生子共同患病现象,这表明类风湿关节炎发病与遗传有一定关系。例如,已发现同卵双生子有 30%~50%的共同发病率,而异卵双生子为 5%。HLA—DR,阳性和 HLA—DR,阳性的个体易感性增强。

2.感染因素

实验研究发现,多种致病原,如细菌、病毒、衣原体、螺旋体等均可引致不同动物 RA 样病征。临床也见到部分 RA 发生于某些感染之后,如结核杆菌、链球菌、衣原体感染等。在患者血清或滑膜液中可发现相应抗原的抗体效价升高,但尚未确定其致病抗原或致病抗原成分。虽如此,仍不排除感染因子在 RA 起病中的重要作用。

3.性激素

体内激素水平也可能与发病有关。雌激素促进类风湿关节炎的发生,而孕激素则减缓类风湿关节炎发生,怀孕能使类风湿关节炎临床症状减轻,类风湿关节炎患者的糖皮质激素日基础分泌量偏低。

4.诱因

RA 发病常于受寒、受潮、劳累、外伤、精神刺激等因素相关,这些因子可能是 RA 发病的诱因,而非病因。

　　总之,RA 病因是复杂的,可能是易感宿主与多种致病因素相互作用的结果。

(二)发病机制

1.RF 的作用

RF 是一种自身抗体,本质是抗 IgGFc 端的抗体。它与 IgG 形成的免疫复合物是造成关节局部和关节外病变的重要因素。

2.细胞因子的作用

细胞因子是细胞间相互作用的重要介质。一方面使巨噬细胞、淋巴细胞在疾病过程中持续被活化,造成 RA 的慢性过程;另一方面是许多临床表现的因素。例如,IL-1 等促使花生四烯酸代谢造成滑膜炎症;激活胶原酶和破骨细胞,使关节软骨和骨破坏;促使肝合成急性期蛋白以致血沉、CRP 升高。

(三)病理

1.基本病理改变一滑膜炎

急性期滑膜表现为渗出性和细胞浸润性,滑膜下层小血管扩张,间质水肿和中性粒细胞浸润。慢性期滑膜肥厚,由大量增生的滑膜细胞和淋巴细胞构成,内有新生血管和大量被激活的纤维母样细胞及随后形成的纤维组织,称为血管翳,侵入到软骨和软骨下骨,有很大破坏性,是造成关节破坏、关节畸形、功能障碍的病理基础。

2.类风湿结节

重要的关节外病变常见于关节伸侧受压部位的皮下组织,也见于肺。结节中心为纤维素样坏死组织,周围是呈栅栏状排列的成纤维细胞,外周浸润单核细胞、淋巴细胞和浆细胞,形成典型的纤维肉芽组织。

3.类风湿血管炎

表现多样,如皮肤血管炎、小静脉炎、末端动脉内膜增生和纤维化等。

二、临床表现与诊断

RA 发病一般呈隐袭性,先有几周到数月的乏力、食欲缺乏、体重减轻、低热、手足麻木等前驱症状。随后出现单一或多个关节肿痛,大多为手和足趾关节对称性肿痛,偶尔呈游走不定的多关节肿痛,以指间关节,掌指关节、腕关节及足关节多见,依次为肘、肩、踝、膝、颈、颞颌及髋关节等。

(一)关节表现

由于受累关节炎症充血水肿或渗液,常使关节肿痛、压痛及僵硬不适,主要累及小关节,尤其是手关节的对称性多关节炎。

1.晨僵

即病变的关节长期不活动后出现活动障碍、僵直。如胶黏着样的感觉。关节僵硬以晨间或关节休息后明显,统称为晨僵,95%以上 RA 有晨僵。活动关节后可减轻,晨僵持续的时间亦常作为 RA 炎症活动的指标之一。

2.痛与压痛

关节疼痛以夜间、晨间或关节启动时为著;酸胀难忍或向关节周围放散,遇冷尤剧;多呈对称性、持续性,但时轻时重,关节伴有压痛。最早出现在腕、掌指关节、近端指关节,渐发展至颞颌、足趾、膝、踝、肘、髋等全身大小关节。如颞颌关节受累:主要表现为局部疼痛、肿胀和张口受限,以致患者不敢咀嚼。

3.关节肿

因关节腔内积液或关节周围软组织炎症引起。病程长者因滑膜炎症后的肥厚而肿胀,此时浮髌征(一)。慢性期则多呈梭形肿胀,伴或不伴有关节萎缩;也多呈对称性,累及各关节,手、膝多见。

4.关节畸形

见于晚期 RA:

(1)软骨,软骨下骨质破坏造成关节纤维性或骨性强直。

(2)关节周围的肌腱、韧带受损,关节局部受力平衡遭到破坏,而造成关节不能保持在正常位置。常见畸形有梭形肿胀、尺侧偏斜、天鹅颈、纽扣花、峰谷畸形等及其他畸形。

5.关节功能障碍

RA 功能分级如下:

Ⅰ级:能正常进行各种日常生活活动和工作。

Ⅱ级:可进行一般的日常生活及某种特定职业工作,但对参与其他项目的活动受限。

Ⅲ级:可进行一般的日常生活,但对参与某种职业工作或其他活动受限。

Ⅳ级:不能正常地进行各种日常生活活动及各种工作。

(二)关节外表现

关节外表现为 RA 病情严重或病变活动的征象,有时非常突出,或单独出现或在关节炎之前出现。

1.类风湿结节

为特异的皮肤表现。15%~20%RA 出现皮下结节、单个或多个、数毫米至数厘米大小,质硬韧如橡皮样,无触压痛或轻触痛,常对称的出现于肘关节皮下鹰嘴突附近、膝关节上下、四肢肌腱部,偶尔见于头部、躯干及脊柱后方。出现于内脏如心、肺、脑膜等处的类风湿结节,常引起系统性症状。一般认为类风湿结节是 RA 病变活动的征象,多见于 RF 阳性的患者,但与关节炎或整个病情不一定完全一致。

2.类风湿血管炎

各系统都可出现。表现为指端小血管炎,局部组织的缺血性坏死,严重者可出现肠穿孔、心肌梗死、脑血管意外。发生于病情较重、关节炎症表现明显、RF 效价高的患者。

3.肺部表现

RA 肺部受累可出现在关节炎期间或关节炎之前数年,表现为胸膜炎或弥漫性间质性肺炎及肺大疱形成;有时为无临床症状的双侧胸膜下类风湿结节;广泛的 RA 胸膜病变可致小到中量胸腔积液。

4.心脏表现

尸检发现 40%RA 患者有陈旧性纤维素性粘连性心包炎,但生前诊断的不多。部分可表现出心包炎征象,有时可见局灶性心肌炎、冠状动脉炎及心电图异常。

5.眼部表现

约30%RA 合并干燥综合征(SS)时会出现干燥性角膜炎;类风湿结节累及巩膜时,可引致巩膜外层巩膜炎、巩膜软化或穿通；眼底血管炎可引致视力障碍或失明。

6.神经系统表现

RA 神经系统损害多由血管炎引起。出现单个或多个肢体局部性感觉缺失，垂腕征、垂足症或腕管综合征。寰枢关节脱位而压迫脊髓时，则可出现颈肌无力、进行性步态异常及颈部疼痛等。

7.消化系统表现

RA 患者可伴有胃肠道症状，如上腹部不适、食欲减退、恶心等。原因：①血管炎病变，损伤胃肠道组织，发生缺血性肠炎或引起胃肠道运动功能障碍。②因并发症，如干燥综合征可影响循环系统的外分泌功能。③因服用药物而出现不良反应，其中最常见的是服用非甾体抗炎药对胃肠道产生的副作用。

8.血液系统

低血红蛋白小细胞性贫血，为疾病本身或药物引起胃肠道慢性失血所致。伴脾大和中性粒细胞减少的称 Felty 综合征，有的同时有贫血和血小板减少。

(三)实验室检查

1.血象

轻、中度贫血，白细胞及分类多正常，活动期血小板可升高。

2.血沉

观察滑膜炎症的活动性和严重性指标，无特异性。

3.CRP

炎症急性期蛋白，增高说明疾病活动。

4.RF

是一种自身抗体，分 IgM、G、A、E 型 RF，临床测的是 IgM 型，见于 70％RA，滴度高低与本病活动性和严重性相关。RF 还见于 SLE、SS、PSS 等病。正常人 5％可有低滴度的 RF，因而 RF 不是 RA 特异性循环。

5.Ig 检查内容

IgMRF，检测指标；IgG－RF，致病抗体；IgA－RF，病情严重。

新发现的自身抗体：抗核周因子(APF)，抗角蛋白抗体(AKA)，抗 Sa 抗体，抗类风湿关节炎相关核抗原(RANA)。临床意义：早期诊断、RF 阴性者的诊断、特异性更强，与病情更相关。

6.CIC 和补体

血清 CIC(＋)，补体一般不减少，少数合并血管炎者补体降低。滑液中补体减少。

7.关节滑液

滑液增多($>3.5mL$)，白细胞明显增多 $2000\sim75000/mm^3$，正常 $<200/mm^3$，且中性粒细胞为主，黏度差，色黄，糖含量低于血糖。

8.类风湿结节

活检为诊断指标之一。

(四)关节 X 线检查

对诊断、病变分期、观察病情演变均重要,以手及腕关节 X 线片最有价值。

1 期:关节周围软组织肿胀,关节端骨质疏松。

2 期:关节间隙因软骨破坏关节间隙变狭窄。

3 期:关节面出现凿样破坏性改变。

4 期:关节出现半脱位,骨质破坏后纤维性和骨性强直。

(五)诊断标准

美国风湿病学会进行修订后的诊断标准。

(1)晨僵>1h,≥6 周。

(2)3 个以上关节肿,≥6 周。

(3)腕、掌指、近指关节肿≥6 周。

(4)对称性关节肿,≥6 周。

(5)皮下结节。

(6)手 X 线改变(至少有骨质稀疏和关节间隙狭窄)。

(7)RF(+)(>1:20)。

7 项中符合 4 项或 4 项以上即可诊断为 RA。该标准容易遗漏一些早期或不典型患者,需结合本病对称性、多发性慢性小关节炎,症状可相继出现的特点而综合考虑。

三、治疗原则

(一)治疗目标

(1)减轻症状:缓解疼痛,减轻炎症,减少不良反应。

(2)保护肌肉和关节功能,控制和延缓病情进展,促进已破坏的关节、骨修复。

(3)提高生活质量。

(二)治疗措施

包括科普教育、药物治疗、其他治疗、生活保健。

1.一般治疗

急性期应休息、关节制动;恢复期进行关节功能锻炼、理疗。注意:过度休息和制动可致关节废用和肌肉萎缩,影响关节功能。

2.治疗方案个体化

根据患者的病情制定,早期治疗、规律用药、联合用药、长期坚持治疗是治疗类风湿关节炎的关键。

3.药物治疗

常用药物治疗有非甾体抗炎药(NSAID)、慢作用抗风湿药(SAARDs)又称改变病情药(DMARDs)、细胞毒药物、肾上腺皮质激素(GC)。

(1)非甾体抗炎药。

1)阿司匹林:肝损害,基本不用。

2)舒林酸:用于老年患者,肾功受损者,200mg/d。

3)布洛芬:缓释剂。0.3g,2/d。

4)双氯酚酸:25mg,3/d。

5)奥湿克(双氯酚酸＋米索前列醇):每日总量 150～200mg,每次 1 片,每天 2 次。

(2)SAARDs(慢作用抗风湿药)。

起效慢,可能有控制病情进展的作用,又称改变病情药(DMARDs)。多与 NSAIDs 联合应用。

1)氨甲蝶呤(MTX):7.5～20mg,每周 1 次,口服;也可静脉注入或静脉滴注。

2)雷公藤总苷:20mg,3/d,口服。

3)金诺芬(瑞得):3mg,2/d。适用于早期、轻型患者,不良反应少,需长期使用。

4)青霉胺:首剂 125mg,2～3/d,后增至 500～750mg/d。

5)柳氮磺胺吡啶(SASP):5—氨基水杨酸和磺胺吡啶偶氮连接物,既有水杨酸的抗风湿作用,又有磺胺类的抗菌作用。药理作用,水解后在肠道可起到抗菌消炎和免疫抑制作用。每天 8～12 片,分次口服。8 周后见效,在类风湿关节炎、强直性脊柱炎等病中有广泛的应用。不良反应:ESR 和 CRP 下降;胃肠道反应,少数出现过敏性皮疹、粒细胞减少、肝功能损害,部分男性出现可逆性精子数目减少,停药后可以恢复。服药时需多喝水,以减少不良反应,定期检查血常规、尿常规、肝功能。

6)免疫抑制药:硫唑嘌呤、环磷酰胺、环孢素。毒性较大,适用于其他药无效或病情较重者。

7)来氟米特(LEF):新型免疫抑制剂,有抗炎与免疫抑制作用。临床应用,每天 10～20mg。

8)白芍总苷:服用 3 个月起效。0.3g,每日 2 或 3 次。

(3)肾上腺皮质激素:强大的抗炎作用,迅速改善关节炎症,但不能根本控制疾病。停药易复发。适用于有关节外症状或关节炎明显又不能为:NSAIDs 控制和 DMARDs 尚未起效时。泼尼松 30～40mg/d。长效制剂倍他米松,关节腔内注射或肌肉注射。

(4)生物制剂:目前常见的治疗类风湿关节炎、强直性脊柱炎的肿瘤坏死因子(TNF)拮抗剂,与传统的治疗药物比较,拮抗剂有着鲜明的特点。

1)益赛普:是一种模仿人体内固有成分的可溶性的受体融合蛋白,该药治疗类风湿关节炎和强直性脊柱炎疗效显著,安全性好。使用方法:每次 25mg,用灭菌注射用水稀释后进行皮下注射 2 次/周,规范使用 3 个月后,根据病情症状好转程度和实验室检查指标,决定是否再使用。

2)类克:是一种含有鼠源成分的单克隆抗体,是第二代的肿瘤坏死因子(TNF)拮抗药。目前刚在国内使用,其疗效和安全性还有待观察。该药为静脉输液使用,必须在医院接受严密观察。使用方法:3mg/kg,用注射用水稀释,静脉滴注。

3)阿达木单抗:是一种和类克作用机制一致的新一代单克隆抗体,区别在于将类克中的鼠源成分替换成了人的成分,从而减少不良反应发生。

这类生物制剂通过体内阻断肿瘤坏死因子(TNF)——类风湿关节炎和强直性脊柱炎中的核心炎症细胞因子,从而抑制肿瘤坏死因子介导的慢性炎症过程。美国风湿病学会在公布的《类风湿关节炎治疗》中指出:选择性细胞因子拮抗药代表了类风湿关节炎治疗的最新进展,其中临床疗效最好的抗细胞因子制剂是肿瘤坏死因子(TNF)拮抗药。

(三)类风湿关节炎

作为一种至今发病机制不明的、治疗效果不佳、致残率很高的自身免疫性疾病,目前无很满意的治疗药物,传统的慢作用抗风湿病药不良反应大,患者耐受性差;新型的生物制剂费用昂贵、不能口服、体内清除快、靶向性差。造血干细胞移植和基因治疗从理论上可克服以上缺点,是两种新的治疗手段。从干细胞水平和基因水平研究类风湿关节炎患者的免疫功能,将对类风湿关节炎的发病机制的探索开辟了新的途径,有很好的研究前景。

四、常见护理问题

(一)疼痛

1.相关因素

(1)与关节慢性炎性反应或关节软骨退行性改变有关。

(2)与血管炎炎性反应、痉挛、小血管微循环障碍有关。

(3)与骨质疏松、骨钙盐减少和骨小梁结构破坏有关。

2.临床表现

(1)关节肿胀、疼痛、活动受限。

(2)雷诺现象、皮肤溃疡、坏疽等。

(3)骨痛、腰背疼痛或全身骨痛,骨痛通常为弥漫性,无固定部位。

3.护理措施

(1)急性期卧床休息,冬天注意保暖。缓解期下床适量活动,锻炼,按医嘱使用一般止痛药,减轻和消除痛苦。保证患者休息睡眠。

(2)观察关节有无肿胀、疼痛部位及疼痛性质、有无游走性或对称性;关节的活动度,有无畸形。

(3)晨僵护理。

1)观察晨僵持续时间,以判断病情及治疗效果:有晨僵者起床前或睡前 1h 服用非甾体抗炎药以缓解病情。在疾病的治疗和恢复过程中,应计算每天晨僵的时间,观察病情变化。指导和配合用药。

2)鼓励患者早晨起床后行温水沐浴,或用热水浸泡僵硬的关节,以促进双手的血液循环,减轻僵硬,尔后活动关节。注意水温不宜过烫,以防烫伤。夜间睡眠戴弹力手套保暖,可减轻晨僵。

3)有晨僵时勿强行翻动患者或强行活动,防止骨折。

(4)注意观察皮肤:有无掌红斑或指红斑,有无雷诺现象或皮肤破溃。

(5)疼痛分级评估。

1)急性期。每班评估,用药后 30min 后及时评估。

2)缓解期。可 12h 或每天评估。

3)观察评估疼痛有无减轻或加重及伴发的症状,如有无晨僵;多关节痛或单关节痛,是否影响睡眠和饮食。疼痛时除药物止痛外,可分散注意力,如听音乐等以减轻疼痛。

(6)避免各种引起疼痛的诱因:如防寒保暖,勿过度劳累,不能在空调房间内长时间停留等。

(7)注意观察关节外的症状:若出现胸闷、胸痛、腹痛、消化道出血、发热、咳嗽、呼吸困难等及其他不适症状,提示病情严重,应尽早给予适当处理。

(二)生活自理能力下降(躯体移动障碍)

1.相关因素

(1)与四肢关节肿胀、畸形、功能障碍有关。

(2)与营养不良、卧床时间长、久病不能下床活动、全身虚弱有关。

(3)与休息、睡眠时间不足;缺乏动力、抑郁有关。

2.临床表现

(1)生活不能自理,如不能自行如厕,不能自行起坐,行走困难等。

(2)不能长时间活动或不能长时间坐位。

3.护理措施

(1)饮食护理:不要刻意避免吃某种食物;宜食含高维生素、高蛋白、营养丰富的饮食;选择含饱和脂肪和胆固醇少的食物;避免油炸食物,可食用低脂和脱脂牛奶;多吃蔬菜和水果;不要吃过咸的食物,有贫血的患者增加含铁的食物。

(2)帮助患者经常变换体位,以减少压力性溃疡(压疮),每 2h 翻身 1 次或改变一下身体的重心。

(3)经常协助患者主动或被动活动四肢关节,功能锻炼。

(4)维持正常的体位,以预防关节畸形发生或加重。

(5)患者以中老年女性较多,所负担的家务劳动较多,家人应给予适当分担,避免患者过度操劳,加重关节负担。

(6)督促患者按时服药,指导并协助其功能锻炼,如穿衣、吃饭、步行等。如长期卧床不起,关节不活动,会使关节功能减退甚至丧失。

(7)做好基础护理,协助患者如厕等生活护理,帮助患者提高生活质量。

(三)有失用综合征的危险

1.相关因素

(1)与关节炎反复发作、关节骨质破坏有关。

(2)与不注意关节活动及功能锻炼有关。

2.临床表现

(1)关节畸形,关节功能障碍。

(2)关节僵直,肌肉萎缩。

3.护理措施

(1)预防关节失用:帮助患者学会自我护理,明确锻炼目的,有计划地进行关节功能锻炼,防止和延缓畸形。

(2)急性期:应卧床休息,以减少体力消耗,保护关节,避免脏器受损;静息时正确的体位和夹板的合理应用对于防止关节畸形有重要意义。

(3)通过适当合理的锻炼防止关节出现僵直挛缩,防止肌肉萎缩,促进血液循环,恢复关节功能,振奋精神,增强体质,增加康复信心。

(4)缓解期:指导患者每日定期做全身和局部相结合的活动,如:游泳、做操、打太极拳、太极剑、五禽戏等中华传统武术;骑自行车;跳老年迪斯科、传统舞蹈、健美操等;经常活动双手、双腕,如织毛衣、双手握圆球转动等。教会患者锻炼的方法,防止过度锻炼。

(5)注意事项:活动时慢慢开始,运动的关节疼痛剧烈时需暂停,经常改变体位锻炼,坚持、不放弃,功能锻炼时较严重的患者需有陪护。

(6)有必要对患者进行职业技能训练,根据患者兴趣、技能、专长、身体状况及可行性进行综合考虑,制定切实可行的训练计划,提高其社会适应能力。

(四)功能障碍性悲哀(预感性悲哀)

1.相关因素

(1)与病情反复发作、顽固的关节疼痛、疗效不佳、疾病久治不愈有关。

(2)与肌肉萎缩、关节致残、畸形、影响生活有关。

2.临床表现

(1)抑郁、失眠、情绪低落、悲观失望、厌世、恐惧等。

(2)工作及日常生活受影响。

3.护理措施

(1)做好心理护理。用爱心去鼓励患者,争取社会支持。

(2)鼓励患者正确对待疾病:了解疾病的特点和转变,做到早期就诊,不要错过治疗的良机,以减少疾病治疗的难度和复杂性,降低致残率。

(3)帮助患者对不良心理的认识,重视患者的每一个反应,提供合适的环境让患者表达心中的想法、悲哀的情绪,尽量减少外界刺激,保持心情愉快,帮助患者认识不良情绪对健康的影响,长期的情绪低落会引起食欲缺乏、失眠等症状,可加重病情,影响治疗。

(4)鼓励患者自我护理,正确认识和对待疾病,积极配合治疗。鼓励患者自强,对家庭、对社会有责任感;同时激发患者亲友对患者多关心和支持,以增强战胜疾病的信心。

(5)一个良好的家庭环境和良好气氛,对患者治疗和康复是至关重要的。多数患者易悲观、情绪低落,鼓励家人对患者多理解和体贴。

(6)坚持关节功能锻炼,做一些力所能及的工作和自理日常生活,以延缓关节的功能障碍和畸形。

(五)潜在药物不良反应

1.相关因素

与多种药物的长期应用有关。

2.临床表现

恶心、呕吐、胃部不适、食欲缺乏、肝功能受损、血象变化等。

3.护理措施

主要有以下几点。

(1)非甾体抗炎药、免疫制剂药等药物的不良反应。

(2)应用生物制剂。

1)注意观察肿瘤坏死因子拮抗剂的不良反应,包括注射部位的局部反应(如红肿、硬结)、输液反应、头痛、眩晕、皮疹、咳嗽、腹痛等。

2)为了避免在使用过程中发生不良反应,避免在处于急、慢性感染发作期,怀孕和哺乳期,有活动性结核病及肿瘤患者中应用。

3)如果需要接种疫苗,接种时间最好在开始 TNF 拮抗剂治疗前 2 周,或在最后 1 次用药的 2～3 周后,在使用该药期间不可接种疫苗。

4)多饮水,以减少药物在体内的毒副作用。病情稳定后逐渐减量。

5)定期监测肝肾功能、血常规等。注意观察病情是否有复发症状,定期随访复查。

6)尽量不用生理盐水稀释药物,因为生理盐水是等渗溶液,稀释后的溶液进行皮下注射不易被吸收,所以应规范使用灭菌注射用水稀释药物。

7)使用益赛普前需行结核菌素试验检查,如有活动性结核病、败血症患者禁用。

(六)知识缺乏(特定知识缺乏)

1.相关因素

(1)对新出现的健康问题、治疗、认知、理解信息错误。

(2)缺乏主动学习,文化程度低,对信息资源不熟悉。

2.临床表现

(1)发病时第 1 次就诊未到专科治疗,从而延误治疗或误诊。

(2)擅自停药、换药,导致病情复发加重。

(3)未到医院规范治疗,病急乱投医。

3.护理措施

(1)多数患者对 RA 只有朦胧的概念,不了解和其他类型关节炎的区别,错误地以为所有 RA 患者的关节一定会变畸形,也不知道 RA 的症状有自发性,加剧和消退倾向等。因此,须向患者介绍 RA 的基本特点,治疗药物的特点和治疗注意事项等。通过教育使患者能配合治疗,改善预后。

(2)根据医嘱用药,不要随便停药或换药。

(3)帮助患者认识和了解疾病的性质、治疗方案。应认识到类风湿关节炎是一个难治性疾病,在整个病程中常常为复发和缓解交替出现,是一个病程长、疗程长的疾病,必须做好长期治疗的心理准备,必须积极配合治疗,并把自己在治疗中出现的微小变化、体会及时而又经常地与医生沟通,以便调整治疗计划。

(4)不要轻信广告和传言,想象通过神医、神药产生神效,不要相信"奇迹疗法",坚持正规治疗,定期复查。

(5)鼓励患者积极参与集体活动及病友会,以充实生活,鼓励患者常与其他病友相互交流,了解治疗信息及自我护理知识。

五、健康教育

(一)心理指导

(1)类风湿关节炎是一种慢性疾病,容易复发,存在关节畸形、关节肿痛等多种不适,影响正常的生活、工作,所以有些患者表现出易激动、焦虑、抑郁、悲观等情绪,这种心理障碍不利于疾病的康复。

(2)应向患者解释治疗类风湿关节炎是一个长期的慢性过程,应保持积极的生活态度配合治疗,排除各种消极因素;培养自己广泛的生活情趣,陶冶情操,在各种文体活动中寻找人生乐趣,最大限度调动免疫系统的抗病效能。

(3)持之以恒的关节锻炼,保护关节的功能;同时培养坚毅性格,勇敢面对现实,处理好生活中的意外事件。要坚信,随着现代科技的发展和一些生物制剂的应用,类风湿关节炎能控制得越来越好。

(二)饮食指导

(1)保持体重在正常范围内,体重过重,会加重关节的负担。

(2)要选择含饱和脂肪和胆固醇少的食物;避免使用油炸食物。选用低脂牛奶或脱脂牛奶,尽量少吃冰激凌。

(3)不要吃过咸的食物:盐可以造成水钠的潴留,引起高血压。

(三)关节功能锻炼指导

1.活动期

应适当休息,以减轻关节疼痛,预防炎症扩散,减轻炎症对关节的破坏;此期患者可取卧位、坐位或靠坐在床头,在肢体不负重的情况下被动或主动活动四肢,做肘、膝关节屈伸,指腕关节舒展和屈曲等动作的练习。每天可多次进行。在病变关节的活动范围内,做肌肉的主动静力性收缩运动(肌肉用力绷紧维持收缩 5~10s,连续 10 次)。主要有膝关节伸直,做股四头肌的静力性收缩等。对疼痛明显的关节,根据情况可采用护腕、护膝、夹板等,将关节制动。但固定时间不宜过长,白天的固定应允许手指充分活动,或取下固定夹板 2、3 次,以方便受累关节运动和关节肌肉的力量训练;夜间要能予以关节最大的支持力,使受累关节保持功能位。锻炼宜早进行,练习时不应引起剧烈的疼痛,结束后疼痛不宜持续 2h。卧床与下地、卧位练习与坐位练习宜交替进行,运动量要严格控制,从小运动量开始,逐渐加大,不可一蹴而就。重症患者宜绝对卧床休息,交替仰卧及侧卧,保持关节功能位。

2.好转期

不宜进行大运动量的练习,可在床上练习、抗阻力练习、扶拐站立或步行,为保持关节活动度,每天应做一定量关节活动,在关节活动范围内被动或主动做各关节持续性全范围运动,动作要轻柔、舒缓。如伸臂、屈肘、抬肩、用力伸指、握拳、伸膝、伸髋、摇踝等运动。每次尽量做到最大限度。即使关节局部有轻度肿胀、轻微疼痛也要进行。

3.稳定期

主张多做一些关节负重小或不负重的运动。此期关节活动应由被动运动转为主动运动。最后为抗阻力运动。但各种运动训练要循序渐进,为关节炎所编的医疗体操、太极拳、健身操、游泳等有助于关节的康复。

4.手关节功能操

能减轻患者手关节疼痛,并能缩短晨僵时间,且患者易于接受。

(1)动作 1:双臂平放在桌面上,手掌向下。

1)以腕关节为支点,手向上抬起,姿势类似与别人打招呼,尽量做到摆动的最大幅度。

2)以腕关节为支点,手逐渐放下,并低于腕关节平面,前臂有向前拉的感觉。

(2)动作2:肘关节支撑在桌面上,手背面对自己。

第1步,以腕关节为支点,手向小指方向歪。

第2步,以腕关节为支点,手向大拇指方向倒,姿势如同摇手。

(3)动作3。

第1步,用示指接触大拇指。

第2步,用中指接触大拇指。

第3步,用无名指接触大拇指。

第4步,用小指接触大拇指。

(4)动作4。

第1步,五指屈曲,握成拳头状。

第2步,五指放开,尽量伸直。

(四)用药指导

(1)治疗类风湿关节炎宜采取联合用药,联合用药可改善关节疼痛的临床症状,又能阻止病程发展,同时药物的联合,可以增强疗效,减少不良反应。

(2)常用的药物中以非甾体抗炎药为多。该类药对胃肠道损害较大,嘱患者宜饭后服用,减少对胃肠道的刺激。并定期检查肝、肾功能、血常规。

(3)勿轻信有立竿见影的"特效药",不会有今天吃明天就见效的药,应静下心,坚持治疗,坚持服药,才能缓解病情。

(五)关节的日常保护

(1)使用较大和有力的关节:关节发炎时,关节会变得不稳定,更易受损伤。用力的时候,细小的关节如手指关节就更易出现变形。因此,在日常生活中应尽量利用较大和有力的关节,手提重物时,尽量不用手指而用手臂和肘关节;不要用手指作支持,应以手掌来支撑。

(2)避免关节长时间保持一个动作:不要长时间站立,在适当时候坐下休息。坐下时,应经常变换坐姿、转换双脚位置,舒展下肢的筋骨,或站起来走动一会。应避免手指长时间屈曲,如写字、编织、打字、修理,应不时停下来休息,舒展一下手指。

(3)避免关节处于不正确的位置,保持正确姿势。无论在睡眠、走路或坐下,都要保持良好姿势。拧瓶盖时,不要只用手指拧,应以掌心施加压力来拧。坐下时,膝关节不要过分屈曲,双足应平放在地上。

(4)留意关节的疼痛:活动时感到关节疼痛,应立即停止活动,检查活动方法是否妥当。

(5)减少工作和日常生活的体力消耗:如家里物品的放置应科学合理,轻便和不常用的物品放在高处,常用物品放在伸手可及的地方,笨重和不常用的物品放在柜子的下面。安排好工作的程序。尽量使用工具,以减少弯腰、爬高、下蹲等,使用手推车以节省体力。

(6)注意工作与休息的平衡并根据病情调整,如关节炎加剧时,应增加休息时间。

第十一节　系统性红斑狼疮

系统性红斑狼疮(SLE)是一种原因未明,以多系统或多器官损害伴血清中出现多种自身抗体为特征的自身免疫性疾病,是结缔组织病的典型代表。

典型的系统红斑狼疮,有跨鼻梁和两侧面颊的红斑,俗称"蝴蝶斑"。新加坡的患者为避免"红斑狼疮"这一可怕的病名将它称为"蝴蝶病",而我国台湾的患者则称为"思乐医"(SLE)。

据统计青年女性发病多见,男女比 1∶(8～10),育龄妇女多发病,发病高峰年龄 15～45岁。红斑狼疮(LE)临床上常分为三种类型:

1.盘状狼疮(DLE)

主要累及皮肤和黏膜,一般无系统性受累。

2.亚急性皮肤狼疮(SCLE)

占红斑狼疮的 10%～15%,较少累及肾脏和中枢神经系统,预后较好,是严重程度介于 DLE 和 SLE 之间的 LE 亚型。

3.系统性红斑狼疮

是红斑狼疮中最严重的类型。SLE 临床有乏力、贫血、发热、多形性皮疹、日光过敏、脱发、关节炎、心包炎、胸膜炎、血管炎、肾炎以及中枢神经系统异常等表现。病情变异大,常因某系统或某器官病变表现较为突出而易误诊。

一、病因与发病机制

(一)病因

SLE 病因未明,一般认为是多因性的,由感染、免疫、遗传缺陷等多因素协同引起机体细胞和体液免疫调节功能的紊乱,不明原因地丧失正常的免疫耐受性,出现自身免疫反应,导致组织炎性损伤。

1.免疫遗传缺陷

SLE 发病有家族聚集倾向,家族患病率达 3%～12%,一个家庭内同时可有数个成员发病,同卵双生子的发病一致率(25%～50%)明显高于异卵双生子(5%);家族中健康成员抗核抗体阳性率 13.8%,且其 T 抑制细胞功能较低;自身抗体及球蛋白增高;不同种族发病率有显著差异,黑种人最高,黄种人次之,白种人最低。

2.雌性激素

SLE 以女性占绝对多数,男女发病比例为 1∶(8～10);月经初潮前及绝经后女性发病较少,而育龄期、妊娠期发病率明显增加。研究表明,雌性激素可增加 B 细胞产生针对 DNA 抗体,而雄激素可抑制这种反应。

3.环境因素

诱发或加重 SLE 的外界因素较多,如药物、紫外线、感染及情绪刺激等。

(1)药物:某些药物可直接引发狼疮样综合征,如普萘洛尔、氯丙嗪、链霉素、青霉素、磺胺类等。有 30 余种可诱发或加重红斑狼疮的药物,它们致病机制各不相同。

(2)紫外线:约 1/3SLE 患者对日光过敏,诱发皮疹或加重 SLE 病情。正常人皮肤中双链 DNA 经紫外线照射后可发生二聚化,形成胸腺嘧啶二聚体,而去除紫外线照射后可修复解聚。SLE 患者存在修复解聚缺陷,过多的胸腺嘧啶二聚体则可能成为致病性抗原。

(3)病毒感染:多年来一直致力于"狼疮病毒"的研究,虽然在患者的肾小球内皮细胞及 SLE 淋巴细胞中曾发现过类似病毒的包涵体,在患者血清中查到 12 种不同病毒和 4 种反转录病毒的抗体,但尚未确认 SLE 病因。

4.其他因素

如心理和社会因素与本病的发生及病情加剧也有一定关系。

(二)发病机制

(1)SLE 发病的具体机制尚不清楚。免疫学异常是 SLE 发病的重要因素。主要表现为 B 细胞、T 细胞和单核细胞等功能异常,引起机体细胞和体液免疫紊乱而导致组织炎症性损伤。免疫复合物沉积是其主要的发病环节,免疫复合物沉积在靶器官,激活补体,释放趋化因子招引炎症细胞,进而释放炎症介质引起组织损伤。

(2)在遗传基础上由于外来抗原(如病原体、药物、物理因素等)的作用下,引起人体 B 细胞活化。在 T 细胞活化刺激下,B 细胞产生大量不同类型的自身抗体,造成组织损伤。

(3)红斑狼疮是在体内外各种异常因素的协同作用下,机体正常免疫耐受性被打破,导致细胞和体液免疫功能紊乱,B 淋巴细胞高度活化而产生多种针对自身组织成分的抗体,包括抗细胞核及各种核成分细胞膜、细胞质等的多种自身抗体,其中尤以抗核抗体(ANA)最重要。自身抗原与相应抗体结合形成免疫复合物,从而导致异常免疫反应发生,引起多系统、多器官的病理损伤。除免疫复合物外尚有其他机制参与。

(三)病理改变

系统性红斑狼疮主要的病理改变为结缔组织的黏液样水肿、纤维蛋白样变性和坏死性血管炎。

1.特征性病变

(1)苏木紫小体,由苏木紫染成蓝色均匀球状物质所构成,与狼疮细胞包涵体相似,几乎见于所有受损炎症区。

(2)"洋葱皮样"病变,动脉周围显著的向心性纤维增生。

(3)疣状心内膜炎,心瓣膜、腱索赘生物。

2.肾脏病变

几乎所有 SLE 均有肾损伤,称 LN。可分别出现在急性期和慢性期。

二、临床表现与诊断

(一)盘状红斑狼疮(DLE)

主要侵犯皮肤黏膜。以红色斑丘疹多见,边界清楚,表面黏附鳞屑,中心部色素减退或呈萎缩凹陷性瘢痕,皮肤毛细血管扩张和永久性色素脱失和毛囊受累。90%盘状红斑局限于头顶部、外耳、面部、颈部或上胸部。盘状红斑多以皮肤病变为主,系统受累少见,偶有抗核抗体阳性及白细胞减少等。

1.好发部位

皮疹好发于暴露部位,如颊部和鼻部,对称分布,状如蝴蝶,其次为耳郭、口唇、手背及头皮等处。

2.皮损特点

皮疹开始为一片或数片红斑,渐渐扩大形成环状或不规则形斑块,界限清楚,暗红色。损害中央轻度凹陷,其上常覆一层黏着性鳞屑,面、臀及四肢,盘状红斑,形似圆盘,毛囊扩大,瘢痕,萎缩性瘢痕伴色素减退。

3.全身症状少见

在病情进展时,部分患者可有低热、关节痛等症状。病程慢性改变,约有 15% 转化为 SLE。

(二)亚急性皮肤性红斑狼疮(SCLE)

1.皮损特点

皮损较广泛,表浅,无瘢痕;皮疹分布于面部、颈部、躯干部、肩部,可扩及前臂及手背等处。有丘疹银屑型斑块和环状红斑样皮损。

2.全身症状

较轻,有低热,关节不适或疼痛及血清学异常,较少累及肾脏和中枢神经系统等。

3.实验室检查

抗核抗体阳性,抗 SSA、SSB 抗体可阳性。

(三)系统性红斑狼疮(SLE)

系统性红斑狼疮临床表现复杂多变,虽以多系统受累为主要特点,但在病程的某一时期,可以某一器官或某一系统为突出表现,以致易被误诊为肺炎、胃肠道疾病、肾炎、心包炎、血小板减少性紫癜、癫痫或关节炎等。病情差异也很大。有的皮肤病变突出,内脏受累较轻;有的血清学指标阳性而临床症状较轻;而另一些则可急性发作、病情凶险,有时发作与缓解交替,可持续多年。绝大多数患者均有发热,疲乏无力,关节痛,皮疹及内脏受累后的相应表现。病情可表现为急性、亚急性发作与缓解交替进行。

1.皮肤表现

80%~85%患者有皮肤损害。皮疹以暴露部位为主,较为广泛。典型皮损:蝶形红斑(35%),蝶形分布于颧部及鼻梁上,不规则的水肿性红斑,融合成蝶翼状。色泽鲜红或紫红,边缘清楚或模糊,表面光滑,有时可见鳞屑,疾病缓解时消退,但可留有棕黑色色素沉着。水肿性红斑亦见于指甲周、甲床远端、前额、耳垂,甚至眉梢、上臂手(足)指(趾)末端和甲周围的红斑,也具特征性。

(1)特异性皮损:有光过敏(16%~58%),患者受日光或其他来源的紫外线照射后出现皮面红斑;多形性红斑;紫癜;血管炎(10%~50%)或雷诺现象 30%~40%,偶可引起溃疡或坏疽。

(2)黏膜损害:口腔、鼻、咽及外阴,可出现红斑、瘀斑,破溃形成溃疡。特征为无痛性溃疡大小不一,反复发作,活动期明显,为诊断标准之一。

(3)其他皮肤表现:如多形红斑、杵状指(趾)、脱发(50%),活动期有弥漫性或片状脱发。

毛发干枯,稀疏无光泽。特别是前额发际边缘头发无光易折、易脱、长短参差等,具有一定特征性。

2.发热

发热是 SLE 常见症状。90％的患者在病程初期及病程中有反复发热,可为弛张热、稽留热,甚至 40℃ 的高热。也可为不明原因的长期低热。可伴有畏寒、肌痛、关节酸痛、乏力、食欲缺乏等中毒样症状。发热与病情活动性一般保持一致。

3.关节、肌肉表现

几乎所有 SLE 的患者在病程的某一阶段出现关节疼痛,为多发的游走性大关节酸痛或肿痛,随病情缓解而减轻。也可为多发对称性小关节肿痛,伴晨僵或轻度功能障碍,颇似类风湿性关节炎。有时伴肌腱炎或类风湿关节炎。

4.肾脏表现

50％～70％SLE 出现肾脏病临床表现,有不同程度镜下血尿、蛋白尿、管型尿,下肢水肿,甚至低血浆蛋白、高脂血症等。一般肾功能正常。但重症或晚期患者可有高血压,肾功能不全等,是 SLE 死亡的主要原因之一。

5.心血管系统表现

约 2/3 患者有心血管系统症状。以心包炎多见,干性或渗出性心包炎,严重者可发生心脏压塞或心包粘连;其次为心肌炎、心前区疼痛、心动过速、心脏扩大、心律失常等;心内膜炎常与心包炎并存,少数有冠状动脉炎,偶可引致心肌梗死。

6.呼吸系统表现

以胸膜炎多见,干性或渗出性胸膜炎,中等量或少量胸腔积液。发作期可有肺实质浸润性病变,肺野片状浸润影或肺不张征象等。

7.神经系统表现

35％～50％SLE 患者有神经系统症状,且表现复杂,如出现幻视、幻觉、妄想等精神症状。中枢神经系统炎症时,可有无菌性脑膜炎、脑炎、脑出血等。出现头痛、颈项强直,抽搐或昏迷等;脑神经受累时,可出现三叉神经痛、眼睑下垂、偏头痛等。

8.血液系统表现

轻度或中度贫血多见,红细胞、白细胞、淋巴细胞及血小板计数减少,约半数患者有局部或全身浅淋巴结肿大,1/3 患者有肝大,1/5 有脾大。

9.消化系统表现

约 40％患者有消化系统表现,食欲减退、呕心、呕吐、腹痛、腹泻等。肠系膜血管炎时,可表现为腹痛、肠梗阻、肠道溃疡或肠坏疽等严重情况。

10.其他

如眼部病变等。

11.检查

肾脏穿刺,现在已越来越成为诊治狼疮性肾炎的重要检查手段,通过穿刺后的病理分型,对指导治疗方案选择和预后判断具有决定性的价值。

(四)诊断

DLE、SCLE 根据皮疹特点及组织病理确诊。

SLE 一般采用美国风湿病协会制定的 SLE 诊断标准。

1.美国风湿病协会制定的 SLE 诊断标准

(1)颧颊部红斑。

(2)盘状红斑。

(3)光敏感。

(4)口腔清痛。

(5)非侵入性关节炎。

(6)蛋白尿或管型尿。

(7)癫痫发作或精神症状。

(8)胸膜炎或心包炎。

(9)溶血性贫血或白细胞减少或淋巴细胞减少或血小板减少。

(10)抗 ds−DNA 或抗 Sm 抗体阳性或 LE 细胞阳性或持续性梅毒血清反应假阳性。

(11)荧光抗核抗体阳性。

2.红斑狼疮诊断标准

(1)颧颊红斑。

(2)盘状红斑。

(3)光敏感。

(4)口腔溃疡。

(5)关节炎。

(6)浆膜炎。

(7)肾脏病变。

(8)神经系统异常。

(9)血液学异常。

(10)免疫学异常。

(11)抗核抗体。

(12)狼疮带试验阳性。

(13)补体下降。

三、治疗原则

(一)治疗原则

目前糖皮质激仍是治疗 SLE 的主要用药。治疗 SLE 的主要目标是:缓解病情,解除痛苦;防止脏器损伤;防止感染或其他并发症;指导患者生活,防止病情复发。

(二)治疗方案

SLE 的病情轻重缓急变化很大,应根据不同情况制定个性化的治疗方案,首先对每个患者病情做出准确的判断,如初发或复发;有无脏器损害,损害程度;有无并发症及其严重性;对过去治疗的反应;患者对疾病的承受能力等。

如有发热、关节炎、肌痛、皮疹或轻度浆膜炎等,而无明确的内脏损伤者,可首先给予非甾体抗炎药,如双氯芬酸、美洛昔康等。如效果不显著,可加用羟基氯喹或雷公藤总苷等治疗,或加用泼尼松等。但非甾体抗炎药可降低肾小球滤过率,诱发间质性肾炎,不宜用于肾病患者。

1.一般治疗

注意休息,避免日晒等不良刺激;预防感染及并发症,加强营养和支持疗法。

2.维持治疗

急性期病程缓解后或器官损害基本得到控制之后,即进入维持治疗期。维持治疗的目的是巩固已取得的疗效,防止病情复发。维持期长短因人而异,一般 6～12 个月。在此期间要注意随访,指导患者逐渐减药量,约 1/3 患者可彻底缓解。

(三)DLE 的治疗

采用糖皮质激素霜,皮损局部外涂,同时给予一些抗疟药、中药等口服。

(四)SLE 治疗

1.局部治疗

有皮损时与 DLE 的皮损治疗同样采用糖皮质激素霜局部外涂。

2.全身用药治疗

主要分为以下几种。

(1)糖皮质激素治疗:用药原则为早期足量、缓慢减量、维持治疗。小剂量泼尼松($<$20mg/d)用于关节炎、皮疹、发热等患者;中等剂量泼尼松(20～40mg/d)用于重症皮疹、浆膜炎、发热等患者;大剂量泼尼松(40～100mg/d)用于肾、脑、肝、肺、心脏受累的患者。甲泼尼龙冲击(500～100mg/d,连续 3d)用于重症、急症患者,弥漫性增殖性肾小球肾炎、明显神经精神症状、重症溶血性贫血及血小板显著减少等迅速恶化的病例。

用药应掌握原则;密切观察病情变化;维持治疗;观察药物不良反应等。

(2)非甾体抗炎药(NSAIDs)。

(3)抗疟药。

(4)免疫制剂。

3.其他疗法

(1)大剂量免疫球蛋白静脉滴注冲击疗法。

(2)血浆置换。

(3)血液透析。

(4)造血干细胞移植等。

(5)免疫吸附技术。

(6)特异性的靶向治疗制剂研究应用等。

四、常见护理问题

(一)皮肤完整性受损

1.相关因素

与自身免疫血管炎性反应有关。

2.临床表现

蝶形红斑、水肿性红斑、丘疹、紫癜、鳞屑等。

3.护理措施

(1)患者入院床位安排避免靠窗的病床。有皮疹、红斑或光敏感者,指导患者外出时采取遮阳措施,避免阳光和紫外线直接照射裸露皮肤,忌日光浴,以免加重皮疹。

(2)皮损处避免用刺激性物品,如化妆品、烫发、定型发胶、农药等。

(3)避免搔抓及过热的水烫洗,宜穿棉质宽松的衣裤。

(4)避免应用诱发本病的药物如普鲁卡因胺、肼屈嗪等。

(5)正确应用外用药。糖皮质激霜剂或软膏,外涂或封包皮损处;皮损处有显著鳞屑时,在涂药前先刮除鳞屑后再涂药,皮损增厚者可与皮损内注射糖皮质激素。

(二)疼痛

1.相关因素

与免疫炎症反应有关。

2.临床表现

四肢关节、肌肉疼痛等。

(三)口腔黏膜改变

1.相关因素

与自身免疫反应、长期使用激素有关。

2.临床表现

口腔溃疡。

3.护理措施

主要有以下几点:

(1)饮食上应多食高蛋白和高维生素饮食,少食多餐,宜软食,少食芹菜、香菜、无花果、蘑菇等食物,避免食生、冷、硬及辛辣刺激性食物以促进组织愈合和减少口腔黏膜损伤和疼痛。

(2)注意保持口腔清洁,养成饭后漱口的习惯,每日刷牙早晚各1次,刷牙时选用软毛刷刷牙。预防性应用制霉菌素漱口液漱口,每日3次。

(3)有口腔黏膜破损时,每日晨起、睡前和进餐前后用漱口液漱口。

(4)有溃疡者,在漱口后用口腔溃疡膜或锡类散涂敷溃疡处,可促进愈合。

(5)及时做咽拭子培养,如合并口腔感染,遵医嘱局部合理使用抗生素及漱口液。

(四)体温过高

1.相关因素

自身免疫反应或感染所致。

2.临床表现

稽留热、不规则热。

3.护理措施

物理降温时勿用乙醇擦浴,以防乙醇刺激毛细血管扩张加重皮疹或红斑。

(五)体液过多

1.相关因素

血浆蛋白低,肝、肾功能受损;肾小球滤过功能降低导致水钠潴留所致。

2.临床表现

结缔组织疏松部位水肿,如眼睑、双下肢呈凹陷性水肿,腹腔积液、胸腔积液等。

3.护理措施

(1)营养支持:低盐、低脂,优质蛋白饮食,限制水、钠摄入。

(2)纠正水电解质紊乱:监测血清电解质的变化,如血钾、钠、钙、磷;血 BUN、血肌酐、血红蛋白等的变化,发现异常及时通知医生处理。

(3)严格记录液体出入量,包括服药时的饮水量。遵医嘱使用利尿药和血管扩张药,观察利尿效果;定期测体重和腹围,观察水肿减轻情况。

(4)定时测量生命体征,血压变化、意识改变等。

(六)外周血灌流量改变

1.相关因素

与血管痉挛有关。

2.临床表现

雷诺现象,手指、脚趾变紫、皮疹、破溃等。

3.护理措施

(1)注意保暖,勿直接接触冷水,睡前温水泡手、脚。但水温不易过热,以免烫伤,水温在43°为宜;天冷时外出应戴手套。接触冰冷物品时注意防护。

(2)当指、趾有破溃时,应做好创面护理,保持创面干燥,禁用水泡,防感染,必要时外涂药膏。

(3)根据医嘱应用活血化瘀的药物治疗,促进血液循环。

(七)知识缺乏

1.相关因素

(1)缺乏对疾病的认知及自我保健知识。

(2)缺乏有关疾病知识的信息来源。

(3)与文化程度有关。

2.临床表现

(1)发病时第一就诊时间未到专科治疗,从而延误治疗或误诊。

(2)看病治病未能持之以恒,擅自停药、改药,导致病情复发加重。

3.护理措施

(1)做好与患者沟通,了解患者信息并给予疾病相关知识宣教,使其对该疾病有一定的了解与认知,能正视疾病。

(2)根据患者的疾病发展不同阶段做好相应的健康教育,如定期为患者举办知识讲座,有利于患者系统的学习疾病的相关知识,可运用多媒体、录像等进行直观、形象、生动的讲授,使患者掌握疾病发展期、恢复期及康复期的相关自我保健及注意事项。

（3）疾病活动期间必须卧床休息，积极治疗；工作和生活中要避免重体力劳动，过度疲劳；娱乐要适当生活规律，保证充足的睡眠，有利于疾病的康复。

（4）鼓励患者积极参加病友会，交流治疗信息和自我护理知识。促进患者自愿采纳有利于健康的生活方式和行为，消除和减轻影响健康的危险因素，有利于疾病的治疗和防护。提高生活质量。

（5）鼓励患者和家属自学，根据自己的需求通过对书籍、报纸、杂志等的学习以获取相关知识。

（八）焦虑（恐惧）

1.相关因素

（1）与病情反复、迁延不愈、多脏器功能损害等有关。

（2）经济问题。

2.临床表现

（1）敏感、多虑、自卑、易激动、悲观、抑郁甚至偏执，不能面对患病的现实，害怕、紧张、恐惧等。

（2）担心不能工作，影响日常生活、学习以及生育等。

3.护理措施

（1）帮助患者接受事实，患者因患系统性红斑狼疮，疾病反复发作，又需长期治疗，同时长期患病给家庭带来负担，因此心理压力较大。医护人员表示同情和理解，尊重患者，采用温和的态度细心地为患者提供护理，并提供相关知识，疾病的发生、发展过程，各种治疗、检查、护理手段的目的和意义，以及目前诊疗技术的提高、免疫学、药理学和分子生物学的发展，使疾病的预后有很大的改善等，说明并非不治之症，帮助患者正确认识疾病，接受患病的现实。树立乐观情绪，建立战胜疾病的信心。

（2）告知可能的治疗效果和自我护理方法，请治疗效果好的患者现身说法，介绍治疗护理体会，增加患者的信心，消除恐惧。请亲友共同配合，帮助患者度过最困难的时期，战胜疾病。

（3）告知患者在病情控制后完全可以适当参加一些力所能及的工作，学生可以复学。女性患者在医生指导下还可以生育。

（4）对病情重、住院时间较长、丧失治疗信心的患者，应从生活上多关心，情绪是影响病情的另一个关键因素，帮助患者积极调整心态，及时消除丧失治疗信心的负面情绪。

（5）家庭在 SLE 治疗中负担着一个重要的角色，治疗是一个长期的过程，亲人的理解和支持，对于患者是否能建立长期治疗的信心是至关重要的，对于患者自己来说，也应该努力地处理好家庭关系，为自己创造一个良好的家庭环境。家庭亲友的关怀、体贴和精神鼓励对病情的稳定能起到积极的作用。

（九）潜在并发症狼疮脑病

1.相关因素

与免疫复合物沉积所致的血管炎影响到中枢神经系统有关。

2.临床表现

定向、识别障碍、不能计算及记忆丧失，癫痫，无菌性脑膜炎，周围神经病变、偏瘫、运动性失语,忧虑或狂躁精神异常,躁动、幻想、幻听、失眠、意识障碍、癫痫发作、脑卒中等。

3.护理措施

(1)护理巡视时观察患者的言行举止,患者出现头痛、头晕、幻觉、兴奋、反应迟钝、突然出现肢体麻木等,应考虑狼疮脑病的可能,对上述表现持续时间长,频繁发作的患者,应警惕癫痫发作,并及时通知医生,做好抢救准备。备好氧气、开口器、镇静药等。及时记录神志、意识、瞳孔变化。

(2)保持呼吸道通畅,控制抽搐,一旦发生抽搐,应立即去枕平卧,头偏向一侧,按压人中,高流量吸氧,使用开口器,防止舌咬伤,及时清理口腔分泌物,迅速建立静脉通道,必要时遵医嘱应用镇静药。任何不良刺激都可诱发癫痫的再次发作,因此,要保持病房环境安静,有条件者住单人病房,护理操作要轻柔,减少刺激。

(3)做好安全防护措施,24h 陪护,双侧加用床栏,对于有躁动者应用约束带。锐器及坚硬物品应远离患者,以防伤人或自伤。

(4)做好患者的基础护理,满足生活需求,加强巡视,做好家属的宣教工作,不可随意带患者外出或如厕、沐浴等。

(十)潜在并发症:多脏器功能衰竭

1.相关因素

与多种因素的作用引起机体细胞和体液免疫调节功能的紊乱,导致多脏器组织炎症性损伤有关。

2.临床表现

肾衰竭,呼吸衰竭,心力衰竭,出血,脾、淋巴结肿大等多脏器功能受损。

3.护理措施

(1)肾功能不全者:准确记录液体出入量,观察肢体水肿情况,控制体液的摄入。

(2)肺部感染:观察体温变化,有无寒战、咳嗽、咳脓性痰液、胸痛、胸闷、呼吸困难等,留取痰标本送检。病室要定期通风透气并做空气消毒。

(3)消化系统:腹胀、腹痛、腹泻、恶心、呕吐等胃肠道症状,观察呕吐物及大便颜色,有无消化道出血。

(4)血小板减少时除注意消化道出血,还要防止颅内出血,严密观察患者生命体征,若患者突然视物模糊、头晕、头痛、呼吸急促、喷射性呕吐、甚至昏迷,提示颅内出血可能,应及时与医生联系,并协助处理:①立即去枕平卧、头偏向一侧。②随时吸出呕吐物或口腔分泌物,保持呼吸道通畅。③吸氧。④遵医嘱快速静脉滴注或静脉注射 20％甘露醇、地塞米松、呋塞米等,以降低颅内压。⑤观察并记录患者的生命体征、意识状态及瞳孔大小。

(5)眼睛:有无视物模糊,经常检查眼底等,应减少活动,尽量让患者卧床休息,嘱患者不要揉擦眼睛,以免引起眼出血。

(十一)潜在药物不良反应

1.相关因素

治疗药物种类较多、长期用药、药物的毒副作用多。

2.临床表现

高血压、糖尿病、变态反应、消化道症状、肝、肾功能受损、血细胞减少、感染等。

五、健康教育

(一)心理指导

1.多虑恐惧

当患者确诊后,常常出现焦虑、恐惧、绝望、束手无策等不愉快情绪,从而惧怕红斑狼疮的诊断,到数家医院反复检查,反复问医务人员。有时在他人面前故意谈笑自若,掩饰自己的焦虑与恐惧。在这种心态的支配下,可以出现失眠、食欲缺乏、肌肉紧张、出汗、面色苍白、脉搏加快、血压上升等。告知患者这种心态不仅增加生理和心理上的痛苦,而且影响治疗效果。所以要正视疾病,积极治疗才能早日康复。

2.害怕孤独

患者对红斑狼疮这一病症了解较少,当知道自己患病后会有各种各样的害怕心理,害怕死亡,害怕孤独或与亲人分离,怕给别人增加负担,怕丧失功能,甚至害怕看病,害怕各种治疗对自己不利,担心别人会远离自己,怕受到冷落、鄙视,心事重重,敏感多疑,有孤独感,期盼亲人陪伴,总担心自己病会加重,无法治好。这些情绪都是因为患者对疾病的不了解所致的。SLE的确是一个顽固疾病,但绝不是不治之症,随着医学的不断发展,有更多的新药物和方法应用于临床,前景是乐观的。

3.悲观抑郁

红斑狼疮多为年轻女性,出现面部红斑或长期服用激素药物引起体态变化,出现悲观情绪,言寡行独,厌恶交往,抑郁苦闷,常常被失望、无援、孤立的感情所包围,对事业及人生失去信心。护士应多与患者沟通,告知其只要病情稳定了,激素减量后自然会回复到生病以前的样子,更何况外表与健康哪个更重要呢?

总之要让患者认识到精神、心理因素对健康影响的重要性,良好的情绪可以增进免疫功能,反之,恶劣的心境会加重免疫功能的紊乱。所以,乐观、积极的生活状态有利于恢复健康。

(二)饮食指导

1.SLE 患者饮食

无特殊禁忌。宜清淡、低盐、低脂肪、优质蛋白饮食。但某些食物,如芹菜、香菜、无花果、蘑菇、烟熏食物、海鲜、豆荚等可诱发红斑狼疮,应尽可能避免食用。

2.低盐饮食

多食香蕉、苹果、橙子、西红柿等含钾丰富的水果蔬菜。如患者已有肾衰竭、高血钾则不能进食上述含钾高的食物,同时患糖尿病的患者还需限制主食及甜食。

3.长期服用激素治疗的患者

可引起钙磷代谢紊乱,骨钙丢失,造成骨质疏松,严重可造成无菌性骨坏死,因此平时除多吃含钙食物外,还应服用钙剂。

4.慎用保健品

如人参、西洋参、绞股蓝及其复方制剂,因含人参皂苷,既能提高人体的细胞免疫功能,又能提高人体的体液免疫,这对非红斑狼疮患者来说确实有强身健体、延年益寿的功效,但对红斑狼疮患者,由于这类保健品提高了免疫球蛋白,使免疫复合物增多,激活了抗核抗体,从而可加重或诱发红斑狼疮。

5.避免食用含雌激素的药品和食品

如胎盘、脐带、蜂王浆、蛤蟆油等,某些女性避孕药含有雌激素,而雌激素正是红斑狼疮发病的重要因素之一。

6.保证优质蛋白的摄入

尤其是狼疮肾炎的患者,由于蛋白质流失较多,更需要增加优质蛋白如鸡、鸭、蛋、鱼、虾、牛奶等动物蛋白的摄入。

(三)作息指导

1.合理安排工作

休息和娱乐 SLE 是一种自身免疫病,其病情活动和稳定的基础取决于体内免疫系统平衡,而疲劳会使免疫功能发生紊乱,对维持免疫系统的平衡极为不利。所以,SLE 患者要合理安排工作、休息和娱乐,不让自己的精力和体力过度透支,生活要有规律,晚上早睡,看电视、上网等都要适当。

2.适度的锻炼

SLE 患者适度的锻炼有助于增强体质,提高抵抗力。但是 SLE 不能劳累,要选择适合患者的运动,如散步、打太极拳等。进行户外活动时应尽量选择早晚紫外线弱的时候外出,避免紫外线很强时外出,以免加重皮损。

(四)用药指导

(1)服药的依从性:药物发挥作用必须在血液内维持一定的浓度,浓度低起不到作用,浓度高则会产生毒副作用。服用激素最佳时机是早上七点半左右,这时服用对人体的不良反应最小。

(2)观察使用激素药的观察。

(3)稳定期可以辅以中药治疗。

(五)红斑狼疮患者结婚、妊娠指导

(1)红斑狼疮患者只要配合医生治疗,大多预后良好,可像正常人一样学习、工作和生活。虽然现今的医疗水平还无法治愈此病,但还是能让患者享受生活的乐趣,在疾病稳定期可结婚生育。

(2)红斑狼疮患者妊娠必须慎重。对疾病活动期或有内脏损害的患者必须避免妊娠;对无明显内脏损害,病情轻而且病情稳定,渴望生育的患者,可以考虑妊娠;激素减量致 $5\sim10mg/d$ 及其以下,病情稳定 1 年以上,可在风湿病科医生和产科医生指导下怀孕、生产。

(3)若有肾功能损害或多系统受损患者已怀孕,宜做治疗性流产。

(4)已妊娠的患者,为使孕期顺利,患者最好在红斑狼疮专科门诊及妇产科门诊同时定期随访,检查疾病的活动、有无妊娠并发症及胎儿发育情况。如发现病情有急剧加重趋势,应尽早终止妊娠;如有轻度疾病活动,应适当加用糖皮质激素治疗。在临产期应早日住进产科病房,加强观察治疗,以保母婴平安。

(六)出院指导

1.避免各种诱发因素

如受凉、感冒、过度劳累等。要保持乐观的情绪,生活规律,劳逸结合,注意保暖,教育患者

尽量避免去公共场所,以免引起呼吸道感染。

2.合理用药

对肼屈嗪、普鲁卡因胺、青霉胺、抗生素及磺胺类药要合理使用,防止诱发或加重红斑狼疮。

3.注意皮肤护理

有皮损患者避免使用化妆品,避免日光暴晒和紫外线照射,对阳光敏感者尤应如此。外出活动最好安排在早上或晚上,尽量避免上午 10 点至下午 16 点日光强力时外出。外出时撑遮阳伞,可戴宽边帽子,并穿长袖衣及长裤,暴露部位涂防晒霜,不可日光浴。

4.注意个人卫生

学会皮肤护理,切忌挤压皮肤斑丘疹,预防皮损处感染。

5.生育指导

做好生育指导

6.坚持治疗

在医生指导下用药或逐渐减少药量;勿自行减药,以免引起疾病"反跳"加重病情;定期复查血常规、生化、肾功、各项免疫指标、尿常规等。

7.避免精神压力

SLE 患者常有沉重的精神负担,嘱家属给予患者以精神安慰和生活照顾。并细心观察、尽早识别疾病的变化,如患者出现水肿、高血压及血尿等可能是肾脏损害的相应表现,应及时就诊。

8.正确认识疾病

就目前的治疗手段而言,SLE 并不能完全根治,只能有效地控制,使其处于稳定期。而稳定只是相对而言,所以要定期门诊复查,与医生保持定期联系以便及时发现问题,及时调整治疗方案。

第十二节　多发性肌炎与皮肌炎

多发性肌炎(PM)是一种以对称性肢带肌、颈肌、咽肌无力为主要临床表现,以及纤维变性和间质炎性改变为病理特征的特发性、非化脓性肌炎。多发性肌炎属弥漫性结缔组织病中的特发性炎性肌病范畴,除骨骼以外,体内多种脏器可受累,伴发肿瘤或其他结缔组织疾病;伴有皮肤损害者称为皮肌炎(DM)。

一、临床表现

(一)一般症状

多数为隐袭或慢性起病,首发症状有发热、食欲缺乏,乏力、倦怠、肌痛或肌无力,少数呈急性、突然发病。

(二)肌肉病变

表现为肌无力、肌痛及压痛和肌萎缩。其中,以对称性进行性肌无力最为突出。近端肢带肌、颈肌和咽肌为常见受累肌群。上肢带肌受累时抬臂、举臂抬头困难,严重者不能梳头和穿衣;双下肢带肌受累时,下肢无力,表现为步行障碍,不耐久立、起立困难,上台阶困难,步态不稳;颈肌受累时,屈颈、抬头均感困难;若动眼、咽、喉、食管、膈、肋间等肌肉受累时,可发生复视、斜视、发音障碍、声嘶及构音不清、吞咽困难、呛咳、反流和误吸等;呼吸肌受累时,有呼吸费力感、劳力性呼吸困难等。

(三)皮肤病变

DM 的皮疹有 1/4 与肌炎同时出现,1/2 先于肌炎。DM 的皮疹有如下几类。

1.Gortron 征

掌指关节和近端指间关节、跖趾关节及肘、膝关节伸侧,为紫红色斑丘疹,边界清楚,覆有鳞屑,日久后中心萎缩,色素减退。为 DM 特异性皮疹,发生率为 70%,有特异性但与疾病活动无关。在甲根皱襞可见毛细血管扩张和瘀斑,有诊断价值。

2.向阳性皮疹

眶周出现紫红色水肿性红斑,以上睑为主,对称分布,早期出现此皮疹患者约有 50%,也是 DM 特异性皮疹之一。

3.暴露部位皮疹

皮损逐渐向前额、头部、颊部、耳部、颈部及上胸部 V 字区扩散。此皮疹具特异性与疾病的活动有关。

4.皮肤异色病样皮疹

约占 40%,主要分布于额头、上胸部等暴露部位,为多发角化性小丘疹、斑点状色素沉着、毛细血管扩张、轻度皮肤萎缩及色素脱失,与疾病活动无关。

5.恶性红斑

在 DM 皮损基础上的一种慢性、火红色、弥漫性红斑,以头面部为著,常提示合并有恶性肿瘤。DM-PM 患者发生肿瘤的频率 5%~8.5%,是人群肿瘤发生率的 5~11 倍。以肺、卵巢、乳腺及胃恶性肿瘤为多,也可并于肉瘤、白血病、恶性淋巴瘤及结肠癌等。

6.技工手

1/3 患者双手外侧和掌面皮肤出现角化、裂纹、脱屑,与职业性技工操作者的手相似。

(四)其他症状

1.关节病变

20% 伴发关节病变,程度多较轻,为对称性、非侵蚀性,手小关节为主。关节疼痛,因肌肉挛缩,引起关节畸形,活动障碍。20%~30% 出现雷诺现象。

2.消化道病变

可出现腹胀、便秘或腹泻等肠功能紊乱症状,部分患者可有肝、脾大。

3.肺部病变

间质性肺炎、肺纤维化、肺功能下降、肺功能损伤常为主要死亡原因。

4.心脏病变

室性心律失常,可有心动过速或过缓,心脏扩大,心肌损害,房颤或心力衰竭。

5.肾脏病变

常有持续肌红蛋白尿,可见血尿、蛋白尿及管型尿等,多数肾脏功能正常,偶见肾衰竭。

(五)儿童皮肌炎

小儿皮肌炎较多发性肌炎多 10~20 倍。约 40% 在起病 1 年内出现皮下钙盐沉着症。大多数患儿对糖皮质激素类药物治疗反应良好,肌力可恢复到正常或接近正常。约 10% 患儿死于胃肠道穿孔或肺部并发症。

(六)结缔组织病伴发多发性肌炎

结缔组织病伴发多发性肌炎或皮肌炎,即所谓重叠综合征。一般是在 PM 或 DM 基础上,再重叠明确诊断的硬皮病、类风湿关节炎、系统性红斑狼疮、结节性多动脉炎或干燥综合征等。

二、治疗原则

(一)一般治疗

急性期卧床休息,并适当进行肢体被动运动,以防肌肉萎缩,症状控制后适当锻炼。给予高热量、高蛋白饮食,避免感染。

(二)药物治疗

目的在于控制症状,可使病情缓解,防止并发症。但长期疗效及对生存率的影响尚不肯定。

1.糖皮质激素

是本病的首选治疗药物。初期应用的剂量是否合适及长期治疗是否足量是本病治疗的关键。轻者中、小剂量即可,重者须用大剂量维持或冲击治疗。一般情况下,肌力和肌酶谱在治疗 2 周后相继得到改善,间质性肺炎、关节病变、咽部及食管上段病变引起的吞咽困难也可能有所好转,约 20% 的患者激素治疗无效。

2.免疫抑制药

糖皮质激素疗效欠佳,不耐受或出现并发症及激素减量时复发的患者宜加用免疫抑制药,可以增强疗效、减少激素用量、防止并发症。对重症或病程较长的患者,开始即可考虑激素与免疫抑制剂联合治疗。近年发现,激素加用小剂量氨甲蝶呤(每日 5~7.5mg)疗效显著,不良反应较小。

3.抗疟药

羟基氯喹和磷酸氯喹对皮肤损害有一定的疗效,0.125~0.250g/d,4 周后改为隔日口服。

4.蛋白同化激素

苯丙酸诺龙,每隔 5~7d 肌肉注射 25mg。

5.其他药物

(1)青霉胺:对肌痛者效果比较好,每日 250mg,治疗 3~6 个月开始见效。

(2)非甾体抗炎药:对关节肌肉疼痛有效。

(3)免疫调节剂:转移因子、胸腺素、大剂量免疫球蛋白等有辅助治疗作用。

(4)适量补充复方氨基酸、维生素 E、维生素 C 等。

三、常见护理问题

(一)躯体移动障碍(活动无耐力)

1.相关因素

(1)与肌肉炎症导致肌肉无力或肌肉萎缩有关。

(2)与关节疼痛导致肢体活动受限有关。

2.临床表现

(1)不能自行翻身、起坐或站立,不能举手、抬腿,不能梳头和穿衣,不耐久立,起立困难,上台阶困难,步态不稳,屈颈、抬头均感困难。

(2)不能久坐或站立,步行障碍,活动后感疲乏无力,甚至无力自行如厕或进食。

3.护理措施

(1)肌炎主要累及肌肉组织,应注意评估患者的肌力情况。

肌力分为6级:

0级:肌肉对刺激不发生任何收缩反应。

1级:肌肉对刺激可有轻微的收缩。

2级:肌力很差,不能克服重力而抬起。

3级:肌力出现抗重力能力,可以抬起(离开床面)。

4级:肌力较好,能抵抗阻力。

5级:肌力正常。

(2)注意休息,生活规律。特别是急性期要绝对卧床,减少活动以避免肌肉的损伤和疼痛。

(3)病情缓解时,血清肌酶下降后,逐渐在床上或下床活动,慢性、轻症的患者可进行适当的锻炼,进行肢体运动防止肌肉挛缩,结合按摩、推拿、水疗等方法可以增强躯体活动能力和生活自理能力。

(4)预防压疮发生,按压疮预防常规护理。

(5)注意患者安全,下床走路时防跌跤,需陪护。

(6)抬头困难时翻动患者应托住颈部和头部,否则易出现意外,如颈部骨折、呛咳或窒息。

(二)皮肤完整性受损

1.相关因素

(1)与皮肤血管炎症、毛细血管扩张有关。

(2)与免疫功能缺陷引起皮肤受损有关。

2.临床表现

皮肤出现眶周紫红色水肿样皮疹、红斑;Gotron斑丘疹;皮肤异色病样皮疹等。

3.护理措施

(1)有皮疹时勿用刺激性洗洁剂,最好用温水清洗,防止皮肤破损处感染。皮肌炎患者避免日晒,护士在安排病床时勿安排在靠窗的病床,防日光照射。

(2)皮疹护理按盘状红斑狼疮皮损护理及应用外用药。

(3)注意观察皮疹所伴发的其他病情变化和症状,如有无伴发肿瘤。

(4)有雷诺现象时注意保暖。外出戴手套;冬天尽可能用热水洗漱,用热水袋时,水温不易过热,一般以 43～45℃ 为宜,因四肢末梢循环较差,以免烫伤;并防止利器刺伤皮肤。

(5)注意口腔、会阴黏膜、皮肤及大小便护理,以防继发感染。

(三)气体交换功能受损

1.相关因素

(1)肺间质纤维化所致、缺氧。

(2)呼吸肌受累。

(3)肺部感染。

2.临床表现

咳嗽、咳痰,胸闷、气急、呼吸困难(呼吸费力感,劳力性呼吸困难),肺功能下降、呼吸衰竭死亡。

3.护理措施

(1)根据缺氧情况给氧或调解氧流量。

(2)定期痰细菌培养,予抗感染治疗。

(3)监测动脉血气,观察缺氧情况。必要时面罩吸氧、高浓度吸氧或呼吸机辅助呼吸。

(4)患者睡觉时抬高头部,以利于呼吸。

(5)根据病情控制输液速度,一般 30～60 滴/分。

(6)为患者提供安静舒适的环境,减少刺激;限制探视人员,为患者翻身时动作轻稳、勿用力过大,限制活动等,以减少氧耗量。

(四)吞咽障碍

1.相关因素

(1)与食管上端横纹肌运动不协调有关。

(2)与咽、喉、食管、膈、肋间等肌肉受累有关。

2.临床表现

发音障碍、发音不清;吞咽困难,进食时呛咳。

3.护理措施

(1)调节饮食,高维生素、高糖、高蛋白质和低盐饮食、低脂肪易消化软食。

(2)有吞咽困难患者进食流质饮食易呛咳,从而导致吸入性肺炎,因此饮食以软食为主。

(3)有呛咳者注意进食的速度,不可过快以免水或食物呛入气管。

(4)进食时抬高床头 30°～45°或半卧位;吞咽困难时给予软食、流质饮食,必要时予鼻饲,保证营养与热量的摄入。

(五)疼痛

1.相关因素

(1)与肌肉炎症所致,肌纤维细胞炎性破坏有关。

(2)与肌细胞内容物溢出,肌酶升高等有关。

2.临床表现

肌痛,疼痛性质为刺痛、灼痛、胀痛、酸痛、钝痛、刀割痛、撕裂痛等。疼痛部位都是肌肉炎症部位。

3.护理措施

(1)当疼痛影响休息时,应适当给予非麻醉药的止痛药,指导患者放松,分散注意力等。详见类风湿关节炎。

(2)注意观察肌肉疼痛的部位、性质,关节疼痛症状,是否伴有发热及其他症状。

(六)便秘

1.相关因素

与腹部肌肉和肠道平滑肌受累有关。

2.临床表现

引起排便无力和肠蠕动减弱而致便秘。

3.护理措施

(1)出现排便异常:如便秘时,多食水果、蔬菜,少食辛辣食物。

(2)予缓泻药:润肠通便,必要时予开塞露纳肛或灌肠。

(3)排便指导:养成良好的排便习惯,是治疗便秘(FC)非常重要的环节。指导患者排便要有规律,最好定时在晨起后或进食后排便,久而久之就可建立正常的排便条件反射,同时要缩短排便时间,以 10min 内为宜。不要抑制便意,避免用力排便。应进行适当的体育运动,进行腹部的自我保健按摩,促进肠道的蠕动。要避免久站久坐,保持规律作息,避免熬夜和过劳。

(4)心理护理:经常出现便秘患者往往产生紧张、焦虑甚至抑郁等情绪,故应加强心理健康宣教,有效地减轻患者心理压力。

(七)恐惧

1.相关因素

(1)疾病久治不愈、复发。

(2)缺氧、呼吸困难。

(3)病情恶化导致生命危险。

2.临床表现

患者或家属紧张不安、害怕、易激动;不配合治疗或拒绝治疗。

3.护理措施

(1)心理护理。

1)患者的心理变化,与其性格、病情、病程、疗效、经济实力、社会地位、家庭关系等因素有关系。护理中要观察和了解这些情况,有针对性采取个性化的护理措施。

2)病程长、反复发作,并伴有不同程度的皮肤损害,且治疗缺乏特异性,影响患者人际交往及日常生活。治疗上应用激素及免疫抑制剂不良反应较多,患者容易产生厌烦情绪,对治疗缺乏信心,焦虑甚至恐惧,因此护士要耐心倾听患者的主诉,细致地解答患者提出的问题,说明可能发生的不良反应及应对措施。

(2)介绍成功病例以增强治疗信心:向患者列举本病成功治疗的病例,以增加战胜疾病的信心,更好地配合治疗。早期诊断、合理治疗,本病可获得长时间缓解,可从事正常的工作、学习。

(3)争取亲友关怀和支持:向患者家属介绍本病的发病机制及临床表现、治疗及护理措施,让家属参与拟定治疗方案,让家属多陪伴患者,多关心患者,让患者心理、情感上得到安慰。

(4)在患者面前勿议论病情,做各种治疗前先向患者及家属告知解释,以免患者紧张。

(八)潜在并发症:药物的不良反应

1.相关因素

多种药物的应用(抗生素、激素、免疫制剂、非甾体抗炎药等)。

2.临床表现

二重感染、高血压、骨坏死、出血性膀胱炎、白细胞降低、恶心、呕吐、出血等症状。

3.护理措施

(1)讲解疾病治疗所需用药的作用和不良反应及用药的必要性。

(2)药物治疗过程中需严密观察病情变化,观察肌酶谱和肌力等变化以确定疗效,并监测血常规、电解质、肝功能等,以防止并发症发生。

(3)环磷酰胺、硫唑嘌呤和氨甲蝶呤治疗者均须每周检查血常规和肝功能情况。环磷酰胺治疗时主要有骨髓抑制、血细胞减少、出血性膀胱炎、卵巢毒性、诱发肿瘤等。用药期间需监测血常规及肝、肾功能。

(4)在维持用药期间,不可任意增减药量,特别是皮质激素或免疫抑制药,注意观察药物不良反应及所致的并发症。

(5)对因治疗的同时辅以对症和支持治疗,坚持合理用药,尽量避免药源性疾病发生。

(九)潜在并发症:呼吸衰竭

1.相关因素

与呼吸肌受累、肺部弥散功能、通气功能障碍有关。

2.临床表现

咳嗽、咳痰、胸闷、气急、呼吸困难,严重者需要呼吸机辅助呼吸。

(十)潜在并发症:窒息

1.相关因素

与喉、食管、膈、肋间等肌肉受累有关。

2.临床表现

胸闷、烦躁不安、气急、面色苍白、口唇发绀、大汗淋漓等。

3.护理措施

(1)病情观察:密切观察患者有无胸闷、烦躁不安、口唇发绀、面色苍白等窒息的前兆症状,定时监测体温、心率、呼吸、血压。

(2)保持呼吸道通畅:及时吸痰。

(3)窒息的抢救:出现窒息征象时,应立即取头低脚高俯卧位,脸侧向一边,轻拍背部有利于分泌物的排出,并迅速抠出或吸出口、咽、喉、鼻部分泌物。无效时行气管插管或气管切开,解除呼吸道阻塞。

(4)心理支持:医护人员陪伴床边,安慰患者,防止患者屏气或声门痉挛,鼓励患者轻轻咳出积在气管内的分泌物,及时帮助患者去除污物。必要时遵医嘱给予镇静剂,解除紧张情绪。

(5)抢救准备:床旁备气管切开包,并准备好吸引器、氧气、鼻导管、止血药、呼吸兴奋剂、升压药等抢救设备和药品,随时做好抢救准备工作。

四、健康教育

(一)心理指导

多发性肌炎丧失了劳动能力及自理能力,一般患者常出现焦虑、抑郁等不良情绪,护士应多于患者交流沟通,生活上给予照顾,并动员家属对患者的关心。应该让患者看到,多数多发性肌炎患者在正规治疗后病情能够得到控制,症状得到缓解,生活质量有所提高。

(二)饮食指导

(1)对咀嚼和吞咽困难者给予半流或流质饮食,少量缓慢进食,以免呛咳引起吸入性肺炎,必要时给予鼻饲。

(2)多食营养丰富的蔬菜、水果及粗纤维的食物,保持大便通畅。

(三)作息指导

(1)急性期有肌痛、肌肉肿胀和关节疼痛者应绝对卧床休息,以减轻肌肉负荷和损伤。

(2)稳定期应鼓励患者有计划地进行锻炼,活动量由小到大,对肌无力的肢体应协助被动运动并可配合按摩、推拿、理疗等治疗方法,缓解肌肉萎缩,帮助恢复肌力。

(四)用药指导

(1)让患者了解疾病治疗所需用药的作用和不良反应及用药的必要性。

(2)药物治疗过程中需严密观察病情变化,观察肌酶谱和肌力等变化以确定疗效,并监测血常规电解质、肝功能等以防止并发症发生。

(3)注意并发症的观察和疗效,在医生指导下,根据病情及实验室检查指标调整用药种类和剂量。

(五)出院指导

(1)将本病的严重性及预后及时向家属、必要时向本人交代,消除恐惧,取得患者的积极配合。

(2)外出活动时,戴凉帽、护套等防护措施,避免日光直射、暴晒是预防皮损的有效手段。

(3)尽量避免寒冷、受冻、感染、应激(创伤、手术、怀孕)等刺激,避免一切免疫接种、药物等各种诱因,以防诱发或加重病情;冬天外出戴口罩,可起到保暖和预防感冒作用。

(4)妊娠和分娩可导致病情恶化或复发,故育龄妇女应避孕。

(5)保持良好心情,合理安排生活,劳逸结合。必要时可做气功及按摩、理疗以促进肌力恢复。

(6)定期或不定期复查,包括临床体征和实验室检查,注意有无病情活动及恶性肿瘤发生。

(7)遵医嘱执行治疗方案,规则服药,不能自行加、减药量或停药。

第五章　妇产科疾病的护理

第一节　外阴癌

一、概述

外阴恶性肿瘤包括许多不同组织结构的肿瘤,约占女性全身恶性肿瘤的 1%,占女性生殖器官恶性肿瘤的 3%～5%,常见于 60 岁以上妇女。其组织类型较多,最常见的是外阴鳞状细胞癌,其他有恶性黑色素瘤、基底细胞癌、汗腺癌、前庭大腺癌以及来自皮下软组织的肉瘤等。由于外阴的特殊生理部位,且肿瘤生长较慢,大多数患者应该在早期得到诊断,但是,事实却相去甚远,原因在于许多患者伴有慢性外阴的炎症、营养不良,患者多羞于就医,同时有些医生缺乏警惕,不重视外阴部的症状如瘙痒、结节状小赘生物,未做活组织检查明确诊断对症治疗致使本病迁延,影响了本病的诊治。

二、病因

目前外阴癌的病因尚不清楚,与发病有关的因素有:性传播疾病如尖锐湿疣、单纯性疱疹病毒Ⅱ型(HSV－Ⅱ)感染、淋病、梅毒等,人乳头状病毒(HPV)感染,尤其是高危型如 HPV－16 型,巨细胞病毒感染、外阴慢性皮肤疾病如外阴上皮瘤样病变。

三、病理

(一)病理变化

原发性外阴癌 95% 为鳞状细胞癌,只有少数发生于前庭大腺或汗腺的腺癌。外阴癌的癌前病变称为外阴上皮内瘤样病变,包括外阴鳞状细胞上皮内瘤样病变和外阴非鳞状细胞上皮内瘤样病变。外阴上皮瘤样病变分为 3 级:即 VINⅠ级,指轻度外阴不典型增生,VINⅡ级,指中度外阴不典型增生,VINⅢ级,指重度外阴不典型增生及外阴原位癌。

外阴癌约 2/3 发生于大阴唇,约 1/3 发生于小阴唇、阴蒂、会阴及阴道,常为多源性。病变初期多为圆形硬结,少数为乳头状或菜花状赘生物。病变继续发展,可形成火山口状质硬的溃疡或菜花样肿块。

(二)扩散途径

1.直接浸润

发生于外阴部的癌瘤逐渐增大,累及其周围的器官,即肿瘤可以沿阴道黏膜蔓延累及阴道、尿道、肛门等,进一步发展可以累及尿道的上段及膀胱,也可以累及肛提肌,甚至直肠黏膜。

2.淋巴转移

由于外阴有极丰富的淋巴组织,因此,淋巴转移是外阴癌最常见的转移方式。肿瘤通过淋巴管首先到达腹股沟浅淋巴结,随后扩散到深淋巴结,进一步扩散到盆腔淋巴结,然后通过腹主动脉旁淋巴结扩散出去。

3.血行转移

非常少见,个别的肿瘤可以通过此方式转移,如发生于外阴的黑色素瘤。

四、护理评估

(一)健康史

外阴癌一般发生在 60 岁以上老年人。多数有长期外阴瘙痒、外阴营养不良或溃疡、白色病变,由于年龄偏大,患者可能还有慢性高血压、冠心病、糖尿病等内科疾患。

(二)临床表现

1.外阴瘙痒

是最常见的症状,约 80% 的患者有此症状,且此症状可以持续 5~20 年。

2.外阴局部结节或肿块

常伴有溃疡及出血,伴有感染时可以有脓性分泌物,有时伴有疼痛。

3.体征

约 2/3 患者的病灶发生于大阴唇,1/3 发生于小阴唇、阴蒂和后联合等部位。早期的病灶表现为局部出现丘疹、结节或小溃疡,可伴有外阴营养不良;晚期患者表现为局部较大的肿块,伴有不规则的溃疡、疼痛,肿块可固定,常有单侧或双侧淋巴结肿大。

(三)辅助检查方法

1.活检

活检是外阴癌唯一可靠的诊断方法。采用 1% 甲苯胺蓝涂色外阴部,待干后再用 1% 醋酸擦洗脱色,在仍有蓝染部位取材做活检或借助阴道镜定位取材活检以提高阳性率。它不仅可明确诊断,同时还可了解肿瘤的分化、类型、浸润程度等。

2.其他

B 超、CT 等检查手段对于远处转移的判断有一定的帮助。

(四)心理-社会评估

外阴癌是恶性肿瘤,病程漫长,早期患者由于忽视而耽误治疗。外阴瘙痒久治不愈,患者既渴望得到彻底治疗,又对恶性肿瘤感到恐惧和绝望,同时对能否手术、手术是否安全、术后外阴残缺、术后性生活等问题十分忧虑。

(五)治疗原则

目前外阴癌的治疗原则是以手术为主,辅以放射治疗和化学药物治疗。

1.手术治疗

外阴癌的主要治疗手段是阴式手术治疗,传统的治疗方法是行外阴广泛切除、腹股沟淋巴结切除(包括深浅淋巴结),必要时行盆腔淋巴结切除。这是外阴癌的经典术式,但是,如此广泛的手术范围会给患者带来许多生理、心理上的不便和障碍,因此,目前的发展趋势是根据肿瘤的特点、预后因素等进行个体化处理。个体化处理主要表现在外阴切口的选择、腹股沟淋巴结的切除问题、盆腔淋巴结的手术问题等方面。

Ⅰ期:ⅠA 期外阴局部切除(切缘距肿瘤 2~3cm,单侧病变者)或单纯外阴切除(多病灶者),腹股沟淋巴结切除术;ⅠB 期病灶位于一侧,外阴广泛切除术及病灶同侧腹股沟淋巴结切除术。Ⅱ期:外阴广泛切除术,并切除受累的尿道、阴道及双侧腹股沟淋巴结切除术。Ⅲ期:同

Ⅱ期,并行部分下尿道、阴道与肛门皮肤切除及双侧腹股沟淋巴结切除术。Ⅳ期:除外阴广泛切除、双侧腹股沟淋巴结切除术外,分别根据膀胱、上尿道或直肠受累情况选作相应切除术(如盆腔廓清术)。

2.放射治疗

外阴鳞癌虽然对放疗敏感,但外阴正常组织对放射线耐受性差,放疗后局部组织坏死、溃疡形成,难以愈合;即使愈合,留下瘢痕,以致影响外阴的外观,因此外阴癌的放疗受到一定的限制。现对外阴癌放疗的指征为:①不能手术的病例,如手术危险性大,癌灶广泛不可能切净或切除困难;②晚期病例先采用放疗,待癌灶缩小后,再行较保守的手术;③复发可能性大的病例,如淋巴结转移,手术切缘有癌细胞残留者,病灶靠近尿道、直肠近端,既要保留这些部位,又要彻底切除病灶者。放疗采用体外放疗和用放射针行组织间质内插植治疗。

3.化学药物治疗

抗癌药可作为较晚期癌或复发癌的综合治疗手段,常用药物有阿霉素、铂类、博来霉素、氟尿嘧啶和氮芥类等。为提高局部药物浓度,也可采用盆腔动脉灌注给药。

五、护理诊断和医护合作性问题

(一)疼痛

与晚期癌肿侵犯神经、血管和淋巴系统有关。

(二)恐惧

与外阴癌对生命的威胁及不了解治疗方法及后果有关。

(三)有感染的危险

与手术创面靠近肛门易被细菌污染有关。

(四)身体形象紊乱

与术后性器官残缺有关。

(五)性功能障碍

与外阴切除术后阴道狭窄造成性交疼痛有关。

六、计划与实施

(一)预期目标

(1)患者疼痛程度逐渐减轻。

(2)患者恐惧减轻,对治疗充满信心,并能积极主动配合治疗。

(3)患者在住院期间手术部位不发生感染。

(4)患者能接受身体形象的改变。

(5)患者与丈夫讨论性的问题,通过性方式的改变可获得性满足。

(二)护理措施

1.术前护理

除按一般外阴、阴道手术患者准备以外,外阴癌患者术前应进行详细的全面身体状况评估,积极纠正各种内科并发症,完善各项检查。另外,除生理的照顾外,在心理上,因为外阴切除术直接影响生殖器官,所以对患者而言手术有身体完整性的破坏和心理上对缺失器官的失落感,应协助患者接受手术造成的身体改变。同时,手术对性欲的影响也相当重要,手术所造成的破坏,会导致患者对身体形象的扭曲而影响性功能,身体的改变如阴蒂切除术会使患者失去性高潮的能力,手术后可能阴道口狭窄而导致性交困难或疼痛,故需给患者充分的心理支持及性生活方面的指导。

2.术后护理

除按一般外阴、阴道手术患者护理以外,还应注意以下几点。

(1)术后患者平卧位,双下肢外展屈膝,膝下垫软枕以利静脉血和淋巴液回流。卧床时间长者注意翻身,皮肤护理。

(2)减轻疼痛:麻醉作用消失后,患者感到伤口疼痛,术后 24 小时最明显,会阴部神经末梢丰富,对疼痛更为敏感,应遵医嘱及时准确给足量镇痛药。

(3)伤口护理:外阴切除术后伤口加压包扎 24 小时,因创面分泌物较多,应及时更换湿敷料,双侧腹股沟及会阴部切口放置引流管,注意观察伤口敷料情况和引流物的量、性状,皮肤有无红、肿、热、痛等感染征象以及皮肤温度、颜色等移植皮瓣的愈合情况。加压包扎取下后,尽量保持外阴部干燥,可用支被架将下身被盖支起,使空气流通,也可用吹风机向外阴部吹冷风,每日 2 次,每次 20 分钟。每日用无菌生理盐水擦拭外阴及肛门 2 次,大小便后随时冲洗。

(4)大小便护理:术后多需留置尿管长期开放了 3～10 日,期间鼓励并协助患者多饮水,保持尿管通畅,观察尿量尿色,拔尿管前 2 日训练膀胱功能。术后 5 日可于睡前口服食用油 30mL,每日 1 次,连服 3 日,使大便软化易于排出,避免用力排便引起伤口出血。

(5)饮食:术后反应小,第 2 日可进半流食,拆线后改普食。

(6)外阴伤口 5 日拆线,腹股沟伤口 7 日拆线。

(7)术后鼓励患者与丈夫交流感情,给予性生活的指导,使双方获得性满足。

3.提供外照射皮肤的护理

外阴癌患者接受外照射多在照射后 8～10 日出现皮肤放疗反应,进行相应的放疗患者的护理。

4.化学药物治疗

护理对于化疗者进行相应的化疗护理。

(三)健康指导

外阴癌根治术后 3 个月需复诊,全面检查术后恢复情况。包括放疗效果,反应及有无肿瘤复发的征象。

七、护理评价

患者表示疼痛程度逐渐减轻;恐惧减轻,对治疗充满信心;在住院期间无感染发生;口头表达能够适应身体形象改变;与丈夫性生活满意。

第二节 子宫颈癌

一、概述

子宫颈癌是妇女最常见的恶性肿瘤之一,位居三大妇科恶性肿瘤之首,患者以 40～49 岁多见。本病的发病率有明显地理差异,世界范围内发病率最高的是哥伦比亚卡利,最低为以色列。我国宫颈癌的地理分布特点是高发区连接成片,从内蒙古、山西、陕西经湖北、湖南到江南,形成一个高发地带,山区发病率高于平原。近 40 年来国内外都以普遍应用阴道脱落细胞防癌涂片检查,宫颈癌的发病率、死亡率已明显下降。

二、病因

本病发病原因目前尚无定论,认为是多种因素协同作用的结果。大量的资料表明其发病和早婚、性生活紊乱、早育、多育有着密切关系。高危男子是宫颈癌发病因素的论点已被重视,凡配偶有阴茎癌、前列腺癌或前妻患宫颈癌者均为高危男子,与高危男子有过接触的妇女,易患宫颈癌。根据目前的研究材料,宫颈癌的发生、发展和病毒感染有关,如人乳头瘤病毒,单纯疱疹病毒Ⅱ型、人类巨细胞病毒感染等。

三、病理变化

(一)宫颈癌变的形成过程

宫颈上皮是由宫颈阴道部的鳞状上皮与宫颈管柱状上皮共同组成,两者的交接部位在宫颈外口,称为原始鳞－柱交接部或鳞柱交界。此交接部可随体内雌激素水平变化而移位,称为生理性鳞－柱交接部。在原始鳞－柱交接部和生理性鳞－柱交接部间所形成的区域称为移行带区。在移行带区形成过程中,其表面被覆的柱状上皮逐渐被鳞状上皮所替代。替代机制包括鳞状上皮化生和鳞状上皮化。

当宫颈上皮化生过度活跃,伴外来致癌物质刺激或多次妊娠使宫颈移行带反复移动,以及分娩引起宫颈撕裂、糜烂等变化时,移行带区活跃的未成熟细胞或增生的鳞状上皮可表现为细胞分化不良、排列紊乱、细胞核深染、核异型、核分裂象,这就是鳞状上皮不典型增生。当诱发不典型增生的病因继续存在时,这些病变可继续发展为原位癌,最后形成鳞状细胞浸润癌。

(二)病理分型

1.鳞状细胞癌

子宫颈癌以鳞状上皮细胞癌为主,占 90%～95%,腺癌仅占 5%～10%。子宫颈原位癌、早期浸润癌和浸润癌系指鳞状上皮细胞癌的不同病变,但鳞癌与腺癌在外观上并无特殊差别,且两者均可发生在宫颈阴道部或颈管内。

(1)巨检:在发展为浸润癌前,肉眼观察无特殊异常或类似一般宫颈糜烂。随着浸润癌的出现,宫颈可表现以下四种不同类型。

1)外生型:最常见,又称增生型或菜花型。癌组织向外生长,最初呈息肉样或乳头状隆起,继而发展为向阴道内突出的不等大小菜花状赘生物,质脆易出血。

2)内生型:又称浸润型。癌组织向宫颈深部组织浸润,宫颈肥大而硬,甚至整个宫颈段膨大似桶状,但宫颈表面尚光滑或仅有浅表溃疡。

3)溃疡型:不论外生型或内生型进一步发展时,肿瘤组织坏死脱落,可形成凹陷性溃疡。有时整个子宫颈为空洞所代替,形如火山口。

(2)镜检。

1)不典型增生:不典型增生表现为底层细胞增生,即从正常仅 1、2 层底层细胞增至多层,甚至可占据上皮的大部分,且有细胞排列紊乱及细胞核增大、浓染、染色质分布不均等核异质改变。

不典型增生可分为轻、中、重三度。轻度为异型上皮占据上皮层的下 1/3,异型性较轻,细胞排列稍紊乱;中度为异型上皮占据上皮层的下 2/3,异型性明显,细胞排列紊乱;重度为异型细胞超过上皮层的下 2/3,但部分表层细胞分化尚正常,由于细胞显著异型,且极性接近完全消失,故不易与原位癌鉴别。

2)原位癌:原位癌又称上皮内癌。上皮全层极性消失,细胞显著异型,核大、深染、染色质分布不均,有核分裂象。但病变仍尚限于上皮层内,但未穿透基底膜,无间质浸润。不典型增生和宫颈原位癌又统称为宫颈上皮内瘤样病变(CIN)是宫颈癌的癌前病变。宫颈上皮内瘤样病变根据细胞异常的程度分为 CIN Ⅰ 级:指轻度宫颈不典型增生;CIN Ⅱ 级:指中度宫颈不典型增生;CIN Ⅲ 级:指重度宫颈不典型增生及宫颈原位癌。

3)镜下早期浸润癌:在原位癌基础上,如在镜下发现有癌细胞穿透基底膜,且浸润深度不超过 5mm,宽度不超过 7mm。

4)鳞状上皮浸润癌:当癌细胞穿透上皮基底膜,侵犯间质深度超过 5mm,称为鳞状上皮浸润癌。在间质内可出现树枝状、条索状、弥漫状或团块状癌巢。

2.腺癌

来源于被覆宫颈管表面和颈管内腺体的柱状上皮。镜检时,可见到腺体结构,甚至腺腔内有乳头状突起。腺上皮增生为多层,细胞低矮,异型性明显,可见核分裂象。如癌细胞充满腺腔,以致找不到原有腺体结构时,往往很难将腺癌与分化不良的鳞癌相区别。腺癌较鳞癌的恶性程度高,转移早,预后多不佳。

(三)扩散途径

子宫颈癌以直接侵犯邻近组织和淋巴转移为主,血行转移极少。

子宫颈癌以直接侵犯邻近组织和淋巴转移为主,血行转移极少。

1.直接蔓延

最常见向下沿阴道黏膜蔓延,向上至子宫下段肌壁(尤以来自颈管内肿瘤);向两旁至主韧带、阴道旁组织,甚至延伸到骨盆壁,晚期可导致输尿管阻塞;向前、后可侵犯膀胱或直肠,甚至出现膀胱阴道瘘或直肠阴道瘘。

2.淋巴转移

宫颈癌局部浸润后,即侵入淋巴管,形成瘤栓,随淋巴液引流到达局部淋巴结,然后在淋巴管内扩散。淋巴结转移的发生率与临床期别直接有关。期别越早,淋巴转移率就越低,期别越晚,淋巴转移率就越高。

3.血行转移

发生在晚期,癌组织破坏小静脉后,可经体循环转移至肺、肾或脊柱等。

四、护理评估

(一)健康史

有妇女都有发生宫颈癌的危险,在询问时应注意婚育史、性生活史,特别是与高危男子性接触史。

(二)临床表现

ⅠA期的宫颈癌一般无自觉症状,ⅠB期和以后各期的癌其主要症状有阴道出血,排液和疼痛。

1.阴道出血

当癌肿侵及间质内血管时开始出现流血。最早表现为性交后或双合诊后有少量出血,称为接触性出血。以后则可能有经间期或绝经后少量断续不规则出血,晚期流血增多,甚至因较大血管被侵蚀而引起致命的大出血。一般外生型癌出血较早,血量也多,内生型癌出血较晚。

2.阴道排液

一般多发生在阴道出血之后,最初量不多,无臭。随着癌组织溃破,可产生浆液性分泌物,晚期癌组织坏死,感染则出现大量脓性或米汤样恶臭白带。

3.疼痛

为晚期癌症状,当宫颈旁组织明显浸润,并已累及盆壁、闭孔神经、腰骶神经等,可以出现严重的腰骶部或坐骨神经痛。盆腔病变严重时,可以导致下肢静脉回流受阻引起下肢肿胀和疼痛。

(三)辅助检查方法

一般来讲,子宫颈癌的诊断主要依靠临床资料,但是,最终的定性诊断仍然以病理诊断为准,它是确诊的重要方法。

1.子宫颈刮片细胞学检查

是发现宫颈癌前期病变和早期宫颈癌的普查方法。必须在宫颈移行带处刮片检查。防癌涂片用巴氏染色,结果分为5级:Ⅰ级正常,Ⅱ级炎症引起,Ⅲ级可疑,Ⅳ级可疑阳性,Ⅴ级阳性。Ⅲ、Ⅳ、Ⅴ级涂片必须进一步检查明确诊断,Ⅱ级涂片需先按炎症处理后重复涂片进一步检查。

2.碘试验

正常宫颈或阴道鳞状上皮含有丰富糖原,可被碘液染为棕色,而宫颈管柱状上皮、宫颈糜烂及异常鳞状上皮区(包括鳞状上皮化生、不典型增生、原位癌及浸润癌区)均无糖原存在,故不着色。临床上用阴道窥器暴露宫颈后,擦去其表面黏液,以碘液涂抹宫颈及穹隆部,称为碘试验。在碘试验不着色区进行宫颈活组织检查,既可提高宫颈癌前期病变和宫颈癌的诊断准确率,还可了解癌肿蔓延至穹隆部的范围。

3.阴道镜检查

可协助诊断早期宫颈癌。凡宫颈刮片细胞学检查Ⅲ级或Ⅲ级以上者,应在阴道镜检查下,观察宫颈表面有无异型上皮或早期癌变,并选择病变部位进行活检,以便提高诊断的正确率。

4.宫颈和宫颈管活体组织检查

是确诊宫颈癌前期病变和宫颈癌的最可靠和不可缺少的方法。一般应在宫颈鳞柱交界部的3、6、9、12点处取四点活检或在碘试验不着色区、阴道镜指导下或肉眼观察到的可疑癌变部位,取多处组织,并进行切片检查。

5.宫颈锥形切除术

当宫颈刮片细胞学多次检查为阳性,而宫颈活检为阴性或活检为原位癌,但不能完全排除浸润癌时,均应该做宫颈锥形切除术,并将切除之组织进行连续病理切片检查以明确诊断和病变范围。

当宫颈癌诊断确立后,根据具体情况,可进行 X 线胸片、静脉肾盂造影、淋巴造影、膀胱镜、直肠镜检查等,以确定宫颈癌临床分期。

(四)心理社会评估

早期宫颈癌患者在普查中发现宫颈刮片报告异常时,会感到震惊,常表现为发呆或出现一些令人费解的自发性行为,几乎所有患者都会产生恐惧感,害怕疼痛、被遗弃或死亡。确诊后,又要面临手术和放疗,患者可能沮丧、绝望、担心丈夫和孩子。

(五)治疗原则

(1)凡经宫颈刮片发现≥Ⅲ级者,应重复刮片并行宫颈活检,根据其结果决定处理,宫颈上皮内瘤样病变,如确诊为 CINⅠ级,可暂按炎症处理,每 3～6 月随访刮片,必要时再次活检,病变持续不变者可继续观察,确诊为 CINⅡ级的患者,应选用激光、电熨、冷冻宫颈锥切术进行治疗,术后 3～6 个月随访。确诊为 CINⅢ级患者一般主张行全子宫切除,但是如果患者有生育要求,应该先行宫颈锥形切除术,术后密切定期随访。这种治疗既可以除外浸润癌的可能,本身又是治疗,待完成生育后,根据具体情况再定是否行子宫切除。

(2)镜下早期浸润癌:对于 IA_1 期癌,多主张行扩大子宫全切术,即切除全子宫及 1～2cm 阴道组织,对 IA_2 期癌作扩大子宫全切或子宫次根治术。

(3)浸润癌:目前对于宫颈癌的治疗主要有手术、放射、放射合并手术等治疗方法。

1)手术治疗:仅适用于Ⅰ B 期和Ⅱ A 期患者,对于这类患者采用子宫根治术(包括子宫、输卵管、阴道上段、主韧带、宫骶韧带、阴道旁组织)及盆腔淋巴结切除术,宫颈癌转移卵巢的机会较少,卵巢无病变的年轻患者可以保留双侧或单侧的卵巢。

2)放射治疗:一般来讲,放射治疗是宫颈癌的首选治疗方法,适用于各期。放射治疗的方法主要有两种,即腔内治疗(后装治疗)和体外照射,目前对于宫颈癌的治疗主要采用内、外照射结合的方法,多数患者可以获得较好的疗效,但是对于非常晚期的患者,本疗法应属姑息治疗的范畴。

3)手术及放疗综合治疗:适用于宫颈较大病灶。术前先行放疗,待癌灶缩小后再行手术,或术后证实淋巴结或宫旁组织有转移或切除残段有癌细胞残留,放疗作为手术后的补充治疗。

4)放射治疗合并化疗:放疗合并化疗是目前世界范围内宫颈癌治疗的主要手段,与单纯放疗相比,生存率明显得到延长,可以使单纯放疗的死亡率减少将近一半。现在较流行的方法是在原有放疗的同时,给予顺铂和 5－FU 为主的化疗,经过大量的研究这种治疗方法是可以耐受的,预后良好。

5)化疗:化疗在宫颈癌的治疗中,主要属于姑息治疗的范畴,但是,近年来的大量研究证实化疗的作用不再是传统的姑息治疗,而逐渐成为宫颈癌治疗的主要手段之一。

五、护理诊断和医护合作性问题

(一)知识缺乏

缺乏疾病治疗的知识。

(二)焦虑

与恶性肿瘤的诊断有关。

(三)疼痛

与手术后组织损伤有关。

(四)排尿异常

与宫颈癌根治术后影响膀胱正常张力有关。

(五)潜在的性功能改变

与手术造成性器官缺失有关。

六、计划与实施

(一)预期目标

(1)患者对现患疾病,拟行治疗理解。

(2)患者对诊断治疗的担忧减轻。

(3)患者能用语言表达疼痛的性质,促成因素并列举缓解疼痛的有效措施。

(4)患者恢复或接近健康时的排尿状态,能获得排尿后的轻松满足感。

(5)患者与丈夫对性生活满意。

(二)护理措施

1.心理护理

经常与患者沟通,通过交流了解不同患者所处不同时期的心理特点,与患者一起寻找引起不良心理反应的原因。告诉患者宫颈癌发生、发展的过程及预后,并强调早发现、早治疗的好处。

2.鼓励患者摄入足够的营养

评估患者对摄入足够营养的认知水平、目前的营养状况及摄入营养物的习惯。协助患者及家属计划合理食谱,以满足患者需要,维持体重不继续下降。

3.指导患者维持个人卫生

为患者提供安全、隐蔽的环境,协助患者勤擦身、更衣,保持床单位清洁,注意室内空气流通,促进舒适。指导患者勤换会阴垫,冲洗会阴 2 次/日,便后及时冲洗外阴并更换会阴垫。

4.手术护理

同腹部手术前后护理,特殊护理如下。

(1)晚期患者由于癌组织坏死感染,可能出现大量米汤样或脓性恶臭白带,术前每日冲洗外阴 1~2 次,保持外阴清洁。

(2)晚期患者可出现下腹,腹股沟,大腿及骶部疼痛,当癌瘤侵及膀胱时可出现泌尿道症状,需对症处理。

（3）对菜花型宫颈癌，应注意预防发生阴道大出血，一旦出血应立即用纱条填塞。

（4）手术范围大、时间长、出血多，故术后 12 小时内每 0.5～1 小时测量血压、脉搏、呼吸 1 次，平稳后每 4 小时测量 1 次。

（5）手术创面大，广泛的宫旁组织盆腔淋巴结被切除，术后阴道放置引流管，注意观察引流液的性状及量，并保持会阴部清洁。

（6）术后留置尿管 7～10 日，加强尿管的护理，拔管前 3 日开始训练膀胱功能。

(三)健康指导

大力宣传与宫颈癌发病的高危因素，常规进行宫颈刮片细胞学检查以早期筛查，积极治疗宫颈炎。治疗后认真随诊：手术后 1 个月首次复查，术后 2 年内每 3 个月复查 1 次，术后 3～5 年内每 6 个月一次，第 6 年开始每年 1 次，如出现症状应及时随访。根据患者恢复情况给予性生活指导。

七、护理评价

患者能陈述病情及所期待的治疗效果；对宫颈癌的诊断及治疗表示接受与配合；术后使用镇痛药少于 3 次；恢复或接近健康时的排尿状态；患者与丈夫性生活满意。

第三节　子宫肌瘤

一、概述

子宫肌瘤是子宫平滑肌组织增生而形成的良性肿瘤，其中含有少量的纤维结缔组织，又称为纤维肌瘤、子宫纤维瘤。子宫肌瘤是人体最常见的肿瘤之一，也是女性生殖器最常见的良性肿瘤，多见于 30～50 岁妇女，20 岁以下少见。据统计，至少 20％育龄妇女患有子宫肌瘤，因肌瘤多无或很少有症状，临床报道发病率远低于肌瘤真实发病率。

二、发病相关因素

确切病因尚未明了。根据肌瘤好发于生育年龄妇女，青春期前少见，绝经后停止生长，甚至萎缩或消失，提示子宫肌瘤的发生可能与女性性激素有关。

三、病理

(一)分类

1.按肌瘤生长部位

分为宫体肌瘤（90％）和宫颈肌瘤（10％）。

2.按肌瘤与子宫肌壁的关系

肌瘤原发于子宫肌层，随之向不同方向生长。子宫肌瘤根据肌瘤发展过程与子宫肌壁的关系而分为三类。

（1）肌壁间肌瘤：占 60％～70％，肌瘤位于子宫肌壁间，周围被肌层包围。

（2）浆膜下肌瘤：约占 20％，肌瘤向子宫浆膜面生长，突起在子宫表面。肌瘤表面仅由子宫浆膜层覆盖。当瘤体继续向浆膜面生长，仅有一蒂与子宫相连，则为带蒂的浆膜下肌瘤，营养由蒂部血管供应,若血供不足肌瘤可变性坏死。若蒂扭转断裂,肌瘤脱落形成游离性肌瘤。若肌瘤位于宫体侧壁向宫旁生长,突出于阔韧带两叶之间,称为阔韧带肌瘤。

(3)黏膜下肌瘤:占 10%～15%,肌瘤向宫腔方向生长,突出于子宫腔,表面仅由黏膜层覆盖。黏膜下肌瘤易形成蒂,在宫腔内生长犹如异物,常引起子宫收缩,肌瘤可被挤出宫颈外口而突入阴道。

子宫肌瘤常为多发性,各种类型的肌瘤可发生在同一子宫,称为多发性子宫肌瘤。

(二)病理变化

1.巨检

肌瘤为实质性球形包块,表面光滑,质地较子宫肌层硬,压迫周围肌壁纤维形成假包膜,肌瘤与假包膜间有一层疏松网状间隙,切开假包膜后肿瘤会跃出,手术时容易剥出。肌瘤长大或多个相融合时,呈不规则状。肌瘤切面呈白色,可见漩涡状或编织状结构。肌瘤颜色与硬度因纤维组织多少而变化,含平滑肌多,色略红、质较软,纤维组织多则色较白,质较硬。

2.镜检

肌瘤主要由梭形平滑肌细胞和不等量纤维结缔组织构成。肌细胞大小均匀,排列成漩涡状或棚状,核为杆状。

(三)肌瘤变性

肌瘤变性是肌瘤失去原有的典型结构。常见肌瘤变性为玻璃样变、囊性变、红色样变、肉瘤样变和钙化。红色样变多见于妊娠期或产褥期,为肌瘤的一种特殊类型坏死。患者可有剧烈腹痛伴恶心呕吐、发热,白细胞计数升高,检查发现肌瘤迅速增大压痛。仅 0.4%～0.8%肌瘤恶变为肉瘤,多见于年龄较大妇女。因无明显症状,易被忽视。肌瘤在短期内迅速增大或伴不规则阴道流血者,应考虑有肉瘤样变可能,若绝经后妇女肌瘤增大,更应警惕发生恶变。

四、护理评估

(一)健康史

多数患者无明显症状,仅在盆腔检查时偶被发现,应注意询问月经史、生育史,是否长期使用雌激素如避孕药,发病后月经变化及以后由于肌瘤压迫所伴随的其他症状。

(二)临床表现

1.症状

与肌瘤的部位、生长速度及肌瘤有无变性等关系密切,而与肌瘤大小,数目多少关系不大,常见的主要症状有以下几种。

(1)经量增多及经期延长:多见于大的肌壁间肌瘤及黏膜下肌瘤,肌瘤使宫腔增大,子宫内膜面积增加并影响子宫收缩,此外肌瘤可使肿瘤附近的静脉受挤压,导致子宫内膜静脉丛充血及扩张,从而引起经量增多、经期延长。黏膜下肌瘤伴有坏死感染时,可有不规则阴道流血或血样脓性排液。长期经量增多可继发贫血,出现乏力、心悸等症状。

(2)下腹包块:肌瘤较小时在腹部摸不到包块,当肌瘤逐渐增大使子宫超过 3 个月妊娠大时可从腹部触及。巨大的黏膜下肌瘤可脱出阴道外,患者可因外阴脱出肿物就诊。

(3)白带增多:肌壁间肌瘤是宫腔面积增大,内膜腺体分泌增多,并伴有盆腔充血致使白带增多;子宫黏膜下肌瘤一旦感染,可有大量脓样白带。若有溃烂、坏死、出血时,可有血性和脓血性、有恶臭的阴道溢液。

(4)压迫症状：随着肌瘤的增大，以及生长的部位不同，可以引起相应的压迫症状。如生长于子宫前壁的肌瘤可压迫膀胱引起尿频、尿急；宫颈肌瘤可引起排尿困难、尿潴留；子宫后壁的肌瘤（峡部或后壁），由于压迫直肠，可引起下腹坠胀不适、便秘等症状；阔韧带肌瘤或宫颈巨型肌瘤向侧方发展，嵌入盆腔压迫输尿管使上泌尿路受阻，形成输尿管扩张甚至发生肾盂积水。

(5)其他：常见下腹坠胀、腰酸背痛，经期加重，可引起不孕或流产。肌瘤红色样变时有急性下腹痛，伴呕吐、发热及肿瘤压痛。浆膜下肌瘤蒂扭转时可出现急性腹痛，子宫黏膜下肌瘤由宫腔向外排出时也可引起腹痛。

2.体征

与肌瘤大小、位置、数目及有无变性相关。肌瘤较大时在腹部扪及质硬、不规则、结节状块物。妇科检查时，肌壁间肌瘤子宫呈不规则或均匀性增大，质硬；浆膜下肌瘤可扪及子宫表面有质硬的球状物与子宫有细蒂相连可活动。黏膜下肌瘤位于宫腔内者子宫常均匀增大，脱出于子宫颈外口者，阴道窥器检查可看到子宫颈口处有肿物、粉红色、表面光滑、宫颈四周边缘清楚。若伴有感染时可有坏死、出血及脓性分泌物。

(三)辅助检查

对于子宫肌瘤来讲，通过较准确的盆腔检查即可明确诊断。

1.B超检查

B超检查对于子宫肌瘤的诊断十分有效，在大多数情况下，通过本检查即可诊断，很多患者就是在体检时进行B超检查而得以诊断。

2.子宫碘油造影

有黏膜下肌瘤时可自X线片上发现充盈缺损。

3.宫腔镜检查

对于有些诊断较困难的病例，有时可以通过宫腔镜检查明确黏膜下肌瘤的诊断。

(四)心理－社会评估

当患者得知患子宫肌瘤时，首先担心是否为恶性肿瘤，随后对选择治疗方案显得无助。即将准备手术时，患者存在不同程度的焦虑和恐惧。

(五)治疗原则

对于子宫肌瘤的处理应根据患者年龄、对生育的要求，症状及肌瘤大小、生长部位、数目等方面综合考虑。若患者年近绝经期，子宫小于3个月妊娠大小，无月经过多等症状，可暂保守治疗或观察，不予处理；若保守治疗无效或子宫肌瘤较大、症状明显，年纪较轻者可考虑手术治疗，手术方式根据有无生育要求选择。

1.保守治疗

(1)定期复查：无症状肌瘤一般不需治疗，特别是近绝经期妇女。绝经后肌瘤多可萎缩或逐渐消失。每3～6个月检查一次，若发现肌瘤增大或症状明显时，再考虑进一步治疗。

(2)药物治疗：适用于症状轻、近绝经年龄或全身情况不宜手术者。可使用促性腺激素释放激素类似物（GnRH－a）、米非司酮。

2.手术治疗

手术适应证:①月经过多致继发贫血,药物治疗无效;②严重腹痛、性交痛或慢性腹痛、有蒂肌瘤扭转引起的急性腹痛;③有膀胱、直肠压迫症状;④能确定肌瘤是不孕或反复流产的唯一原因;⑤肌瘤生长较快,怀疑有恶变。手术可经腹、经阴道或宫腔镜及腹腔镜下手术。手术方式有以下几种。

(1)肌瘤切除术:适用于保留生育功能的患者。可经腹或腹腔镜下切除。黏膜下肌瘤可经阴道或宫腔镜下切除。术后有50%复发机会,约1/3患者需再次手术。

(2)子宫切除术:不要求保留生育功能或疑有恶变者,可行子宫切除术。术前应行宫颈刮片细胞学检查,排除宫颈恶性病变。

(六)子宫肌瘤合并妊娠

子宫肌瘤合并妊娠的发病率占肌瘤患者的0.5%～1%,占妊娠的0.3%～0.5%。肌瘤合并妊娠的实际发病率远较上述数字高,因肌瘤小又无症状,在妊娠分娩过程中易被忽略。

肌瘤对妊娠及分娩的影响与肌瘤大小及生长部位有关。黏膜下肌瘤阻碍可影响受精卵着床,导致早期流产,较大肌壁间肌瘤可使宫腔变形或内膜供血不足导致流产。肌瘤可妨碍胎先露部下降,使妊娠后期及分娩时胎位异常,胎盘低置或前置、产道梗阻等。胎儿娩出后易因胎盘粘连、附着面大或排出困难及子宫收缩不良而致产后出血。妊娠期及产褥期肌瘤易发生红色样变,采用保守治疗通常能缓解。妊娠合并肌瘤者多能自然分娩,不需急于干预,但应预防产后出血。若肌瘤阻碍胎儿下降可作剖宫产。剖宫产时是否同时切除肌瘤或切除子宫,需根据肌瘤大小、部位和患者情况决定。

五、护理诊断和医护合作性问题

(一)焦虑

与未明确诊断,担心恶性肿瘤有关。

(二)知识缺乏

缺乏有关疾病和手术的相关知识。

(三)个人应对无效

与选择子宫肌瘤治疗方案的无助感有关。

(四)体液不足

与长期出血导致贫血有关。

六、计划与实施

(一)预期目标

(1)患者能找出引起焦虑的因素并演示减轻焦虑的方法。

(2)患者自诉疾病的情况及术前术后注意事项。

(3)患者能列举可利用的资源及支持系统。

(4)患者贫血得到纠正。

(二)护理措施

1.术前心理支持

手术对所有的患者都是一种应激,患者存在恐惧焦虑心理,子宫切除术对妇女而言意味失去生育能力,但许多妇女错误地认为,子宫是产生性感和保持女性特征的重要器官,切除子宫会引起早衰,影响夫妻生活;另一些患者担心手术疼痛、术中出血,甚至担心手术会夺去生命。

对于接受子宫切除术的患者,护士有必要了解患者目前所承受的心理压力,向她们讲解生殖系统的解剖生理知识,可以采用集体讲课、分发宣传手册、个别指导等方式,使患者明确子宫切除,包括同时切除子宫颈或一侧附件,会引起停经,丧失生育能力,还可能产生一些生理或心理的变化,但不会影响性生活或改变妇女形态。另外,还需讲明手术不可能导致死亡,即使产生某些症状也是暂时的。家属的支持是十分必要的,因此,护士应与家属(尤其患者配偶)取得密切联系,共同帮助患者度过心理关。

2.提供信息,增强信心

详细评估患者所具备的子宫肌瘤相关知识及错误概念,通过连续性护理活动与患者建立良好的护患关系,讲解有关疾病知识,纠正错误认识。帮助患者分析住院期间及出院后可被利用的资源及支持系统,减轻无助感。

3.鼓励患者参与决策过程

根据患者实际情况提供疾病的治疗信息,与护理对象讨论可利用的资源和支持系统。允许患者参与决定自己的护理和治疗方案,并帮助其接受目前的健康状况,充分利用既往解决困难的有效方法,由本人评价自己的行为,认识自己的能力。

4.严密观察病情

(1)子宫肌瘤出血多、贫血患者应先住院或在门诊治疗后再准备手术,按医嘱给予止血药和子宫收缩剂,必要时输血、补液、抗感染治疗或准备刮宫术止血。维持正常血压并纠正贫血状态。

(2)肌瘤巨大出现压迫症状,如排尿排便困难时,应予导尿,或用缓泻剂软化粪便,改善尿潴留、便秘症状。

(3)黏膜下肌瘤脱出阴道内者,应注意观察阴道流血的量、性质、颜色,应保持局部清洁,防止感染。

(4)浆膜下肌瘤应注意观察有无腹痛,警惕肌瘤蒂扭转。

(5)妊娠合并肌瘤者应定期接受产前检查,多能自然分娩,不需干预,但应积极预防产后出血。若肌瘤阻碍胎儿下降,或致产程延长发生难产时,应按医嘱做好剖宫产术前准备及术后护理。

5.根据手术方式选择相应的护理

对于经阴道黏膜下肌瘤摘除术的患者,按照阴道手术前后护理,术后应注意观察有无阴道出血。对子宫全切或肌瘤切除的患者,按妇科腹部手术前后护理。

6.提供随访及出院指导

(1)随访观察者应3~6个月定期复查,及时修改治疗方案。

(2)进行保守治疗时,应向接受患者讲明药物名称、用药目的、剂量、方法、可能出现的副反应及应对措施,选用雄激素治疗者,每月总剂量应控制在300mg以内。

(3)对手术患者,应告知术后1个月返院检查,若出院后出现不适或异常症状,需及时随诊。

七、护理评价

患者自述焦虑减轻,自述疾病的情况及术前术后注意事项,能列举可利用的资源及支持系统,患者出院时面色红润,血红蛋白在正常范围。

第四节　子宫内膜癌

子宫内膜癌是发生于子宫内膜的一组上皮性恶性肿瘤,又称宫体癌,多见于老年妇女。子宫内膜癌为女性生殖器官三大恶性肿瘤之一,占女性全身恶性肿瘤的7%,占女性生殖道恶性肿瘤的20%～30%,但近年发病率在世界范围内呈上升趋势。

一、发病相关因素

病因不十分清楚,目前认为子宫内膜癌可能有两种发病类型。

1.雌激素依赖型

其可能是在无孕激素拮抗的雌激素长期作用下,发生子宫内膜增生症(单纯型或复杂型,伴或不伴不典型增生),甚至癌变。临床上常见于无排卵性疾病(无排卵性功血,多囊卵巢综合征)、分泌雌激素的卵巢肿瘤(颗粒细胞瘤、卵泡膜细胞瘤)、长期服用雌激素的绝经后妇女以及长期服用他莫昔芬的妇女。这种类型占子宫内膜癌的大多数,均为子宫内膜样腺癌,肿瘤分化较好,雌孕激素受体阳性率高,预后好。患者较年轻,常伴有肥胖、高血压、糖尿病、不孕或不育及绝经延迟,约20%内膜癌患者有家族史。

2.非雌激素依赖型

发病与雌激素无明确关系。这类子宫内膜癌的病理形态属少见类型,如子宫内膜浆液性乳头状癌、透明细胞癌、腺鳞癌、黏液腺癌等。多见于老年体瘦妇女,在癌灶周围可以是萎缩的子宫内膜,肿瘤恶性度高,分化差,雌孕激素受体多呈阴性,预后不良。

二、病理

(一)病理变化

1.巨检

病变多发生在子宫底部的内膜,以子宫两角附近为多见,其次为子宫后壁。就病变的形态和范围而言,可分为两种。

(1)弥漫型:起病时子宫内膜大部分或全部为癌组织侵犯,肿瘤组织表现为不规则菜花样物,充满宫腔,甚至脱出于子宫颈口外。组织呈灰白色或淡黄色,表面有出血、坏死,有时形成溃疡。累及内膜广泛,但一般浸润肌层较少。

(2)局灶型:癌灶局限于宫腔的一小部分,多见于子宫底部或宫角部,呈息肉或小菜花状,表面有溃疡,易出血。极早期病例病变很小,诊刮时即可将癌灶刮净。但本型易侵犯肌层。

2.镜下所见

显微镜下可见以下几种常见的类型。

(1)内膜样腺癌:占80%～90%,镜下见内膜腺体异常增生,上皮复层,并形成筛孔状结构。癌细胞异型明显,核大、不规则、深染、核分裂活跃。分化差的腺癌则腺体少,结构消失,成为实性癌块。按腺癌分化程度分为 3 级:Ⅰ级为高度分化腺癌,Ⅱ级为中度分化腺癌,Ⅲ级为低度分化或未分化腺癌。分级越高,恶性程度越高。

(2)腺癌伴鳞状上皮分化:腺癌组织中有时含有鳞状上皮成分,伴化生鳞状上皮成分者称棘腺癌(腺角化癌);伴鳞癌者称为鳞腺癌;介于两者之间称腺癌伴鳞状上皮不典型增生。

(3)浆液性腺癌:又称子宫乳头状浆液性腺癌(UPSC),占 1%~9%,恶性程度很高。

(4)子宫内膜透明细胞癌:占子宫内膜癌的 2%~5%,其病变在形态上类似于卵巢和阴道的透明细胞癌,除病变局限于内膜时预后与子宫内膜样癌相仿外,其余期别均较内膜样癌严重。

(二)扩散途径

子宫内膜癌的早期病变局限于子宫内膜,肿瘤生长缓慢,病变局限于子宫腔内的时间较长,也有极少数发展较快。主要扩散途径有 3 种,以直接蔓延和淋巴转移为主,血行转移较少见。

1.直接蔓延

病灶沿子宫内膜生长扩散并向基层浸润,经子宫浆肌层蔓延至输卵管、卵巢,并可广泛种植于盆腔腹膜、直肠子宫陷凹及大网膜。也可直接向下侵犯子宫颈及阴道。

2.淋巴转移

是子宫内膜癌的主要转移途径。当癌肿累及宫颈、深肌层或癌组织分化不良时,易发生早期淋巴转移。转移途径与癌肿生长部位有关,按癌灶部位可分别转移至腹股沟的浅、深淋巴结,髂淋巴结及腹主淋巴结,有的可达卵巢,也可通过淋巴逆流至阴道及尿道周围淋巴结。

3.血行转移

晚期患者经血行转移至全身各器官,常见部位为肺、肝、骨等处。

三、护理评估

(一)健康史

内膜癌虽可发生于任何年龄,但基本上是一种老年妇女患者的肿瘤。一般认为,内膜癌之好发年龄约比子宫颈癌推迟 10 年,平均年龄在 55 岁。应高度重视患者的高危因素,高度警惕激素使用史。

(二)临床表现

极早期无明显症状,仅在普查或因其他原因检查时偶然发现,一旦出现症状则多表现如下。

1.阴道出血

是本病最突出的症状,由于 50%~70%患者发病于绝经之后,故绝经后出血就成为患者最重要的主诉之一。表现为不规则阴道流血,量一般不多,大出血者少见。未绝经者表现为月经增多、经期延长或紊乱。

2.阴道排液

阴道异常分泌常为瘤体渗出或继发感染的结果,可表现为血性液体或浆液性分泌物,有时可有恶臭,但远不如宫颈癌显著。

3.疼痛

在内膜癌患者并不多见。若癌肿累及宫颈内口,可引起宫腔积脓,出现下腹胀痛及痉挛性疼痛。晚期浸润周围组织或压迫神经可引起下腹及腰骶部疼痛。

4.全身症状

晚期患者常伴全身症状如贫血、消瘦、恶病质、发热及全身衰竭等。

5.盆腔检查

内膜癌阳性体征不多,约半数以上有子宫增大,但这种增大多属轻度,宫体一般稍软而均匀,如检查发现子宫特殊增大或表面有异常突起,则往往是并发肌瘤或肌腺瘤的表现,但必须考虑到癌组织穿出浆膜,在子宫表面形成肿瘤的可能。

(三)辅助检查

1.子宫内膜检查

内膜的组织学检查为诊断的最后依据。

为了弄清病变是否累及颈管,应行"分段刮宫"。操作步骤:先刮颈管,颈管深度应根据患者是否绝经及子宫大小进行估计,颈管搔刮后再探宫腔,扩张宫颈,最后进行宫体及宫底的刮宫。刮出的组织应注明部位,分别送病理检查,以免互相污染或混淆。

2.细胞学检查

仅从阴道后穹隆或颈管口收集分泌物作涂片寻找癌细胞,阳性率不高,若用特制的宫腔吸管或宫腔刷放入宫腔,吸取分泌物找癌细胞,阳性率为90%。这种办法作为普查的手段,最后确诊需根据病理检查结果。

3.宫腔镜检查

可直视宫腔,若有癌灶生长,能直接观察病灶大小、生长部位、形态,并可取活组织送病理检查。

4.阴道B超检查

经阴道B超检查可了解子宫大小、宫腔形状、宫腔内有无赘生物、子宫内膜厚度、肌层内有无浸润及深度,为临床诊断及处理提供参考。子宫内膜癌超声图像为子宫增大,宫腔内有实质不均回声区,或宫腔线消失,肌层内有不规则回声紊乱区等表现。

(四)心理-社会评估

多数患者在普查或其他原因作妇科检查时偶然发现,绝经后阴道出血常为患者所警觉。患者发现肿瘤,突然面对各项检查,内心充满恐惧与焦虑,当确诊为子宫内膜癌时,常常难以接受,担心失去生命和家庭。

(五)治疗

目前,对于子宫内膜癌的临床处理原则是以手术治疗为主,辅以放疗、化疗和激素等综合治疗,并结合患者的年龄、全身状况和有无内科并发症等综合评价,选择和制定治疗方案。早期患者以手术为主,按手术-病理分期的结果及存在的复发高危因素选择辅助治疗,晚期则采用手术、放疗、化疗、激素等综合治疗。

1.手术治疗

为首选的治疗方法,尤其对早期病例。一般Ⅰ期患者行筋膜外全子宫全切术及双侧附件切除术,Ⅱ期应行全子宫或广泛子宫切除及双侧附件切除术,同时行盆腔及腹主动脉旁淋巴结切除。Ⅲ期和Ⅳ期的晚期患者手术范围也与卵巢癌相同,应行肿瘤细胞减灭术。

2.放射治疗

是治疗子宫内膜癌的有效方法之升,主要有腔内和体外照射两种方法。根据放疗时间分为单纯放疗、术前放疗和术后放疗。单纯放疗仅用于有手术禁忌证或无法手术切除的晚期内膜癌患者。对于Ⅱ、Ⅲ期患者根据病灶大小,可在术前加用腔内或体外放疗,放疗结束后1~2周进行手术。术后放疗是内膜癌最主要的术后辅助治疗,可明显降低局部复发,提高生存率,对已有深肌层浸润、淋巴结转移、盆腔及阴道残留病灶的患者术后均需加用放射治疗。

3.孕激素治疗

主要用于晚期或复发癌患者。其机制可能是孕激素作用于癌细胞并与孕激素受体结合形成复合物进入细胞核,延缓 DNA 和 RNA 复制,抑制癌细胞生长。孕激素以高效、大剂量、长期应用为宜,至少应用12周以上方可评定疗效。

4.抗雌激素治疗

适应证与孕激素相同。他莫昔芬为非甾体类抗雌激素药物既有弱雌激素作用。他莫昔芬与雌激素竞争受体,抑制雌激素对内膜增生作用,并提高孕激素受体水平,大剂量可抑制癌细胞有丝分裂。可先用他莫昔芬2周使孕激素受体含量上升后再用孕激素治疗或与孕激素同时应用。

5.化疗

为晚期或复发子宫内膜癌的综合治疗措施之一,也可用于术后有复发高危因素患者的治疗以期减少盆腔外的远处转移。常用的化疗药物有顺铂、5-氟尿嘧啶(5-FU)、环磷酰胺(CTX)、丝裂霉素(MMC)等。可以单独应用,也可联合应用,还可与孕激素合并使用。

五、护理诊断和医护合作性问题

(一)知识缺乏

缺乏疾病治疗的知识。

(二)焦虑

与恶性肿瘤的诊断有关。

(三)睡眠型态紊乱

与环境改变有关。

六、计划与实施

(一)预期目标

(1)患者住院期间口头表达对所患疾病、拟行治疗的理解。

(2)手术前,患者主诉焦虑减轻。

(3)患者能叙述妨碍睡眠的因素,并列举应对措施。

(二)计划与实施

1.普及防癌知识

大力宣传定期进行防癌检查的重要性,中年妇女每年接受一次妇科检查,注意子宫内膜癌的高危因素和人群。严格掌握雌激素的用药指征,加强用药期间的监护,随访措施。督促更年期、月经紊乱及绝经后出现不规则阴道流血者,进行必要检查以排除子宫内膜癌的可能,并接受正规治疗。

2.提供疾病知识,缓解焦虑

评估患者对疾病及有关诊治过程的认知程度,鼓励患者及其家属讨论有关疾病及治疗的疑虑,耐心解答。针对个案需求及学习能力,采用有效形式向护理对象介绍住院环境、诊断性检查、治疗过程,可能出现的不适以求得主动配合。为患者提供安静、舒适的睡眠环境,减少夜间不必要的治疗程序。努力使患者确信子宫内膜癌的病程发展缓慢,是女性生殖器官恶性肿瘤中预后较好的一种,缓解其焦虑程度,增强治疗疾病信心。

3.手术护理

应告诉患者手术是首选的治疗方法,尤其对早期病例,只要患者全身情况能耐受,无手术禁忌证,均应做剖腹探查。按照妇科经腹手术前后护理。为患者讲解有关疾病及治疗的相关知识,努力使患者相信经过手术能治愈相当一部分子宫内膜癌,减轻患者的焦虑程度。

4.放疗护理

Ⅰ期患者腹水中找到癌细胞或深肌层已有浸润,淋巴结可疑或已有转移,手术后均需加放疗。Ⅱ期、Ⅲ期根据病灶大小,可在术前加用内或外照射,放疗结束后 $1\sim2$ 周内手术。年老或有严重并发症,不能耐受手术,Ⅲ期、Ⅳ期病例不宜手术者均可放疗,包括腔内和体外放疗(见妇科放疗患者的护理)。

5.激素及其他药物治疗

(1)对于晚期癌、癌复发者,不能手术切除或年轻、早期癌患者要求保留生育能力者,均可考虑孕激素治疗。一般用药剂量要大,如醋酸甲羟黄体酮每日 $200\sim400mg$,已酸黄体酮每日 $500mg$,至少 $10\sim12$ 周才能初步评价有无疗效。在治疗过程中需注意观察副反应,一般副反应较轻,可引起水钠潴留、水肿、药物性肝炎,停药后会逐渐好转。

(2)对于雌激素依赖型内膜癌,可进行激素治疗。他莫昔芬是一种非甾体的抗雌激素药物,一般剂量为每日 $20\sim40mg$ 口服。可长期应用或分疗程应用。对三苯氧胺治疗的患者,应注意观察药物的副反应(潮热、畏寒等类似更年期综合征的反应以及骨髓抑制反应)。少数患者可出现阴道流血、恶心、呕吐,如出现副反应应及时通知医生。

6.化疗药物治疗护理

按妇科化疗患者护理。

七、护理评价

患者住院数日后能陈述病情及所期待的治疗效果,主诉焦虑减轻,睡眠质量满意。

第五节　卵巢肿瘤

一、概述

卵巢肿瘤是女性生殖器常见的肿瘤,可发生于任何年龄,但肿瘤的组织学类型会有所不同。卵巢上皮性肿瘤好发于 $50\sim60$ 岁的妇女,而卵巢生殖细胞肿瘤多见于 30 岁以下的年轻妇女。卵巢恶性肿瘤是女性生殖器三大恶性肿瘤之一。卵巢组织复杂,各种肿瘤均可发生,是全身各脏器肿瘤类型最多的部位,同时卵巢位于盆腔深部,不像宫颈、宫体、外阴及阴道等与体表相连,易于扪及或查到。卵巢肿瘤早期无症状,又缺乏完善的早期诊断方法,患者发觉再就医,常常已属晚期。晚期病例疗效不佳,故卵巢恶性肿瘤的存活率仍较低,为30%~40%,死亡率居妇科恶性肿瘤首位。随着宫颈癌及子宫内膜癌诊断和治疗的进展,卵巢癌已成为当今妇科肿瘤中威胁最大的疾病。

二、病因

卵巢上皮性癌的发病原因不清楚,相关的高危因素有如下。

(一)遗传因素

5%~10%的卵巢上皮性癌具有遗传性。

(二)持续排卵

持续排卵使卵巢表面上皮不断损伤与修复,增加了上皮细胞突变的可能。减少或抑制排卵可减少卵巢上皮由排卵引起的损伤,可能降低卵巢癌发病危险。流行病学调查发现卵巢癌危险因素有未产、不孕,而多次妊娠、哺乳和口服避孕药有保护作用,应用促排卵药可增加发生卵巢肿瘤的危险性。

(三)环境及其他因素

工业发达国家卵巢癌发病率高,提示工业的各种物理或化学产物可能与卵巢癌的发病有关。卵巢癌的发病是否与饮食习惯或饮食成分(胆固醇含量高)相关,目前还无定论。

三、护理评估

(一)健康史

卵巢肿瘤种类繁多,可发生于任何年龄妇女,早期常无症状,往往于妇科普查中发现盆腔肿块或恶性肿瘤晚期出现腹水症状才就医。

(二)临床表现

卵巢良性肿瘤发展缓慢,早期肿瘤较小,多无症状,常在妇科检查时偶然发现。肿瘤增至中等大时,常感腹胀不适或腹部可扪及肿块,边界清楚。妇科检查在子宫一侧或双侧触及球形肿块,多为囊性,表面光滑、活动,与子宫无粘连。若肿瘤长大充满盆、腹腔即出现压迫症状如尿频、便秘、气急、心悸等。腹部膨隆,包块活动度差,叩诊呈实音,无移动性浊音。

卵巢恶性肿瘤出现症状时往往已达晚期。由于肿瘤生长迅速,短期内可出现腹胀,腹部肿块及腹水,症状轻重取决于肿瘤大小、位置、侵犯邻近器官的程度、有无并发症及组织学类型等,若肿瘤向周围组织浸润或压迫神经则可引起腹痛、腰痛或下肢疼痛,若压迫盆腔静脉,可出现下肢水肿。若为功能性肿瘤,可产生相应的雌激素或雄激素过多的症状。晚期表现消瘦、严重贫血等恶病质征象。三合诊检查在阴道后穹隆触及盆腔内硬结节,肿块多为双侧,实性或半实性,表面凹凸不平,不活动,常伴腹水。有时在腹股沟、腋下或锁骨上可触及肿大的淋巴结。

(三)辅助检查

1.B超检查

能测知肿块的部位、大小、形态及性质,从而对肿块的来源作出定位,如是否来自卵巢,又可提示肿瘤的性质,囊性或实性,囊内有无乳头及鉴别卵巢肿瘤、腹水和结核性包裹性积液。

2.放射学检查

腹部平片协助诊断卵巢畸胎瘤,可显示牙齿及骨质,囊壁为密度增高的钙化层,囊腔呈放射透明阴影。静脉肾盂造影可辨认盆腔、肾、输尿管阻塞或移位。CT 检查可清晰显示肿块的图像,良性肿瘤多呈均匀性吸收,囊壁薄、光滑,恶性肿瘤轮廓不规则、向周围浸润或伴腹水,CT 还可显示有无肝、肺结节及腹膜后淋巴结转移。

3.腹腔镜检查

可直视肿块的大体情况,并可对整个盆、腹腔及横膈部位进行观察,在可疑部位进行多点活检,抽吸腹腔液进行细胞学检查。

4.细胞学检查

在腹水或腹腔冲洗液中找癌细胞进行检查。

5.肿瘤标志物

80%卵巢上皮性癌患者血清中癌抗原 CA125 浓度升高(正常值<35IU/mL)。AFP 对卵巢内胚窦瘤有特异性价值。

(四)心理-社会评估

卵巢肿瘤未确诊前患者对良恶性担忧,希望得到确切的诊断结果。恶性肿瘤症状出现迅速,确诊后患者的心理上多表现对肿瘤的否认,悲观厌世、罪恶感、并担心术后家庭生活,年轻患者考虑最多的是生育问题。

(五)治疗原则

1.良性肿瘤

若卵巢肿块直径小于 5cm,疑为卵巢瘤样病变,可做短期观察。一旦确诊为卵巢良性肿瘤,即应手术治疗,对患者年轻、单侧良性肿瘤应行患侧附件或卵巢切除术或卵巢肿瘤剥出术,保留对侧正常卵巢,即使双侧肿瘤,也应争取行卵巢肿瘤摘除或剥出术,以保留部分正常卵巢组织,围绝经期妇女可行单侧附件切除或全子宫及双侧附件切除术。

2.恶性肿瘤治疗

原则是以手术为主,加用化疗、放疗的综合治疗。

(1)手术:原则上ⅠA、ⅠB 期应作全子宫及双侧附件切除术;ⅠC 期及其以上同时行大网膜切除术,对晚期患者应行肿瘤细胞减灭术,切除原发瘤、全子宫、双附件、大网膜、阑尾、卵巢动静脉高位结扎、腹膜后淋巴结清扫。

(2)化学治疗:卵巢恶性肿瘤对化疗较敏感,既可用于预防复发,也可用于手术未能全部切除者或已无法施行手术的晚期患者,化疗可使肿瘤缩小,为以后手术创造条件。常用化疗药物有顺铂、卡铂、紫杉醇、环磷酰胺等。根据病情可采用静脉化疗或静脉腹腔联合化疗。

(3)放射治疗:因肿瘤类型不同,对放疗敏感性不同如无性细胞瘤最敏感。上皮性癌也有一定敏感性,放疗主要应用^{60}Co 做外照射,可用于锁骨上和腹股沟淋巴结转移灶和部分紧靠盆壁局限性病灶的局部治疗。

(4)免疫治疗:为综合治疗之一。目前应用较多的是细胞因子治疗,如白介素 2、干扰素、胸腺肽等,可作为辅助治疗。

四、护理诊断和医护合作性问题

(一)焦虑

与发现盆腔包块有关。

(二)营养失调——低于机体需要量

与癌症、化疗药物的治疗反应等有关。

(三)预感性悲哀

与切除子宫、卵巢有关。

(四)疼痛

与卵巢肿瘤并发症、瘤蒂扭转有关。

五、计划与实施

(一)预期目标

(1)患者入院 24 小时内能自诉焦虑程度减轻。

(2)患者能说出影响营养摄取的原因,并列举应对措施。

(3)患者能用语言表达对丧失子宫及附件的看法,并积极接受治疗过程。

(4)患者在主诉疼痛发作 1 小时内疼痛缓解。

(二)计划与实施

1.心理支持

针对不同年龄、不同类型肿瘤给予相应的心理支持,评估患者的焦虑程度,耐心解答患者的问题并讲解病情及治疗方法,安排患者与康复中的病友交谈,分享感受,增强治愈信心。

2.饮食护理

恶性肿瘤病程长,长期消耗,患者营养状况极差,给予高蛋白、高维生素饮食。并注意患者的进食情况,进食不足或全身营养状况极差者应给予静脉补液。

3.肿瘤过大或腹部过度膨隆

患者不能平卧,应给予半卧位,注意观察血压、脉搏、呼吸的变化。需放腹水者,备好腹腔穿刺包,并协助医生操作。在放腹水过程中,密切观察血压、脉搏、呼吸变化及腹水性状。根据患者情况,可放 3000mL 左右,不宜过多,以免发生虚脱,速度不宜过快,放后腹部用腹带包扎,并记录腹水量,观察有无不良反应。

4.手术护理

除按妇科腹部手术护理外,特殊护理如下。

(1)术前肠道准备:恶性卵巢肿瘤可能发生肠道转移,为方便术中及时切除转移灶并行肠吻合术,肠道准备要充分。术前 4 日开始限制饮食,半流食 2 日,流食 1 日,术前 1 日禁食,静脉补液。术前 3 日开始口服肠道杀菌剂,术前两日口服缓泻剂,术前 1 日清洁灌肠。

(2)术前阴道准备:术前 1 日冲洗阴道两次,冲洗后在宫颈及阴道前后穹隆涂 1% 甲紫,起到消毒和术中标记的作用。

(3)术后体位:恶性卵巢肿瘤手术时间长、范围大,常用全身麻醉,术后 6 小时内去枕平卧头偏向一侧,血压平稳后改为半卧位以利于盆腔引流,局限炎症反应,并减轻腹部张力。

(4)术后饮食:术后拔除胃肠减压管后可逐步进清流食、流食、少渣半流食及普食,注意进高蛋白、低脂、少渣、易消化饮食。

(5)术后性生活的指导:建议患者与丈夫采用握手、抚摸、亲吻等来表达爱意,可进行正常的性生活,但要注意夫妻互相沟通与理解。

5.化疗护理

目前应用化疗药物是治疗恶性卵巢肿瘤的主要手段,卵巢肿瘤对化疗比较敏感,即使广泛的转移也能取得一定的疗效。手术切除肿瘤后可用化疗预防复发,不能全部切除者,化疗后可暂时缓解,对某些晚期患者肿瘤无法切除,化疗也可使肿瘤变小,为以后手术创造了条件。

目前常用的化疗药有顺铂、环磷酰胺、表柔比星、博来霉素、5-氟尿嘧啶、长春新碱等。化疗方法有单一化疗和联合化疗,全身化疗和区域性化疗。腹腔联合化疗是近年研究最多的区域性化疗。因为恶性卵巢肿瘤转移范围虽广,但基本在腹腔内,腹腔内化疗可使药物以更高的浓度和肿瘤接触,腹腔内的药物浓度可高于全身用药,而肝肾等脏器的浓度则远远低于全身用药,不致对身体其他正常器官和组织造成很大的危害,而且副反应小。恶性肿瘤根治手术时即放置两根塑料管,一根放置于肝表面横膈下,一根放置于盆腔,从腹壁引出固定。术后肠道功能恢复后,即可从此塑料管灌注化疗药。如果手术时未放置导管,则可行腹腔穿刺放入。化疗的护理同一般化疗患者的护理,腹腔化疗时注意以下几点。

(1)为减轻顺铂对肾的副作用,化疗期间要"水化",即大量静脉输液,一定要在尿量每小时大于 100mL 后才能给予顺铂。

(2)协助医生进行腹腔穿刺,穿刺成功后先输入大量液体(温生理盐水或 5% 葡萄糖),及时询问患者有无腹胀、便意,如果患者有便意重并排出水样便,高度怀疑穿刺针进入肠管,应立即通知医生。

(3)为防止呕吐,给化疗药前及化疗结束前半小时给予止吐药。

(4)腹腔化疗期间严密观察患者,必要时给予心电监护。化疗结束后拔针,按压针眼处数分钟防止液体外溢、根据患者体力可协助其翻身,采取头低足高位以利于化疗药在腹腔内分布。

6.并发症的护理

(1)蒂扭转及破裂:肿瘤扭转多发生于中等大小、蒂长、活动度大的肿瘤,扭转后,血液循环发生障碍,可使肿瘤肿胀、出血、坏死、破裂、感染。当出现蒂扭转或破裂时,患者突然下腹剧烈疼痛,伴恶心、呕吐,检查时常有下腹肌紧张,因此对卵巢肿瘤患者应严密观察,当发现患者出现以上变化时应配合医师作好手术准备。

(2)感染:应观察体温、腹痛及白细胞计数等情况。当卵巢肿瘤患者出现高热,腹痛及白细胞计数增高时,检查腹部肿块出现压痛应考虑有感染存在,应给予大量抗生素治疗,物理降温,纠正脱水和酸中毒,同时作好手术准备。

7.妊娠合并卵巢肿瘤的护理

妊娠期卵巢肿瘤容易发生蒂扭转和破裂,故应密切观察有无扭转、破裂及恶变现象。如妊娠早期发现,一般可于妊娠 3 个月后进行手术,此时手术引起流产的可能性较小;妊娠晚期发现,可观察至足月后手术。临产时,如肿瘤不阻碍产道,应严密观察,待分娩后手术。如阻碍产道,应剖宫产同时切除肿瘤。产褥期须密切观察,一旦出现并发症,立即处理,否则仍可待产褥期后再进行手术切除。

8.做好随访工作

卵巢非赘生性肿瘤直径<5cm者,应每3~6个月接受复查,并详细记录。手术后患者根据病理报告结果,良性者术后1个月常规复查,恶性肿瘤常辅以化疗。护士应督促、协助患者克服实际困难,努力完成治疗计划以提高疗效。卵巢癌易于复发,需长期进行随访和监测。随访时间:术后1年内,每月1次;术后第2年,每3个月1次;术后第3年,每6个月1次;3年以上者,每年1次。

9.健康指导

宣传卵巢癌的高危因素,避免高胆固醇饮食。30岁以上妇女,每年进行一次妇科检查,高危人群不论年龄大小,最好每半年检查一次。术后常规复查,恶性者辅以化疗、放疗。

七、护理评价

患者自诉焦虑情绪减轻或消失,能用积极方式面对现实;能摄入足够热量,维持化疗前体重;在住院期间能积极配合各种诊治过程。

第六节 外阴炎

一、外阴炎

(一)概述

外阴部皮肤或前庭部黏膜发炎,称为外阴炎。由于外阴部位暴露于外,又与尿道、肛门、阴道邻近,因此外阴较易发生炎症。外阴炎可发生于任何年龄的女性,多发生于大、小阴唇。外阴炎以非特异性外阴炎多见。

(二)病因

(1)外阴与尿道、肛门邻近,经常受到经血、阴道分泌物、尿液、粪便的刺激,若不注意皮肤清洁易引起外阴炎。

(2)糖尿病患者糖尿的刺激、粪瘘患者粪便的刺激以及尿瘘患者尿液的长期浸渍等。

(3)穿紧身化纤内裤,导致局部通透性差,局部潮湿以及经期使用卫生巾的刺激,均可引起非特异性外阴炎。

(4)营养不良可使皮肤抵抗力低下,易受细菌的侵袭,也可发生本病。

(三)护理评估

1.健康史

重点评估患者年龄;平时卫生习惯;内裤材质及松紧度;是否应用抗生素及雌激素治疗;是否患有糖尿病、老年性疾病或慢性病等;育龄妇女应了解其采用的避孕措施及此次疾病症状等。

2.临床表现

外阴皮肤瘙痒、疼痛、烧灼感,于活动、性交、排尿、排便时加重。检查见局部充血、肿胀、糜烂,常有抓痕,严重者形成溃疡或湿疹。慢性炎症可使皮肤增厚、粗糙、皲裂,甚至苔藓样变。严重时腹股沟淋巴结肿大且有压痛,体温升高,白细胞计数增多。糖尿病性外阴炎常表现为皮肤变厚,色红或呈棕色,有抓痕,因为尿糖是良好的培养基而常并发假丝酵母菌感染。幼儿性外阴炎还可发生两侧小阴唇粘连,覆盖阴道口甚至尿道口。

3.辅助检查

取外阴处分泌物做细菌培养,寻找致病菌。

4.心理一社会评估

评估出现外阴瘙痒症状后对患者生活有无影响,以及影响程度;患者就医的情况及是否为此产生心理负担。

5.治疗原则

(1)病因治疗:积极寻找病因,若发现糖尿病应积极治疗糖尿病,若有尿瘘、粪瘘,应及时行修补术。

(2)局部治疗:可用 1:5000 高锰酸钾液坐浴,每日 2 次,每次 15~20 分钟。若有破溃涂抗生素软膏或局部涂擦 40% 紫草油。此外,可选用中药苦参、蛇床子、白鲜皮、土茯苓、黄柏各 15g,川椒 6g,水煎熏洗外阴部,每日 1~2 次。急性期可选用微波或红外线局部物理治疗。

(四)护理诊断

1.皮肤黏膜完整性受损

与炎症引起的外阴皮肤黏膜充血、破损有关。

2.舒适的改变

与皮肤瘙痒、烧灼感有关。

3.知识缺乏

缺乏疾病及其防护知识。

(五)计划与实施

1.预期目标

(1)患者能正确使用药物,避免皮肤抓伤,皮损范围不增大。

(2)患者症状在最短时间内解除或减轻,舒适感增强。

(3)患者了解疾病有关的知识及防护措施。

2.护理措施

(1)告知患者坐浴的方法:取高锰酸钾放入清洁容器内加温开水配成 1:5000 的溶液,配制好的溶液呈淡玫瑰红色。每次坐浴 20 分钟,每日 2 次。坐浴时,整个会阴部应全部浸入溶液中,月经期间停止坐浴。

(2)应积极协助医生寻找病因,进行外阴处分泌物检查,必要时进行血糖或尿糖检查。

(3)指导患者遵医嘱正确使用药物,将剂量、使用方法向患者解释清楚。

(4)告知患者按医生要求进行复诊,治疗期间如出现新的症状或症状加重应及时就诊。

3.健康指导

(1)保持外阴部清洁干燥,严禁穿化纤及过紧内裤,穿纯棉内裤并每日更换。

(2)做好经期、孕期、分娩期及产褥期卫生护理。发现过敏性用物后立即停止使用。

（3）饮食注意勿饮酒或辛辣食物,增加新鲜蔬菜和水果的摄入。

（4）严禁搔抓局部,勿热水烫洗和用刺激性药物或肥皂擦洗外阴。

（5）配制高锰酸钾溶液时,浓度不可过高,防止灼伤局部皮肤。

（六）护理评价

患者在治疗期间能够按医嘱使用药物,症状减轻。患者了解与外阴炎相关知识及防护措施。

二、前庭大腺炎

（一）概述

前庭大腺炎是病原体侵入前庭大腺引起的炎症,包括前庭大腺脓肿和前庭大腺囊肿。前庭大腺位于两侧大阴唇后 1/3 深部,腺管开口于处女膜与小阴唇之间。因解剖部位的特点,在性交、分娩等其他情况污染外阴部时,病原体容易侵入而引起前庭大腺炎。此病多见于育龄妇女,幼女及绝经后妇女较少见。

（二）病因

主要病原体为内源性及性传播疾病的病原体。内源性病原体有葡萄球菌、大肠杆菌、链球菌、肠球菌等。性传播疾病的病原体常见的是淋病奈瑟菌及沙眼衣原体。

急性炎症发作时,病原体首先侵犯腺管,腺管呈急性化脓性炎症,腺管开口往往因肿胀或渗出物凝聚而阻塞,脓液不能外流、积存而形成脓肿,称前庭大腺脓肿。在急性炎症消退后腺管堵塞,分泌物不能排出,脓液逐渐转为清液而形成囊肿,或由于慢性炎症使腺管堵塞或狭窄,分泌物不能排出或排出不畅,也可形成囊肿。

（三）护理评估

1.健康史

重点评估患者年龄及平时卫生习惯,近期是否有流产、分娩等特殊情况,育龄妇女应了解其性生活情况,有无不洁性生活史。

2.临床表现

炎症多发生于一侧,初起时局部肿胀、疼痛、灼热感,行走不便,有时会致大小便困难。检查见局部皮肤红肿、发热、压痛明显。若为淋病奈瑟菌感染,挤压局部可流出稀薄、淡黄色脓汁。当脓肿形成时,可触及波动感,脓肿直径可达 5～6cm,患者出现发热等全身症状。当脓肿内压力增大时,表面皮肤变薄,脓肿自行破溃,若破孔大,可自行引流,炎症较快消退而痊愈,若破孔小,引流不畅,则炎症持续不消退,并可反复急性发作。慢性期囊肿形成时,患者有外阴部坠胀感,偶有性交不适,检查时局部可触及囊性肿物,常为单侧,大小不等,无压痛。囊肿可存在数年而无症状,有时可反复急性发作。

3.辅助检查

可取前庭大腺开口处分泌物作细菌培养,确定病原体。

4.心理—社会评估

评估症状出现后对患者生活影响的程度;评估患者就医的情况及有无因害怕疼痛和害羞的心理而使自己的疾病未能得到及时治疗及对疾病的治愈是否有信心等。对性传播疾病的病原体感染的患者,应通过与其交谈、接触了解其心理状态,帮助患者积极就医并采取正确的治疗措施。

5.治疗原则

根据病原体选用口服或肌内注射抗生素。在获得培养结果前应使用广谱抗生素治疗。此外,可选用清热、解毒的中药,如蒲公英、紫花地丁、金银花、连翘等,局部热敷或坐浴。脓肿形成后可切开引流并作造口术。单纯切开引流只能暂时缓解症状,切口闭合后,仍可形成囊肿或反复感染,故应行造口术。

(四)护理诊断和医护合作性问题

1.舒适的改变

与局部皮肤肿胀、疼痛有关。

2.焦虑

与疾病反复发作有关。

3.体温升高

与脓肿形成有关。

4.知识缺乏

缺乏前庭大腺炎的相关知识及预防措施。

(五)计划与实施

1.预期目标

(1)患者在最短时间内解除或减轻症状,舒适感增强。

(2)患者紧张焦虑的心情恢复平静。

(3)患者及时接受治疗,体温恢复正常。

(4)患者了解前庭大腺炎的相关知识并掌握预防措施。

2.护理措施

(1)急性炎症发作时,患者需卧床休息,保持外阴部清洁。

(2)局部热敷或用 1:5000 高锰酸钾溶液坐浴,每日 2 次。

(3)遵医嘱正确使用抗生素。

(4)引流造口的护理:术前护理人员应备好引流条。术后应局部保持清洁,患者最好取半卧位,以利于引流。每日用 1:40 络合碘棉球擦洗外阴 2 次,并更换引流条,直至伤口愈合。以后继续用 1:5000 高锰酸钾溶液坐浴,每日 2 次。

3.健康指导

注意个人卫生,尤其是经期卫生;勤洗澡、勤换内裤,外阴处出现局部红、肿、热、痛时及时就诊,以免延误病情。

(六)护理评价

患者接受治疗后,舒适感增加,症状减轻。患者能够了解前庭大腺炎的相关知识并掌握了预防措施,焦虑感减轻,并能保持良好的卫生习惯,主动实施促进健康的行为。

第七节 阴道炎

一、滴虫阴道炎

(一)概述

滴虫阴道炎是由阴道毛滴虫感染而引起的阴道炎症,是临床上常见的阴道炎。

(二)病因

阴道毛滴虫适宜在温度为 25~40℃、pH 为 5.2~6.6 的潮湿环境中生长,在 pH5 以下或 7.5 以上的环境中不能生长。滴虫的生活史简单,只有滋养体而无包囊期,滋养体活力较强,能在 3~5℃的环境中生存 21 日;在 46℃时生存 20~60 分钟;在半干燥环境中约生存 10 小时;在普通肥皂水中也能生存 45~120 分钟。阴道毛滴虫呈梨形,后端尖,大小为多核白细胞的 2~3 倍。虫体顶端有 4 根鞭毛,体部有波动膜,后端有轴柱凸出。活的滴虫透明无色,呈水滴状,诸鞭毛随波动膜的波动而摆动。

滴虫有嗜血及耐碱的特性。隐藏在腺体及阴道皱襞中的滴虫,在月经前、后,阴道 pH 发生变化时得以繁殖,引起炎症的发作。阴道毛滴虫能消耗或吞噬阴道上皮细胞内的糖原,阻碍乳酸生成,使阴道内 pH 升高。滴虫不仅寄生于阴道,还常侵入尿道或尿道旁腺,甚至膀胱、肾盂以及男性的包皮皱褶、尿道或前列腺中。

临床上,滴虫阴道炎往往与其他阴道炎并存,多并发细菌性阴道病。

(三)发病机制与传染方式

1.发病机制

滴虫主要是通过其表面的凝集素及半胱氨酸蛋白酶黏附于阴道上皮细胞,进而经阿米巴样运动的机械损伤以及分泌物的蛋白水解酶、蛋白溶解酶的细胞毒作用,共同损伤上皮细胞,并诱导炎症介质的产生,最后导致上皮细胞溶解、脱落,局部炎症发生。

2.传染方式

(1)经性交直接传播:与女性患者有一次非保护性交后,约 70% 男性发生感染,通过性交男性传给女性的概率更高。由于男性感染后常无症状,因此易成为感染源。

(2)经公共浴池、浴盆、浴巾、游泳池、坐式便器、衣物等间接传播。

(3)医源性传播:通过污染的器械及敷料传播。

(四)护理评估

1.健康史

询问患者的年龄,可能的发病原因。了解患者个人卫生及月经期卫生保健情况,以及症状与月经的关系。了解其性伴侣有无滴虫感染,发病前是否到公共浴池或游泳池等。

2.临床表现

(1)潜伏期:4~28 日。

(2)症状:有 25%~50% 患者在感染初期无症状,其中 1/3 在感染 6 个月内出现症状,症状的轻重取决于局部免疫因素、滴虫数量多少及毒力强弱。滴虫阴道炎的主要症状是阴道分泌物增加及外阴瘙痒,分泌物为稀薄的泡沫状,黄绿色有臭味。瘙痒部位主要为阴道口及外阴,间或有灼热、疼痛、性交痛等。若尿道口有感染,可有尿频、尿痛,有时可见血尿。阴道毛滴虫能吞噬精子,并能阻碍乳酸生成,影响精子在阴道内存活,可致不孕。

(3)体征:检查时见阴道黏膜充血,严重者有散在出血斑点,甚至宫颈有出血点,形成"草莓样"宫颈。后穹隆有大量白带,呈灰黄色、黄白色稀薄液体或黄绿色脓性分泌物,常呈泡沫状。带虫者阴道黏膜常无异常改变。

3.辅助检查

在阴道分泌物中找到滴虫即可确诊。生理盐水悬滴法是进行阴道毛滴虫检查最简便的方法。具体方法是:在载玻片上加温生理盐水 1 小滴,于阴道后穹隆处取少许分泌物混于生理盐水中,立即在低倍光镜下寻找滴虫。显微镜下可见到波状运动的滴虫及增多的白细胞被推移。此方法敏感性为 60%～70%。对可疑但多次未能发现滴虫的患者,可取阴道分泌物进行培养,其准确率可达 98%。取阴道分泌物送检时应注意及时和保暖,并且在取分泌物前 24～48 小时避免性交、阴道灌洗及局部用药,取分泌物时应注意不要使用润滑剂等。

目前,检查阴道毛滴虫还可用聚合酶链反应,其敏感性为 90%,特异性为 99.8%。

4.社会心理评估

评估患者的心理状况,了解患者是否会因害羞不愿到医院就诊。同时评估影响治疗效果的心理压力和反复发作造成的苦恼,以及家属对患者的理解和配合。

5.治疗原则

由于阴道毛滴虫可同时感染尿道、尿道旁腺、前庭大腺,因此,滴虫阴道炎患者需要全身用药,主要治疗的药物为甲硝唑和替硝唑。

(1)全身用药方法:初次治疗可单次口服甲硝唑 2g 或替硝唑 2g。也可选用甲硝唑 400mg,每日 2 次,7 日为一个疗程;或用替硝唑 500mg,每日 2 次,7 日为一个疗程。女性患者口服药物治疗治愈率为 82%～89%,若性伴侣同时治疗,治愈率可达 95%。患者服药后偶见胃肠道反应,如食欲减退、恶心、呕吐。此外,偶见头痛、皮疹、白细胞数量减少等,一旦发现应停药。

(2)局部用药:不能耐受口服药物治疗的患者可以选用阴道局部用药。但单独阴道用药的效果不如全身用药好。局部可选用甲硝唑阴道泡腾片 200mg,每晚 1 次,连用 7 日。局部用药的有效率低于 50%。局部用药前,可先用 1% 乳酸液或 0.1%～0.5% 醋酸液冲洗阴道,改善阴道内环境,以提高疗效。

(五)护理诊断

1.舒适的改变

与阴部瘙痒及白带增多有关。

2.自我形象紊乱

与阴道分泌物异味有关。

3.排尿异常

与尿道口感染有关。

4.性生活型态改变

与炎症引起性交痛,治疗期间禁性生活有关。

(六)计划与实施

1.预期目标

(1)患者在最短时间内解除或减轻症状,舒适感增强。

(2)经过积极治疗和护理,患者阴道分泌物增多及有异味的症状减轻。

(3)患者能积极配合治疗,相应症状得到缓解。

(4)患者了解治疗期间禁性生活的重要性。

2.护理措施

(1)指导患者注意个人卫生,保持外阴部清洁、干燥,尽量避免搔抓外阴部,以免局部皮肤损伤加重症状。

(2)向患者讲解易感因素和传播途径,特别是要到正规的浴池和游泳池等场所活动。

(3)治疗期间禁止性生活:服用甲硝唑或替硝唑期间及停药24小时内要禁酒,因药物与乙醇结合可出现皮肤潮红、呕吐、腹痛、腹泻等反应。甲硝唑能通过乳汁排泄,因此,哺乳期妇女用药期间及用药后24小时内不能哺乳。

(4)性伴侣治疗:滴虫阴道炎主要是由性交传播,性伴侣应同时治疗,治疗期间禁止性生活。

(5)观察用药反应:患者口服甲硝唑后如出现食欲减退、恶心、呕吐,以及头痛、皮疹、白细胞数量减少等,应及时告知医生并停药。

(6)留取阴道分泌物送检时,应注意及时和保暖。告知患者在取分泌物前24~48小时避免性交、阴道灌洗及局部用药,取分泌物时应注意不要使用润滑剂等。

3.健康指导

(1)预防措施:作好卫生宣传,积极开展普查普治工作,消灭传染源。严格管理制度,应禁止滴虫患者或带虫者进入游泳池。浴盆、浴巾等用具应消毒。医疗单位必须作好消毒隔离,防止交叉感染。

(2)治疗中注意事项:患病期间应每日更换内裤,内裤及洗涤用毛巾应用开水煮沸消毒5~10分钟,以消灭病原体。洗浴用具应注意专人使用,以免交叉感染。

(3)随访:部分滴虫阴道炎治疗后可发生再次感染或与月经后复发,治疗后应随访到症状消失。告知患者如治疗7日后症状仍持续存在应及时复诊。

(4)治愈标准:滴虫阴道炎常于月经后复发,应向患者解释检查治疗的重要性,防止复发。复查阴道分泌物时,应选择在月经干净后来院复诊。若经3次检查阴道分泌物为阴性时,为治愈。

(七)护理评价

患者了解滴虫阴道炎的相关知识及预防措施。治疗期间能够按医生的方案坚持用药,并按时复诊,使疾病得到彻底治愈。

二、外阴阴道假丝酵母菌病

(一)概述

外阴阴道假丝酵母菌病(VVC)由假丝酵母菌引起的一种常见的外阴阴道炎,曾被称为外阴阴道念珠菌病。外阴阴道假丝酵母菌病发病率较高,有资料显示,约75%的妇女一生中至少患过一次VVC,其中40%～50%的妇女经历过一次复发。

(二)病因

引起外阴阴道假丝酵母菌病的病原体80%～90%为白假丝酵母菌,10%～20%为光滑假丝酵母菌、近平滑假丝酵母菌及热带假丝酵母菌等。该菌对热的抵抗力不强,加热至60℃1小时即可死亡,但对干燥、日光、紫外线及化学制剂有较强的抵抗力。酸性环境适宜假丝酵母菌的生长,有假丝酵母菌感染的阴道pH多在4.0～4.7,通常<4.5。

白假丝酵母菌为条件致病菌,10%～20%的非孕妇女及30%孕妇阴道中有此菌寄生,但菌量很少,并不引起症状。但当全身及阴道局部免疫力下降,尤其是局部免疫力下降时,病原体大量繁殖而引发阴道炎。常见的诱发因素有妊娠、糖尿病、大量应用免疫抑制剂及广谱抗生素。妊娠时机体免疫力下降,雌激素水平高,阴道组织内糖原增加,酸度增高,有利于假丝酵母菌生长。此外,雌激素可与假丝酵母菌表面的激素受体结合,促进阴道黏附及假菌丝形成。糖尿病患者机体免疫力下降,阴道内糖原增加,适合假丝酵母菌繁殖。大量应用免疫抑制剂使机体抵抗力降低。长期应用广谱抗生素,改变了阴道内病原体的平衡,尤其是抑制了乳杆菌的生长。其他诱因有胃肠道假丝酵母菌、含高剂量雌激素的避孕药,另外,穿紧身化纤内裤及肥胖会使会阴局部温度及湿度增加,假丝酵母菌易于繁殖而引起感染发生。

(三)发病机制与传染方式

1.发病机制

假丝酵母菌在阴道内寄居以致形成炎症,要经过黏附、形成菌丝、释放侵袭性酶类等过程。假丝酵母菌通过菌体表面的糖蛋白与阴道宿主细胞的糖蛋白受体结合,黏附宿主细胞,然后菌体出芽形成芽管和假菌丝,菌丝可穿透阴道鳞状上皮吸收营养,假丝酵母菌进而大量繁殖。假丝酵母菌生长过程中,分泌多种蛋白水解酶并可激活补体旁路途径,产生补体趋化因子和过敏毒素,导致局部血管扩张、通透性增强和炎性反应。

2.传染方式

(1)内源性传染:假丝酵母菌除寄生阴道外,还可寄生于人的口腔、肠道,这3个部位的念珠菌可互相传染,当局部环境条件适合时易发病。

(2)性交传染:少部分患者可通过性交直接传染。

(3)间接传染:极少数患者是接触感染的衣物间接传染。

(四)护理评估

1.健康史

评估患者有无诱发因素存在,如妊娠、糖尿病、长期应用激素或抗生素或免疫抑制剂等情况,以及发病后的治疗情况,是否为初次发病。

2.临床表现

主要表现为外阴瘙痒、灼痛,严重时坐卧不宁,异常痛苦,还可伴有尿频、尿痛及性交痛。急性期白带增多,白带特征是白色稠厚呈凝乳或豆渣样。检查见外阴抓痕,小阴唇内侧及阴道黏膜附有白色膜状物,擦除后露出红肿黏膜面,急性期还可能见到糜烂及浅表溃疡。

由于患者的流行情况、临床表现轻重不一,感染的假丝酵母菌菌株、宿主情况不同,对治疗的反应有差别。为利于治疗及比较治疗效果,目前将外阴阴道假丝酵母菌病根据宿主情况、发生频率、临床表现及真菌种类不同分为单纯性外阴阴道假丝酵母菌病和复杂性外阴阴道假丝酵母菌病。

3.辅助检查

(1)悬滴法检查:将10%氢氧化钾或生理盐水1滴滴于玻片上,取少许阴道分泌物混于其中,混匀后在显微镜下寻找孢子和假菌丝。由于10%氢氧化钾可溶解其他细胞成分,假丝酵母菌检出率高于生理盐水,阳性率为70%～80%。

(2)培养法检查:若有症状而多次悬滴法检查均为阴性,可用培养法。将阴道分泌物少许放入培养管内培养,结果(＋)确诊。

(3)pH测定:若pH<4.5,可能为单纯性假丝酵母菌感染,若pH>4.5,并且涂片中有大量白细胞,可能存在混合感染。

4.心理－社会评估

外阴阴道假丝酵母菌病患者由于自觉症状较重,严重影响其日常生活和学习,特别是影响患者入睡,多会出现焦虑和烦躁情绪,因此,护理人员应着重评估患者的心理反应,了解其对于疾病和治疗有无顾虑,特别是需停用激素和抗生素的患者要做好解释工作,以便积极配合治疗。

5.治疗原则

(1)消除诱因:若有糖尿病应积极治疗;及时停用广谱抗生素、雌激素、类固醇激素。

(2)局部用药:单纯性VVC可选用以下药物进行局部治疗。①咪康唑栓剂,每晚1粒(200mg),连用7日,或每晚1粒(400mg),连用3日。②克霉唑栓剂或片剂,每晚1粒(150mg)或1片(250mg),连用7日或每日早晚各1粒(150mg),连用3日,或1粒(500mg),单次用药。③制霉菌素栓剂,每晚1粒(10万U),连用10～14日。复杂性VVC局部用药选择与单纯性VVC基本相同,均可适当延长治疗时间。

(3)全身用药:单纯性VVC也可选用口服药物。①伊曲康唑每次200mg,每日1次口服,连用3～5日,或用1日疗法,口服400mg,分两次服用。②氟康唑150mg,顿服。复杂性VVC全身用药选择与单纯性VVC基本相同,均可适当延长治疗时间。

(4)复发性VVC的治疗:外阴阴道假丝酵母菌病治疗后容易在月经前复发,故治疗后应在月经前复查白带。VVC治疗后5%～10%复发。对复发病例应检查原因,如是否有糖尿病、应用抗生素、雌激素或类固醇激素、穿紧身化纤内裤、局部药物的刺激等,消除诱因。性伴侣应进行假丝酵母菌的检查及治疗。由于肠道及阴道深层假丝酵母菌是重复感染的重要来源,抗真菌剂以全身用药为主,可适当加大抗真菌剂的剂量及延长用药时间。

(五)护理诊断

1.睡眠型态改变

与阴部奇痒、烧灼痛有关。

2.焦虑

与疾病反复发作有关。

3.知识缺乏

缺乏疾病及防护知识。

4.皮肤黏膜完整性受损

与炎症引起的阴道黏膜充血、破损有关。

(六)计划与实施

1.护理目标

(1)患者在最短时间内解除或减轻症状,睡眠恢复正常。

(2)患者紧张焦虑的心情恢复平静。

(3)患者能够掌握有关外阴阴道假丝酵母菌病的防护措施。

(4)患者能正确使用药物,皮肤破损范围不增大。

2.护理措施

(1)心理护理:VVC 患者多有焦虑及烦躁心理,护理人员应耐心倾听其主诉,并安慰患者,向其讲清该病的治疗效果及效果显现时间,使其焦虑、烦躁情绪得到缓解和释放。还应告知患者按医生的用药和方案坚持治疗和按时复诊,不要随意中断,以免影响疗效。

(2)局部用药指导:局部用药前可用 2%～4% 碳酸氢钠液冲洗阴道,改变阴道酸碱度,不利于假丝酵母菌生长,可提高疗效。阴道上药时要尽量将药物放入阴道深处。

(3)保持外阴清洁和干燥,分泌物多时应勤换内裤,用过的内裤、盆及毛巾应用开水烫洗或煮沸消毒 5～10 分钟。

3.健康指导

(1)注意个人卫生,勤换内裤,用过的内裤、盆及毛巾均应用开水烫洗,尽量不穿紧身及化纤材质内衣裤。

(2)讲解外阴阴道假丝酵母菌病的易感因素,强调外阴清洁的重要性,洗浴卫生用品专人使用,避免交叉感染,特别注意妊娠期和月经期卫生,出现外阴瘙痒等症状及时就医。

(3)尽量避免长时间应用广谱抗生素,如有糖尿病应及时、积极治疗。

(4)患病及治疗期间应注意休息,避免过度劳累。饮食上增加新鲜蔬菜和水果的摄入,禁食辛辣食物及饮酒。

(七)护理评价

患者了解外阴阴道假丝酵母菌病的相关知识及预防措施。治疗期间能够遵医嘱坚持用药,并按时复诊,使疾病得到彻底治愈。随着病情的恢复,患者焦虑及烦躁心理得到缓解。

三、细菌性阴道病

(一)概述

细菌性阴道病是阴道内正常菌群失调所致的一种混合感染。曾被命名为嗜血杆菌阴道炎、加德纳菌阴道炎、非特异性阴道炎、棒状杆菌阴道炎,目前被命名为细菌性阴道病。细菌性阴道病是临床及病理特征无炎症改变的阴道炎。

(二)病因

细菌性阴道病非单一致病菌所引起,而是多种致病菌共同作用的结果。

(三)病理生理

生理情况下,阴道内有各种厌氧菌及需氧菌,其中以产生过氧化氢的乳杆菌占优势。细菌性阴道病时,阴道内乳杆菌减少而其他细菌大量繁殖,主要有加德纳尔菌、动弯杆菌、类杆菌、消化链球菌及其他厌氧菌,部分患者并发人型支原体感染,其中以厌氧菌居多。厌氧菌的浓度可以是正常妇女的 100~1000 倍。厌氧菌繁殖的代谢产物使阴道分泌物的生化成分发生相应改变,pH 升高,胺类物质、有机酸和一些酶类增加。胺类物质可使阴道分泌物增多并有臭味。酶和有机酸可破坏宿主的防御机制而引起炎症。

(四)护理评估

1.健康史

了解患者阴道分泌物的形状,分泌物量是否增多和有臭味。

2.临床表现

细菌性阴道病多发生在性活跃期妇女。10%~40%患者无临床症状,有症状者主要表现为阴道分泌物增多,有鱼腥臭味,于性交后加重。可伴有轻度外阴瘙痒或烧灼感。分泌物呈灰白色、均匀一致、稀薄,常黏附在阴道壁,其黏稠度低,容易将分泌物从阴道壁拭去。阴道黏膜无充血等炎症表现。

3.辅助检查

细菌性阴道病临床诊断标准为下列检查中有 3 项阳性即可明确诊断。

(1)阴道分泌物为匀质、稀薄白色。

(2)阴道 pH>4.5;阴道分泌物 pH 通常在 4.7~5.7,多为 5.0~5.5。

(3)胺臭味试验阳性:取阴道分泌物少许放在玻片上,加入 10%氢氧化钾 1~2 滴,产生一种烂鱼肉样腥臭气味即为阳性。

(4)线索细胞阳性:取少许分泌物放在玻片上,加一滴生理盐水混合,置于高倍显微镜下寻找线索细胞。线索细胞即阴道脱落的表层细胞,于细胞边缘黏附大量颗粒状物即各种厌氧菌,尤其是加德纳菌,细胞边缘不清。严重病例,线索细胞可达 20%以上,但几乎无白细胞。

(5)可参考革兰染色的诊断标准,其标准为每个高倍光镜下,形态典型的乳杆菌≤5,两种或两种以上其他形态细菌(小的革兰阴性杆菌、弧形杆菌或阳性球菌)≥6。

4.心理—社会评估

了解患者对自身疾病的心理反应。一般情况下,患者会因为阴道分泌物的异味而难为情,有一定的心理负担。

5.治疗原则

细菌性阴道病多选用抗厌氧菌药物,主要有甲硝唑、克林霉素。甲硝唑抑制厌氧菌生长,而不影响乳杆菌生长,是较理想的治疗药物,但对支原体效果差。

(1)全身用药:口服甲硝唑 400mg,每日 2~3 次,共 7 日或单次口服甲硝唑 2g,必要时24~48 小时重复给药 1 次。甲硝唑单次口服效果不如连服 7 日效果好。也可选用口服克林霉素 300mg,每日 2 次,连服 7 日。

(2)局部用药:阴道用甲硝唑泡腾片 200mg,每晚 1 次,连用 7~14 日。2%克林霉素软膏涂阴道,每晚 1 次,每次 5g,连用 7 日。局部用药与全身用药效果相似,治愈率可达 80%。

(五)护理诊断

1.自我形象紊乱

与阴道分泌物异味有关。

2.知识缺乏

缺乏疾病及防护知识。

(六)计划与实施

1.护理目标

(1)帮助患者建立治疗信心,积极接受治疗,使症状及早缓解。

(2)患者能够掌握有关生殖系统炎症的防护措施。

2.护理措施

(1)心理护理:向患者解释异味产生的原因,告知患者坚持用药和治疗症状会缓解,使患者心理负担减轻。

(2)用药指导:向患者讲清口服药的用法、用量,阴道用药的方法及注意事项。

(3)协助医生进行阴道分泌物取材,注意取材时应取阴道侧壁的分泌物,不应取宫颈管或后穹隆处分泌物。

(4)阴道局部可用1%乳酸溶液或0.5%醋酸溶液冲洗阴道,改善阴道内环境以提高疗效。

3.健康指导

(1)注意个人卫生,勤换内裤:平时尽量不穿紧身及化纤材质内衣裤。清洁会阴部用品要专人专用,避免交叉感染。

(2)阴道用药方法:阴道用药最好选在晚上睡前,先清洗会阴部,然后按医嘱放置药物,药物最好放置在阴道深部,可保证疗效。

(七)护理评价

患者阴道分泌物减少,异味消除,并了解细菌性阴道病的相关知识,掌握全身及局部用药方法。

四、萎缩性阴道炎

(一)概述

萎缩性阴道炎常见于自然绝经及卵巢去势后妇女,也可见于产后闭经或药物假绝经治疗的妇女。因卵巢功能衰退,雌激素水平降低,阴道壁萎缩,黏膜变薄,上皮细胞内糖原含量减少,阴道内pH增高,局部抵抗力降低,致病菌容易入侵繁殖引起炎症。

(二)病因

由于卵巢功能衰退、雌激素水平降低、阴道壁萎缩、黏膜变薄,上皮细胞内糖原含量减少、阴道内pH增高、局部抵抗力下降,致病菌容易侵入并繁殖,而引起炎症。

(三)护理评估

1.健康史

了解患者的年龄,是否已经绝经,是否有卵巢手术史、盆腔放射治疗史或药物性闭经史,近期身体状况,有无其他慢性疾病等。

2.临床表现

主要症状为阴道分泌物增多及外阴瘙痒、灼热感。阴道分泌物稀薄,呈淡黄色,严重者呈血样脓性白带,患者有性交痛。

阴道检查见阴道呈萎缩性改变,上皮萎缩、菲薄、皱襞消失,阴道黏膜充血,有小出血点,有时见浅表溃疡。若溃疡面与对侧粘连,阴道检查时粘连可被分开而引起出血,粘连严重时可造成阴道狭窄甚至闭锁,炎症分泌物引流不畅可形成阴道积脓或宫腔积脓。

3.辅助检查

(1)阴道分泌物检查:取阴道分泌物在显微镜下可见大量基底层细胞及白细胞而无滴虫及假丝酵母菌。

(2)宫颈细胞学检查:有血性白带的患者应行宫颈细胞学检查,首先应排除子宫颈癌的可能。

(3)分段诊刮:有血性分泌物的患者,应根据其情况进行分段诊刮,以排除子宫恶性肿瘤。

4.心理—社会评估

萎缩性阴道炎患者多数为绝经期妇女,由于绝经期症状已经给患者带来严重的心理负担,患者多表现出严重的负性心理情绪,如烦躁、焦虑、紧张等。护理人员应对患者各种情绪反应做出准确评估,同时了解家属是否存在不耐烦等不良情绪。

5.治疗原则

萎缩性阴道炎的治疗原则是抑制细菌生长及增加阴道抵抗力,常用药物有以下几种。

(1)抑制细菌生长:用 1％乳酸液或 0.5％醋酸液冲洗阴道,每日 1 次,可增加阴道酸度,抑制细菌生长繁殖。阴道冲洗后,用甲硝唑 200mg 或氧氟沙星 100mg,放于阴道深部,每日 1 次,7～10 日为 1 疗程。

(2)增加阴道抵抗力:针对病因给雌激素治疗,可局部用药,也可全身用药。己烯雌酚 0.125～0.250mg,每晚放入阴道深部 1 次,7 日为一疗程或用 0.5％己烯雌酚软膏局部涂抹。全身用药,可口服尼尔雌醇,首次 4mg,以后每 2～4 周服 1 次,每次 2mg,维持 2～3 个月。尼尔雌醇是雌三醇的衍生物,剂量小、作用时间长、对子宫内膜影响小,较安全。对应用性激素替代治疗的患者,可口服结合雌激素 0.625mg 或戊酸雌二醇 1mg 和甲羟黄体酮 2mg,每日 1 次。乳癌或子宫内膜癌患者慎用雌激素制剂。

(四)护理诊断

1.皮肤黏膜完整性受损.

与炎症引起的阴道黏膜充血、破损有关。

2.舒适的改变

与皮肤瘙痒、烧灼感有关。

3.知识缺乏

缺乏疾病及其防护知识。

4.焦虑

与外阴瘙痒等症状有关。

(五)计划与实施

1.预期目标

(1)患者能正确使用药物,避免皮肤抓伤,皮损范围不增大。

(2)患者在最短时间内解除或减轻症状,舒适感增强。

(3)患者了解疾病有关的知识及防护措施。

(4)患者焦虑感减轻,能够积极主动配合治疗。

2.护理措施

(1)心理护理:认真倾听患者对疾病的主诉及其内心感受;耐心向患者讲解有关萎缩性阴道炎的相关知识、治疗方法及效果,帮助其树立治疗信心。同时,与其家属沟通,了解家属的态度与反应,积极做好家属工作,使其能够劝导患者,减轻焦虑及烦躁情绪。

(2)用药指导:嘱患者遵医嘱用药,年龄较大的患者,应教会家属用药,使家属能够监督或协助使用。

3.健康指导

(1)注意个人卫生:勤换内裤,平时尽量不穿紧身及化纤材质内衣裤。

(2)阴道用药方法:阴道用药最好选在晚上睡前,先清洗会阴部,然后按医嘱放置药物,药物最好放置在阴道深部,以保证疗效。

(六)护理评价

患者阴道分泌物减少,外阴瘙痒症状减轻或消失。患者焦虑紧张情绪好转,其家属能够理解并帮助患者缓解情绪及治疗疾病。

第八节　宫颈炎

宫颈炎症是妇科最常见的疾病之一,包括宫颈阴道部炎症及宫颈管黏膜炎症。临床上多见的宫颈炎是宫颈管黏膜炎。宫颈炎又分为急性宫颈炎和慢性宫颈炎,临床上以慢性宫颈炎多见。

一、急性宫颈炎

(一)概述

急性宫颈炎是病原体感染宫颈引起的急性炎症,其常与急性子宫内膜炎或急性阴道炎同时发生。

(二)病因

急性宫颈炎主要见于感染性流产、产褥期感染、宫颈损伤或阴道异物并发感染。常见的病原体为葡萄球菌、链球菌、肠球菌等。近年来随着性传播疾病的增加,急性宫颈炎病例也不断增多。病原体主要是淋病奈瑟菌、沙眼衣原体/淋病奈瑟菌及沙眼衣原体均感染宫颈管柱状上皮,沿黏膜面扩散引起浅层感染,病变以宫颈管明显,引起黏液脓性宫颈黏膜炎。除宫颈管柱状上皮外,淋病奈瑟菌还常侵袭尿道移行上皮、尿道旁腺及前庭大腺。沙眼衣原体感染只发生在宫颈管柱状上皮,不感染鳞状上皮,故不引起阴道炎,仅形成急性宫颈炎症。葡萄球菌、链球菌更易累及宫颈淋巴管,侵入宫颈间质深部。

(三)病理

肉眼见宫颈红肿,宫颈管黏膜充血、水肿,脓性分泌物可经宫颈外口流出。镜下见血管充血,宫颈黏膜及黏膜下组织、腺体周围大量中性粒细胞浸润,腺体内口可见脓性分泌物。

（四）护理评估

1.健康史

了解患者近期有无妇科手术史、孕产史及性生活情况，评估患者的身体状况。

2.临床表现

主要症状为阴道分泌物增多，呈黏液脓性，阴道分泌物的刺激可引起外阴瘙痒和灼热感，伴有腰酸及下腹部坠痛。此外，常有下泌尿道症状，如尿急、尿频、尿痛。沙眼衣原体感染还可出现经量增多、经间期出血、性交后出血等症状。

妇科检查见宫颈充血、水肿、黏膜外翻，有黏液脓性分泌物从宫颈管流出。衣原体宫颈炎可见宫颈红肿、黏膜外翻、宫颈触痛，且常有接触性出血。淋病奈瑟菌感染还可见到尿道口、阴道口黏膜充血、水肿以及多量脓性分泌物。

3.辅助检查

宫颈分泌物涂片作革兰染色：先擦去宫颈表面分泌物后，用小棉拭子插入宫颈管内取出，肉眼看到拭子上有黄色或黄绿色黏液脓性分泌物，然后做革兰染色，若光镜下平均每个油镜视野有 10 个以上或每个高倍视野有 30 个以上中性粒细胞为阳性。

急性宫颈炎患者还应进行衣原体及淋病奈瑟菌的检查，包括宫颈分泌物涂片作革兰染色、分泌物培养、酶联免疫吸附试验及核酸检测。

4.心理—社会评估

急性宫颈炎一般起病急，症状重，患者多会表现出紧张及焦虑的情绪，特别是有不洁性生活史的患者，担心自己患有性传播疾病，严重者可出现恐惧心理。护理人员应仔细评估患者患病后的内心感受，发现其不良情绪并进行合理的心理疏导。

5.治疗原则

主要针对病原体治疗，应做到及时、足量、规范、彻底治疗，如急性淋病奈瑟菌性宫颈炎，性伴侣需同时治疗。

（1）单纯急性淋菌性宫颈炎应大剂量、单次给药，常用第三代头孢菌素及大观霉素。

（2）衣原体性宫颈炎治疗常用的药物有四环素类、红霉素类及喹诺酮类。

（五）护理诊断

1.舒适的改变

与阴道分泌物增多、腰骶部疼痛及下腹部坠痛有关。

2.焦虑

与对疾病诊断的担心有关。

3.排尿型态改变

与炎症刺激产生尿频、尿急、尿痛症状有关。

4.知识缺乏

缺乏急性宫颈炎病因、治疗及预防等相关知识。

（六）计划与实施

1.预期目标

（1）经治疗后患者在最短时间内解除或减轻症状，舒适感增强。

（2）患者紧张焦虑的心情得到缓解。

（3）患者治疗后排尿型态恢复正常。

（4）患者了解急性宫颈炎的病因及治疗方法,掌握了预防措施。

2.护理措施

（1）患者出现症状后及时到医院急诊,使疾病能够得到及时诊断、正确治疗,并指导患者按医嘱使用抗生素。

（2）对症处理:急性期应卧床休息。出现高热患者在遵医嘱用药的同时可给予物理降温、酒精或温水擦浴,也可用冰袋降温,并定时监测体温、脉搏、血压。有严重腰骶部疼痛的患者可遵医嘱服用镇痛药。有尿道刺激症状者应多饮水,以减轻症状。

（3）心理护理:耐心倾听患者的主诉,了解和评估患者的心理状态。向患者介绍急性宫颈炎的发病原因及引起感染的病原菌,特别是要强调急性宫颈炎的治疗效果和意义,增强患者治疗疾病的信心,鼓励其坚持并严格按医嘱服药。

3.健康指导

（1）指导患者做好经期、孕期及产褥期的卫生;指导患者保持性生活卫生,以减少和避免性传播疾病。

（2）指导患者定期进行妇科检查,发现宫颈炎症积极予以治疗。

（七）护理评价

患者症状减轻或消失,焦虑紧张的情绪有所缓解,并随着症状的消失进一步好转并恢复正常。患者了解急性宫颈炎的相关知识,并掌握了预防措施。

二、慢性宫颈炎

（一）概述

慢性宫颈炎多由急性宫颈炎转变而来,常因急性宫颈炎未治疗或治疗不彻底,病原体隐藏于宫颈黏膜内形成慢性炎症。

（二）病因

慢性宫颈炎多由于分娩、流产或手术损伤宫颈后,病原体侵入而引起感染。也有的患者无急性宫颈炎症状,直接发生慢性宫颈炎。慢性宫颈炎的病原体主要为葡萄球菌、链球菌、大肠杆菌及厌氧菌,其次为性传播疾病的病原体,如淋病奈瑟菌及沙眼衣原体。

目前沙眼衣原体及淋病奈瑟菌感染引起的慢性宫颈炎也日益增多。此外,单纯疱疹病毒也可能与慢性宫颈炎有关。病原体侵入宫颈黏膜,并在此处潜藏,由于宫颈黏膜皱襞多,感染不易彻底清除,往往形成慢性宫颈炎。

（三）病理

慢性宫颈炎根据病理组织形态临床上分为以下5种。

1.宫颈糜烂样改变

以往称为"宫颈糜烂",并认为是慢性宫颈炎常见的一种病理改变。随着阴道镜的发展以及对宫颈病理生理认识的提高,"宫颈糜烂"这一术语在西方国家的妇产科教材中已被废弃。宫颈外口处的宫颈阴道部外观呈细颗粒状的红色区,称为宫颈糜烂样改变。糜烂面边界与正常宫颈上皮界限清楚、糜烂面为完整的单层宫颈管柱状上皮所覆盖,由于宫颈管柱状上皮抵抗力低,病原体易侵入发生炎症。在炎症初期,糜烂面仅为单层柱状上皮所覆盖,表面平坦,称为单纯性糜烂,随后由于腺上皮过度增生并伴有间质增生,糜烂面凹凸不平呈颗粒状,称为颗粒型糜烂。当间质增生显著,表面不平现象更加明显呈乳突状,称为乳突型糜烂。幼女或未婚妇女,有时见宫颈呈红色,细颗粒状,形似糜烂,但事实上并无明显炎症,是宫颈管柱状上皮外移所致,不属于病理性宫颈糜烂。

2.宫颈肥大

由于慢性炎症的长期刺激,宫颈组织充血、水肿,腺体和间质增生,还可能在腺体深部有黏液潴留形成囊肿,使宫颈呈不同程度的肥大,但表面多光滑,有时可见到宫颈腺囊肿突起。由于纤维结缔组织增生,使宫颈硬度增加。

3.宫颈息肉

宫颈管黏膜增生,局部形成突起病灶称为宫颈息肉。慢性炎症长期刺激使宫颈管局部黏膜增生,子宫有排除异物的倾向,使增生的黏膜逐渐自基底部向宫颈外口突出而形成息肉,一个或多个不等,直径一般约1cm,色红,呈舌形,质软而脆,易出血,蒂细长,根部多附着于宫颈管外口,少数在宫颈管壁。光镜下见息肉中心为结缔组织伴有充血、水肿及炎性细胞浸润,表面覆盖单层高柱状上皮,与宫颈管上皮相同。宫颈息肉极少恶变,恶变率<1%,但临床上应注意子宫恶性肿瘤可呈息肉样突出于宫颈口,应予以鉴别。

4.宫颈腺囊肿

在宫颈转化区中,鳞状上皮取代柱状上皮过程中,新生的鳞状上皮覆盖宫颈腺管口或伸入腺管,将腺管口阻塞。腺管周围的结缔组织增生或瘢痕形成,压迫腺管,使腺管变窄甚至阻塞,腺体分泌物引流受阻,潴留形成囊肿。检查时见宫颈表面突出多个青白色小囊泡,内含无色黏液。若囊肿感染,则外观呈白色或无组织,宫颈阴道部外观很光滑,仅见宫颈外口有脓性分泌物堵塞,有时宫颈管黏膜增生向外口突出,可见宫颈口充血发红。

5.宫颈黏膜炎

病变局限于宫颈管黏膜及黏膜下组织,宫颈阴道部外观光滑,宫颈外口可见有脓性分泌物,有时宫颈管黏膜增生向外突出,可见宫颈口充血、发红。由于宫颈管黏膜及黏膜下组织充血、水肿、炎性细胞浸润和结缔组织增生,可使宫颈肥大。

(四)护理评估

1.健康史

了解和评估患者的一般情况、现身体状况、婚姻状况及孕产史。

2.临床表现

(1)症状及体征:慢性宫颈炎的主要症状是阴道分泌物增多。由于病原体、炎症的范围及程度不同,分泌物的量、性质、颜色及气味也不同。阴道分泌物多呈乳白色黏液状,有时呈淡黄色脓性,伴有息肉形成时易有血性白带或性交后出血。当炎症沿宫骶韧带扩散到盆腔时,可有腰骶部疼痛、盆腔部下坠痛等。当炎症涉及膀胱下结缔组织时,可出现尿急、尿频等症状。宫颈黏稠脓性分泌物不利于精子穿过,可造成不孕。

妇科检查时可见宫颈有不同程度糜烂、肥大,有时质较硬,有时可见息肉、裂伤、外翻及宫颈腺囊肿。

（2）宫颈糜烂的分度：根据糜烂面积大小将宫颈糜烂分为 3 度。轻度指糜烂面小于整个宫颈面积的 1/3；中度指糜烂面占整个宫颈面积的 1/3～2/3；重度指糜烂面占整个宫颈面积的 2/3 以上。根据糜烂的深浅程度可分为单纯型、颗粒型和乳突型 3 型。诊断宫颈糜烂应同时表示糜烂的面积和深浅。

3.辅助检查

（1）淋病奈瑟菌及衣原体检查：用于有性传播疾病的高危患者。

（2）宫颈刮片、宫颈管吸片检查：主要用于鉴别宫颈糜烂与宫颈上皮内瘤样病变或早期宫颈癌。

（3）阴道镜检查及活体组织检查：当高度怀疑宫颈上皮内瘤样病变或早期宫颈癌时，进行该项检查以明确诊断。

4.心理—社会评估

慢性宫颈炎一般药物治疗效果欠佳，且临床症状出现时间较长，症状虽不重但影响其日常生活和工作。另外，慢性宫颈炎还有可能癌变，上述因素使患者思想压力大，易产生烦躁和不安。家属也会因为患者的情绪及病情而产生焦虑和紧张的负性情绪。

5.治疗原则

慢性宫颈炎以局部治疗为主，可采用物理治疗、药物治疗及手术治疗，其中以物理治疗最常用。

（1）宫颈糜烂的治疗。

1）物理治疗：物理治疗是最常用的有效治疗方法，其原理是以各种物理方法将宫颈糜烂面单层柱状上皮破坏，使其坏死脱落后，为新生的复层鳞状上皮覆盖。创面愈合需 3～4 周，病变较深者需 6～8 周。常用方法有激光治疗、冷冻治疗、红外线凝结疗法及微波法等。宫颈物理治疗有出血、宫颈管狭窄、不孕、感染的可能。

2）药物治疗：局部药物治疗适用于糜烂面积小和炎症浸润较浅的病例，过去局部涂硝酸银或铬酸腐蚀，现已少用。中药有许多验方、配方，临床应用有一定疗效。如子宫颈粉，内含黄矾、金银花各 9g，五倍子 30g，甘草 6g。将药粉洒在棉球上，敷塞于子宫颈，24 小时后取出。月经后上药，每周 2 次，4 次为一疗程。已知宫颈糜烂与若干病毒及沙眼衣原体感染有关，也是诱发宫颈癌的因素。干扰素是细胞受病毒感染后释放出的免疫物质，为病毒诱导白细胞产生的干扰素。重组人 α—2a 干扰素具有抗病毒、抗肿瘤及免疫调节活性，睡前 1 粒塞入阴道深部，贴近宫颈部位，隔日 1 次，7 次为一疗程，可以重复应用。若为宫颈管炎，其宫颈外观光滑，宫颈管内有脓性排液，此处炎症局部用药疗效差，需行全身治疗。取宫颈管分泌物作培养及药敏试验，同时查找淋病奈瑟菌及沙眼衣原体，根据检测结果采用相应的抗感染药物。

（2）宫颈息肉治疗：宫颈息肉一般行息肉摘除术，术后将切除的组织送病理组织学检查。

（3）宫颈管黏膜炎治疗：宫颈管黏膜炎需进行全身治疗，局部治疗效果差。根据宫颈管分泌物培养及药敏试验结果，选用相应的抗生素进行全身抗感染治疗。

（4）宫颈腺囊肿：对小的宫颈腺囊肿，无任何临床症状的可不进行处理，若囊肿较大或并发感染者，可选用微波治疗或用激光治疗。

（五）护理诊断

1.舒适的改变

与阴道分泌物增多、腰骶部疼痛及下腹部坠痛有关。

2.焦虑

与接触性出血、不孕及该病有癌变可能有关。

3.有感染的可能

与物理治疗创面有关。

4.知识缺乏

缺乏慢性宫颈炎治疗、治疗前后注意事项及预防措施等相关知识。

(六)计划与实施

1.预期目标

(1)患者在最短时间内解除或减轻症状,舒适感增强。

(2)患者紧张焦虑的心情恢复平静。

(3)物理治疗期间未发生感染。

(4)患者能够了解治疗方法并掌握慢性宫颈炎治疗前后注意事项及预防措施。

2.护理措施

(1)心理护理:了解患者的心理状态及负性情绪表现程度,并进行心理疏导。帮助患者建立治疗的信心,并能够坚持治疗。同时应与家属沟通,评估家属对患者疾病的态度及看法,帮助其了解该病相关知识,使其能够主动关心和照顾患者。

(2)物理治疗的护理。

1)治疗前护理:治疗前应配合医生做好宫颈刮片检查,有急性生殖器炎症的患者应暂缓此项检查先进行急性炎症的治疗,物理治疗应选择在月经干净后3~7日进行。

2)治疗后护理:宫颈物理治疗后均有阴道分泌物增加,甚至有大量水样排液,此时患者应保持外阴部清洁,必要时垫会阴垫并及时更换,以防感染发生。一般术后1~2周脱痂时有少许出血属正常现象,如患者阴道流血量多于月经量应及时到医院就诊。在创面尚未完全愈合期间(4~8周)禁盆浴、性交和阴道冲洗,以免发生大出血和感染。治疗后须定期检查,第一次检查时间是术后2个月月经干净后,复查内容有观察创面愈合情况及有无颈管狭窄等。

(3)用药指导:向患者解释药物的用法及使用注意事项。

3.健康指导

(1)预防措施:积极治疗急性宫颈炎;定期做妇科检查,发现宫颈炎症予积极治疗;避免分娩时或器械损伤宫颈;产后发现宫颈裂伤应及时缝合。

(2)物理治疗后,患者应禁性生活和盆浴2个月。保持外阴的清洁和干燥,每日用温开水清洗会阴并更换内裤及会阴垫。

(3)患者应遵医嘱定期进行随诊。

(七)护理评价

患者接受护理人员的指导后焦虑紧张的情绪有所缓解,其家属能够主动关心和帮助患者治疗疾病。物理治疗期间未发生感染,了解了慢性宫颈炎的相关知识,并掌握了物理治疗的注意事项及预防措施。

第九节　自然流产

妊娠不足 28 周,胎儿体重不足 1000g 而终止者称为流产。妊娠 12 周末前终止者称为早期流产,妊娠 13 周至不足 28 周终止者称为晚期流产。流产分为自然流产和人工流产。自然因素所致的流产称为自然流产。应用药物或手术等人为因素终止妊娠者称为人工流产。自然流产的发生率占全部妊娠的 31%,其中早期流产占 80% 以上。本节仅阐述自然流产。

一、病因

导致流产的原因很多,主要有以下 4 个方面。

(一)胚胎因素

胚胎染色体异常是自然流产的最常见原因。在早期自然流产中有 50%～60% 的妊娠产物存在染色体异常。夫妇任何一方有染色体异常均可传至子代,导致流产或反复流产。染色体异常包括数目异常和结构异常。

1.染色体数目异常

如三体、X 单体、三倍体、四倍体等,其中以三体最常见,其次是 X 单体。

2.染色体结构异常

如染色体易位、断裂、缺失等。染色体异常的胚胎多发生流产,很少继续发育成胎儿。若发生流产,排出物多为空囊或为已经退化的胚胎。即使少数存活,生后可能为畸形胎儿或有代谢及功能缺陷。

(二)母体因素

1.全身性疾病

严重感染、高热可刺激子宫收缩引发流产;某些细菌和病毒毒素经胎盘进入胎儿血液循环,导致胎儿感染、死亡而发生流产;孕妇患心力衰竭、严重贫血、高血压、慢性肾炎等疾病,均可影响胎盘循环而致胎儿缺氧,发生流产。

2.生殖器官异常

先天性子宫畸形如双子宫、单角子宫、子宫纵隔等,子宫黏膜下肌瘤、较大的壁间肌瘤及宫腔粘连均可影响胚胎组织着床发育而导致流产。宫颈裂伤、宫颈内口松弛等功能不全也可导致胎膜破裂发生晚期自然流产。

3.免疫功能异常

母体对胚胎的免疫耐受是胎儿在母体内生存的基础。母体妊娠后母儿双方免疫不适应,可胚胎或胎儿受到排斥而发生流产。此外,母儿血型不合、胎儿抗原、母体抗磷脂抗体过多、抗精子抗体等因素,也常导致早期流产。

4.创伤刺激与不良习惯

妊娠期腹部或子宫受到撞击、挤压或尖锐物刺伤,以及过度的恐惧、忧伤、焦虑等情感创伤均可导致流产;过量吸烟、酗酒等不健康生活方式也与流产相关。

(三)胎盘因素

滋养细胞发育和功能异常是胚胎早期死亡的重要原因,此外,前置胎盘、胎盘早剥等可致胎盘血液循环障碍、胎儿死亡,从而发生流产。

(四)环境因素

砷、铅、甲醛、苯、氧化乙烯等化学物质的过多接触,高温、噪音以及放射线的过量暴露,均可直接或间接对胚胎或胎儿造成损害,导致流产。

二、病理

流产过程是妊娠产物逐渐与子宫壁剥离,直至排出子宫的过程。早期妊娠时,胎盘绒毛发育尚不成熟,与子宫蜕膜联系还不牢固,故妊娠 8 周前的流产,妊娠产物多数可以完全从子宫壁剥离而排出,出血不多。妊娠 8～12 周时,胎盘绒毛发育茂盛,与底蜕膜联系较牢固,若此时发生流产,妊娠产物往往不易完全剥离排出,常有部分组织残留宫腔内影响子宫收缩,出血较多。妊娠 12 周后,胎盘已完全形成,流产时往往先有腹痛,然后排出胎儿、胎盘。有时由于底蜕膜反复出血,凝固血块包绕胎块,形成血样胎块稽留于宫腔内,血红蛋白因逐渐被吸收,形成肉样胎块,或纤维化与子宫壁粘连。偶有胎儿被挤压,形成纸样胎儿,或钙化形成石胎。

三、临床表现

主要表现为停经及停经后阴道流血和腹痛。

(一)停经

大部分自然流产患者都有明显的停经史、早孕反应。但是,早期流产时发生的阴道流血有时候难以与月经异常鉴别,因此常无明显的停经史,要结合其他病史及 hCG、超声等做出明确诊断。

(二)阴道流血和腹痛

早期流产时常先出现阴道流血,后又腹痛,而且全程均有阴道流血。晚期流产的临床过程与早产及足月产相似,表现为先出现腹痛,经过阵发性子宫收缩,排出胎儿及胎盘,后出现阴道流血。

四、临床类型及治疗原则

(一)先兆流产

1.临床表现

停经后先出现少量阴道流血,少于月经量,继之常出现阵发性下腹痛或腰坠痛。

妇科检查:宫颈口未开,胎膜未破,妊娠产物未排出,子宫大小与停经周数相符。经休息及治疗后,若阴道流血停止或腹痛消失,可继续妊娠;若阴道流血量增多或下腹痛加剧,则可发展为难免流产。

2.治疗原则

卧床休息,禁忌性生活。对精神紧张者,可给予少量对胎儿无害的镇静剂。对黄体功能不足的患者,可遵医嘱给予黄体酮保胎治疗。甲状腺功能低下者可口服小剂量甲状腺片。治疗期间,需要观察患者症状及检验结果变化,必要时进行超声检查明确胎儿发育情况,避免盲目保胎。

(二)难免流产

1.临床表现

由先兆流产发展而来,指流产已不可避免。表现为阴道流血量增多,阵发性下腹痛加重或出现阴道流液(胎膜破裂)。妇科检查:宫颈口已扩张,有时可见胚胎组织或胎囊堵塞于宫颈口内,子宫大小与停经周数相符或略小。此时宫缩逐渐加剧,继续进展妊娠组织可能部分或完全排出,发展为不完全或完全流产。

2.治疗原则

一旦确诊,应尽早使胚胎及胎盘组织完全排出,以防止出血和感染。阴道流血过多者,完善化验检查,必要时输血、输液、抗休克治疗,出血时间较长者,应给予抗生素预防感染。

(三)不全流产

1.临床表现

由难免流产发展而来,指妊娠产物已部分排出体外,尚有部分残留于宫腔内。由于宫腔内残留部分妊娠产物,影响子宫收缩,致使子宫出血持续不止,甚至因流血过多而发生失血性休克。妇科检查:宫颈口已扩张,不断有血液自宫颈口流出,有时尚可见胎盘组织堵塞于宫颈口或部分妊娠产物已排出于阴道内,部分仍留在宫腔内,子宫小于停经周数。

2.治疗原则

一经确诊,应在输液、输血条件下尽快行刮宫术或钳刮术,使宫腔内残留的胚胎或胎盘组织完全排出。

(四)完全流产

1.临床表现

指妊娠产物已全部排出,阴道流血逐渐停止,腹痛逐渐消失。妇科检查:宫颈口已经关闭,子宫接近正常大小。

2.治疗原则

如没有感染征象,一般不需要处理。可行超声检查,明确宫腔内有无残留。

(五)稽留流产

(1)指胚胎或胎儿已死亡滞留在宫腔内尚未自然排出者,又称过期流产。胚胎或胎儿死亡后子宫不再增大反而缩小,早孕反应消失。若已至中期妊娠,孕妇腹部不见增大,胎动消失。妇科检查:宫颈口未开,子宫较停经周数小,质地不软,未闻及胎心。

(2)治疗原则:及时促使胎儿及胎盘排出,以防止死亡的胎儿及胎盘组织在宫腔内稽留过久,而导致严重凝血功能障碍及 DIC,引发严重出血。处理前应检查血常规、出凝血时间、血小板计数等,并做好输血准备。

(六)复发性流产(RSA)

(1)指同一性伴侣连续发生 3 次及 3 次以上的自然流产。近年来有学者认为连续 2 次自然流产称为复发性自然流产。患者每次流产多发生在同一妊娠月份,临床经过与一般流产相同。早期流产的常见原因为胚胎染色体异常、黄体功能不足、甲状腺功能低下等。晚期流产的常见原因为子宫肌瘤、子宫畸形、宫腔粘连、宫颈内口松弛等。

(2)治疗原则:以预防为主,男女双方在受孕前应进行详细检查。

(七)感染性流产

流产过程中,若阴道流血时间过长、有组织残留于宫腔内或非法堕胎等,有可能引起宫腔内感染,严重时感染可扩展到盆腔、腹腔乃至全身,并发盆腔炎、腹膜炎、败血症及感染性休克等,常为厌氧菌及需氧菌混合感染。

五、护理评估

(一)健康史

停经、阴道流血和腹痛是自然流产孕妇的主要症状。护士需要详细询问孕妇的停经史以及早孕反应情况;阴道流血的持续时间与阴道流血量,有无腹痛及腹痛的部位、性质和程度有关。此外,还需要了解有无阴道水样排液,排液的量、色、有无臭味,以及有无妊娠产物排出等。对于既往史,需要全面了解孕妇在妊娠期间有无全身性疾病、生殖器官疾病、内分泌功能失调以及有无接触有害物质等,以识别发生自然流产的诱因。

(二)身心状况

流产孕妇可因出血过多而出现失血性休克,或因出血时间过长、宫腔内有组织残留而发生感染,因此,护士需要全面评估孕妇的各项生命体征,以判断流产的不同类型,尤其注意与贫血和感染相关的征象。

流产孕妇的心理状况常表现为焦虑和恐惧。孕妇对阴道流血常常会不知所措,甚至将其过度严重化。同时,胚胎和胎儿的健康也直接影响孕妇的情绪,孕妇可能表现为伤心、郁闷、烦躁不安等。

(三)相关检查

1.妇科检查

需要在消毒条件下进行妇科检查,以进一步了解宫颈口是否扩张,羊膜是否破裂,有无妊娠产物堵塞于宫颈口;子宫大小与停经周数是否相符,有无压痛等,同时需要检查双侧附件有无肿块、增厚以及压痛等。

2.实验室检查

连续动态检测血 $\beta-hCG$、孕激素以及 hPL 的变化,以利于妊娠诊断和预后判断。

3.B 型超声检查

超声显像可显示有无胎囊、胎动、胎心音等,利于诊断和鉴别流产及其类型,指导正确处理。

六、护理诊断

(一)焦虑

与担心胎儿健康等因素相关。

(二)有感染的危险

与阴道流血时间过长、宫腔内有组织残留等因素相关。

七、护理目标

(1)先兆流产的孕妇能积极配合保胎措施,继续妊娠。

(2)出院时,护理对象无感染征象。

八、护理措施

对于不同类型的流产孕妇,治疗原则不同,其护理措施亦有差异。护士在全面评估孕妇身心状况的基础上,综合孕妇的病史、检查及诊断,明确治疗原则,认真执行医嘱,积极配合医师为流产孕妇进行诊治,并提供相应的护理措施。

(一)先兆流产孕妇的护理

先兆流产的孕妇需要卧床休息、禁止性生活、禁忌灌肠等,以减少各种刺激。护士除了为其提供生活护理外,常需要遵医嘱给予孕妇适量的镇静剂、孕激素等,随时评估孕妇的病情变化,如是否腹痛加重、阴道流血量增多等。同时,孕妇的情绪状态常会影响保胎效果,护士要注意观察孕妇的情绪变化,加强心理护理,稳定孕妇情绪,增强保胎信心。此外,护士需要向孕妇及家属讲明上述保胎措施的必要性,以取得孕妇及家属的理解和配合。

(二)妊娠不能再继续者的护理

护士要积极采取措施,及时做好终止妊娠的准备,积极协助医师完成手术过程,使妊娠产物完全排出子宫,同时要打开静脉通路,做好输液、输血准备。并严密监测孕妇的血压、脉搏、体温,观察面色、腹痛、阴道流血以及与休克有关的征象。有凝血功能异常者应予以及时纠正,然后行引产或手术。

(三)预防感染

护士需监测患者的体温、血象以及阴道流血,阴道分泌物的性质、颜色、气味等,严格执行无菌操作,加强会阴部护理。指导孕妇使用消毒会阴垫,保持会阴清洁,维持良好的卫生习惯。当护士发现感染征象后应及时报告医师,并按医嘱进行抗感染处理。此外,护士还应嘱患者流产后1个月返院复查,确定无禁忌证后,方可开始性生活。

(四)健康指导

患者常因失去胎儿,表现出伤心、悲哀等情绪反应。护士应给予同情和理解,帮助患者和家属接受现实,顺利度过悲伤期。同时,护士还应与孕妇及家属共同讨论此次流产的原因,并向他们讲解流产的相关知识,帮助他们为再次妊娠做好准备。有复发性流产史的孕妇在下一次妊娠确诊后应卧床休息,加强营养,禁止性生活,补充维生素C、维生素B、维生素E等,治疗期必须超过以往发生流产的妊娠月份。病因明确者,应积极接受对因治疗,如黄体功能不足者,按医嘱正确使用黄体酮治疗以预防流产;子宫畸形者需在妊娠前先行矫治手术,例如,宫颈内口松弛者应在未妊娠前做宫颈内口松弛修补术,如已妊娠,可在妊娠14～16周时行子宫内口缝扎术。

九、护理评价

(1)先兆流产孕妇配合保胎治疗,可继续妊娠。

(2)出院时,护理对象体温正常,血红蛋白及白细胞数正常,无出血、感染征象。

第十节 异位妊娠

正常妊娠时,受精卵着床于子宫体腔内膜。受精卵在子宫体腔以外着床发育称为异位妊娠,习称宫外孕。异位妊娠和宫外孕的含义稍有不同,异位妊娠包括输卵管妊娠、卵巢妊娠、宫颈妊娠、腹腔妊娠、阔韧带妊娠等;宫外孕则仅指子宫以外的妊娠,不包括宫颈妊娠。因此,异位妊娠的含义更为确切而科学。异位妊娠中最常见的是输卵管妊娠(占90%～95%)。本节主要阐述输卵管妊娠。输卵管妊娠是妇产科常见的急腹症之一,当输卵管妊娠流产或破裂时,可出现严重的腹腔内出血,若不及时诊断和积极抢救,可危及患者生命。输卵管妊娠按其发生部位不同,分为间质部、峡部、壶腹部和伞部妊娠。其中,以壶腹部妊娠最常见,占75%～

80％,其次为峡部,伞部及间质部妊娠较少见。

一、病因

(一)输卵管异常

1.输卵管炎症

是输卵管妊娠的主要病因。包括输卵管黏膜炎和输卵管周围炎。慢性炎症可使输卵管腔黏膜皱襞粘连,管腔变窄;或输卵管与周围组织粘连,输卵管扭曲,管腔狭窄,管壁蠕动减弱,从而妨碍受精卵的顺利通过和运行。

2.输卵管发育不良或功能异常

输卵管过长、肌层发育差、黏膜纤毛缺乏、双输卵管、憩室或有副伞等发育不良,可成为输卵管妊娠的原因。输卵管功能包括蠕动、纤毛活动以及上皮细胞的分泌,受女性雌、孕激素的调节,若调节失败,可干扰受精卵的正常运行。此外,精神因素可引起输卵管痉挛、蠕动异常,影响受精卵的正常运送。

3.输卵管手术

曾患过输卵管妊娠的妇女,再次发生输卵管妊娠的可能性较大。由于原有的输卵管病变或手术操作的影响,无论何种手术(输卵管切除或保守性手术)后再次输卵管妊娠的发生率为10％～20％。

(二)受精卵游走

卵子在一侧输卵管受精,受精卵经宫腔(内游走)或腹腔(外游走)进入对侧输卵管,称为受精卵游走。受精卵由于移行时间过长,发育增大,即可在对侧输卵管内着床发育形成输卵管妊娠。

(三)辅助生殖技术

近年来,由于辅助生殖技术的应用,在使大多数的不孕女性受益的同时,输卵管妊娠的发生率也相应增加,如宫颈妊娠、卵巢妊娠以及腹腔妊娠的发生率增加。

(四)放置宫内节育器(IUD)

放置宫内节育器与输卵管妊娠发生的关系已引起国内外重视。随着IUD的广泛应用,输卵管妊娠的发生率增高,其原因可能是由于使用IUD后的输卵管炎症所致。但最近研究表明:IUD本并不增加输卵管妊娠的发生率,但若IUD避孕失败而受孕时,则发生输卵管妊娠的机会较大。

(五)其他

子宫内膜异位症、内分泌失调、神经精神功能紊乱以及吸烟等可增加受精卵着床于输卵管的可能性。

二、病理

(一)输卵管妊娠结局

受精卵着床于输卵管时,由于输卵管管腔狭窄,管壁薄,蜕膜形成差,受精卵植入后,输卵管不能适应胚胎或胎儿的生长发育,因此,当输卵管妊娠发展到一定程度,即可发生以下结局。

1.输卵管妊娠流产

多见于妊娠8～12周的输卵管壶腹部妊娠。受精卵着床、种植在输卵管黏膜皱襞内。由于输卵管妊娠时管壁蜕膜形成不完整,发育中的囊胚常向管腔突出,终于突破包膜而出血,囊胚与管壁分离,若整个囊胚剥离掉入管腔并经输卵管逆蠕动经伞端排出到腹腔,形成输卵管完全流产,出血一般不多。若囊胚剥离不完整,妊娠产物部分排出到腹腔,部分尚附着于输卵管壁,则形成输卵管不全流产,滋养细胞继续生长侵蚀输卵管壁,导致反复出血,形成输卵管血肿或输卵管周围血肿。由于输卵管肌壁薄,收缩力差,不易止血,血液不断流出,积聚在直肠子宫陷窝形成盆腔血肿,量多时甚至流入腹腔,出现腹膜刺激症状,甚至引起休克。

2.输卵管妊娠破裂

多见于妊娠6周左右的输卵管峡部妊娠。受精卵着床于输卵管黏膜皱襞间,随着囊胚生长发育,绒毛向管壁方向侵蚀肌层及浆膜,最后穿透浆膜,形成输卵管妊娠破裂。由于输卵管肌层血管丰富,输卵管妊娠破裂所致的出血较输卵管妊娠流产严重,短期内可出现大量腹腔内出血,也可表现为反复出血,在盆腔或腹腔内形成血肿甚至发生休克,处理不及时可危及生命。

输卵管间质部是自子宫角部延续而来,肌层较厚,血供丰富。输卵管间质部妊娠时,受精卵在此着床并发育,妊娠往往可持续至3~4个月破裂,一旦破裂,出血凶猛,症状极为严重。

3.陈旧性异位妊娠

输卵管妊娠流产或破裂后,未及时治疗,或者出血逐渐停止,病情稳定,时间过久,胚胎死亡或被吸收。长期反复出血形成的盆腔血肿机化变硬,并与周围组织粘连,临床上称为"陈旧性宫外孕"。

4.继发性腹腔妊娠

输卵管妊娠流产或破裂后,胚胎从输卵管排到腹腔或阔韧带内,由于失去营养,多数死亡,偶尔存活者,绒毛组织重新种植而获得营养,胚胎继续发育形成继发性腹腔妊娠。若破口在阔韧带内,可发展为阔韧带妊娠。

(二)子宫的变化

输卵管妊娠和正常妊娠一样,由滋养细胞产生hCG维持黄体生长,月经停止来潮,子宫血供增加,增大变软,但子宫增大与停经月份不相符。子宫内膜也受滋养细胞产生的hCG影响而发生蜕膜反应,但蜕膜下海绵层及血管系统发育较差。当胚胎受损或死亡,滋养细胞活力下降或消失,蜕膜自宫壁剥离,组织学检查未见绒毛,无滋养细胞,此时hCG下降。输卵管妊娠时,子宫内膜有时可见高度分泌反应或AriasStella(A-S)反应。镜下可见A-S反应:腺上皮细胞增大,核深染,突入腺腔,胞质富含空泡。

三、临床表现

输卵管妊娠的临床表现与受精卵着床部位、有无流产或破裂、出血量多少以及出血时间长短等有关。

(一)停经

月经周期规律的女性,一般有6~8周的停经史,间质部妊娠停经时间可更长。部分患者月经延迟几日即出现阴道不规则流血时,常被误认为月经来潮,而无停经史主诉。有20%~25%的患者无明显停经史。

(二)腹痛

是输卵管妊娠患者就诊的主要症状,95%以上输卵管妊娠患者以腹痛为主诉。输卵管妊娠流产或破裂前,患者多表现为一侧下腹部隐痛或酸胀感。当发生流产或破裂时,患者突感一侧下腹部撕裂样疼痛,常伴有恶心、呕吐。若血液积聚在直肠子宫陷凹,可出现肛门坠胀感(里急后重);出血多时可流向全腹而引起全腹疼痛,刺激膈肌可引起肩胛放射性疼痛。腹痛可出现于阴道流血前或后,也可与阴道流血同时发生。

(三)阴道流血

胚胎死亡后,常有不规则阴道流血,暗红色,量少或淋漓不尽。部分患者阴道流血量较多,似月经量,约50%患者为大量阴道流血。阴道流血提示胚胎受损或已死亡,hCG下降,卵巢黄体分泌的激素难以维持蜕膜生长而发生剥离出血,并伴有蜕膜碎片或管型排出。当输卵管妊娠病灶去除后,阴道流血方能停止。

(四)晕厥与休克

其严重程度与腹腔内出血速度及出血量成正比,与阴道出血量不成正比。由于腹腔内急性出血及剧烈腹痛,轻者出现晕厥,重者发生失血性休克。间质部妊娠一旦破裂,常因出血量多而发生严重休克。

(五)腹部包块

当输卵管妊娠流产或破裂所形成的血肿时间较久者,因血液凝固,逐渐机化变硬,并与周围组织或器官(如子宫、输卵管、卵巢、肠管或大网膜等)发生粘连形成包块,包块较大或位置较高者,可于腹部扪及。

四、治疗原则

治疗原则以手术治疗为主,其次为药物治疗。

(一)手术治疗

可行腹腔镜手术或开腹手术。根据患者情况,行患侧输卵管切除术或者保留患侧输卵管功能的保守性手术。严重内出血并发休克者,应在积极纠正休克、补充血容量的同时,迅速手术抢救。

(二)药物治疗

近年来用化疗药物氨甲蝶呤等方法治疗输卵管妊娠,已有成功的报道。治疗机制是抑制滋养细胞增生、破坏绒毛,使胚胎组织坏死、脱落、吸收,但在治疗中若有严重内出血征象,或疑有输卵管间质部妊娠,或胚胎继续生长时应及时进行手术治疗。根据中医辨证论治方法,合理运用中药,或用中西医结合的方法,对输卵管妊娠进行保守治疗也已取得显著成果。

五、护理评估

(一)健康史

仔细询问月经史,准确推断停经时间。注意不要因为月经仅过期几天而误认为不是停经;不要将不规则阴道流血而误认为末次月经。此外,对于不孕、盆腔炎、放置宫内节育器、绝育术、输卵管复通术等与发病相关的高危因素应予以高度重视。

(二)身心状况

输卵管妊娠流产或破裂前,症状和体征不明显。当患者腹腔内出血较多时可表现为贫血貌,重者可出现面色苍白,四肢湿冷,脉快、弱、细,血压下降等休克症状。下腹有明显压痛、反跳痛,尤以患侧为重,肌紧张不明显,叩诊有移动性浊音。血凝后下腹部可触及包块。体温多正常,出现休克时体温略低,腹腔内血液吸收时体温略升高,但一般不超过38℃。

输卵管妊娠流产或破裂后,腹腔内急性大量出血、剧烈腹痛以及妊娠终止的现实都将使孕妇出现较为激烈的情绪反应,表现出哭泣、自责、无助、抑郁以及恐惧等行为。

(三)相关检查

1.腹部检查

输卵管妊娠流产或破裂者,下腹部有明显压痛和反跳痛,尤以患侧为重,轻度肌紧张;出血多时,叩诊有移动性浊音;出血时间较长时,形成凝血块,可在下腹部触及软性肿块。

2.盆腔检查

输卵管妊娠流产或破裂者,除子宫略大较软外,仔细检查仅可能触及增粗的输卵管伴轻度压痛。输卵管妊娠流产或破裂者,阴道后穹隆饱满,明显触痛。将宫颈轻轻上抬或者左右摇动时引起下腹剧烈疼痛,称为宫颈举摆痛,是输卵管妊娠的重要体征之一。腹腔内出血多时检查子宫呈漂浮感。

3.阴道后穹隆穿刺

是一种简单可靠的诊断方法,适用于疑有腹腔内出血的患者。由于腹腔内血液最易积聚于子宫直肠陷凹,即使血量不多,也能经阴道后穹隆穿刺抽出。用长针头自阴道后穹隆刺入子宫直肠陷凹,抽出暗红色不凝血为阳性,如抽出血液较红,放置10分钟内凝固,表明误入血管。若无内出血、内出血量少、血肿位置较高或者子宫直肠陷凹有粘连时,可能抽不出血液,因此,后穹隆穿刺阴性不能排除输卵管妊娠存在。如有移动性浊音,可做腹腔穿刺。

4.妊娠试验

放射免疫法检测血中 $\beta-hCG$,尤其是动态观察血 $\beta-hCG$ 的变化对异位妊娠的诊断极为重要。此方法灵敏度高,测出异位妊娠的阳性率一般可达 $80\%\sim90\%$,但 $\beta-hCG$ 阴性者仍不能完全排除异位妊娠。

5.超声检查

B 型超声显像有助于异位妊娠的诊断。阴道 B 型超声检查较腹部 B 型超声检查准确性高。早期输卵管妊娠的诊断,仅凭 B 型超声显像有时可能误诊。若能结合临床表现和 $\beta-hCG$ 测定等,对诊断的帮助很大。

6.腹腔镜检查

适用于输卵管妊娠尚未流产或破裂的早期患者及诊断困难的患者。腹腔内大量出血或伴有休克者,禁做腹腔镜检查。早期异位妊娠患者,腹腔镜可见一侧输卵管肿大,表面紫蓝色,腹腔内无出血或仅有少量出血。

7.子宫内膜病理检查

目前此方法的临床应用明显减少,主要适用于阴道流血量较多的患者,目的在于排除同时合并宫内妊娠流产。将宫腔排出物或刮出物送检病理检查,切片中见到绒毛,可诊断为宫内妊娠,仅见蜕膜未见绒毛者有助于异位妊娠诊断。

六、护理诊断/合作性问题

1.恐惧

与担心手术失败有关。

2.潜在并发症

出血性休克。

七、护理目标

(1)患者休克症状得以及时发现并缓解。

(2)患者能以正常心态接受此次妊娠失败的现实。

八、护理措施

(一)接受手术治疗患者的护理

对于接受手术治疗的患者要做到以下几点。

1.积极做好术前准备

腹腔镜手术是近年来治疗输卵管妊娠的主要方法,多数输卵管妊娠可在腹腔镜直视下,穿刺输卵管的妊娠囊吸出部分囊液或者切开输卵管吸出胚胎,并注入药物;也可以行输卵管切除术。护士在严密监测患者生命体征的同时,积极配合医师纠正患者休克症状,做好术前准备。

对于严重内出血并出现休克的患者,护士应立即开放静脉,交叉配血,做好输血、输液准备,以便配合医师积极纠正休克,补充血容量,并按急诊手术要求迅速做好术前准备。

2.提供心理支持

术前,护士需简洁明了地向患者和家属讲明手术的必要性,并以亲切的态度和切实的行动获得患者及家属的信任,同时,保持周围环境安静、有序,减少和消除患者的紧张、恐惧心理,协助患者接受手术治疗方案。术后,护士应帮助患者以正常的心态接受此次妊娠失败的现实,并向患者讲述输卵管妊娠的相关知识,既可以减少因害怕输卵管妊娠再次发生而抵触妊娠的不良情绪,也可以增加和提高患者的自我保健意识。

(二)接受非手术治疗患者的护理

对于接受非手术治疗方案的患者,护士应从以下 4 个方面加强护理。

1.严密观察病情

护士应密切观察患者的一般情况、生命体征,重视患者的主诉,尤应注意阴道流血量与腹腔内出血量不成比例,当阴道流血量少时,不要误认为腹腔内出血量亦很少。护士应告诉患者病情发展的一些指征,如出血增多、腹痛加剧、肛门坠胀感明显等,以便当患者病情发展时,医患均能及时发现,并给予相应的处理。

2.加强化学药物治疗的护理

化疗一般采用全身用药,也可采用局部用药。用药期间,需要 $\beta-hCG$ 测定和 B 型超声进行严密监护,并注意观察患者的病情变化及药物的毒副反应。常用药物有氨甲蝶呤。其治疗机制是抑制滋养细胞增生,破坏绒毛,从而使胚胎组织坏死、脱落、吸收。不良反应小,可表现为消化道反应,骨髓抑制以白细胞下降为主,有时可出现轻微肝功能异常、药物性皮疹、脱发等,但大部分反应是可逆的。

3.指导患者休息与饮食

患者需卧床休息,避免增加腹压,从而减少输卵管妊娠破裂的机会。在患者卧床期间,护士需要提供相应的生活护理。此外,护士还需要指导患者摄取足够的营养物质,尤其是富含铁蛋白的食物,如鱼肉、动物肝脏、豆类、绿叶蔬菜及黑木耳等,可促进血红蛋白的增加,增强患者的抵抗力。

4.监测治疗效果

护士应协助患者正确留取血液标本,以监测治疗效果。

(三)出院指导

输卵管妊娠的预后在于防止输卵管的损伤和感染,因此护士需做好妇女的健康指导工作,以防止盆腔感染的发生。教育患者保持良好的卫生习惯,勤洗浴、勤换衣,稳定性伴侣。发生盆腔炎后须立即彻底治疗,以免延误病情。此外,由于输卵管妊娠约有 10% 的再发生率和 50%～60% 的不孕率。因此,护士需要告诫患者下次妊娠时要及时就医,同时不要轻易终止妊娠。

九、护理评价

(1)患者的休克症状得以及时发现并纠正。

(2)患者消除了恐惧心理,愿意接受手术治疗。

第十一节　早产

早产(PTL)是指妊娠满 28 周至不足 37 周(196～258 天)间分娩者。此时娩出的新生儿叫早产儿,体重多小于 2500g,各器官发育尚不成熟。据统计,约 70% 的围产儿死亡是由于早产,而且,早产儿中约有 15% 于新生儿期死亡。因此,防止早产是降低围生儿死亡率的重要措施之一。

一、病因

(一)孕妇因素

包括以下 3 点。

1.孕妇合并急性或慢性疾病

如病毒性肝炎、急性肾盂肾炎、急性阑尾炎、严重贫血、慢性肾炎、妊娠高血压综合征、心脏病、性传播疾病等。

2.子宫畸形

包括双子宫、双角子宫及纵隔子宫等;宫颈内口松弛与子宫肌瘤也易发生早产。

3.其他

孕妇吸烟、酗酒或者精神受到刺激以及承受巨大压力时可引发早产。

(二)胎儿、胎盘因素

双胎妊娠、羊水过多、胎膜早破、宫内感染、胎盘功能不全、母儿血型不合、前置胎盘及胎盘早剥等均可致早产。其中,胎膜早破、绒毛膜羊膜炎最常见,占早产的 30%～40%。

二、临床表现

早产的临床表现主要是妊娠 28 周后 37 周前出现子宫收缩。最初为不规律宫缩,并常伴有少许阴道血性分泌物或阴道流血,以后逐渐发展为规律宫缩,与足月临产相似,宫颈管消失,宫口扩张。

三、治疗原则

若胎儿存活，无胎儿窘迫、胎膜未破，应设法通过休息和药物治疗，抑制宫缩，尽可能使妊娠继续维持至足月。若胎膜已破，早产已不可避免时，应尽可能地预防新生儿并发症，以尽力提高早产儿的存活率。

四、护理评估

(一)健康史

详细评估可致早产的高危因素，如孕妇既往有流产、早产史或者本次妊娠有阴道流血，则发生早产的可能性大。同时，应详细询问并记录患者既往出现的症状以及接受治疗的情况。

(二)身心状况

妊娠满 28 周后至不足 37 周前，出现明显的规律宫缩(至少每 10 分钟一次)，且伴有宫颈管缩短，即可诊断为先兆早产。如果妊娠 28～37 周，出现 20 分钟≥4 次且每次持续≥30 秒的规律宫缩，且伴随宫颈管缩短≥75%，宫颈进行性扩张 2cm 以上者，即可诊断为早产临产。

早产已不可避免时，孕妇常会不自觉地把一些相关的事情与早产联系起来而产生自责感；同时，由于怀孕结果的不可预知，恐惧、焦虑、猜疑也是早产孕妇常见的情绪反应。

(三)相关检查

通过全身检查及产科检查，结合阴道分泌物检测，核实孕周，评估胎儿成熟度和胎方位等；密切观察产程进展，确定早产进程。

五、护理诊断/合作性问题

1.有新生儿受伤的危险

与早产儿发育不成熟有关。

2.焦虑

与担心早产儿预后有关。

六、护理目标

(1)患者能平静地面对事实，接受治疗及护理。

(2)新生儿不存在因护理不当而发生的并发症。

七、护理措施

(一)预防早产

孕妇良好的身心状况可降低早产的发生，突然的精神创伤也可引发早产，因此，需做好孕期保健工作，指导孕妇增加营养，保持平静的心情。避免诱发宫缩的活动，如性生活、抬举重物等。高危孕妇需多卧床休息，以左侧卧位为宜，以增加子宫血液循环，改善胎儿供氧，且慎做肛查和阴道检查等。同时，积极治疗并发症，宫颈内口松弛者应于孕 14～16 周做子宫内口缝合术，以防止早产的发生。

(二)药物治疗的护理

先兆早产的主要治疗措施是抑制宫缩，与此同时，还需要积极控制感染、治疗并发症。护理人员应能明确具体药物的作用和用法，并且能够识别药物的不良反应，以避免毒性作用的发生，同时，还应对患者做相应的健康教育。

常用抑制宫缩的药物有以下 4 类。

1.β 肾上腺素受体激动剂

其作用为激动子宫平滑肌中的 β 受体,从而抑制子宫收缩,减少子宫活动而延长孕期。不良反应为母儿双方心率加快、孕妇血压下降、血糖升高、血钾降低、恶心、出汗、头痛等。目前常用药物有:利托君、沙丁胺醇等。

2.硫酸镁

其作用为镁离子直接作用于子宫肌细胞,拮抗钙离子对子宫收缩的活性,从而抑制子宫收缩。常用方法:首次剂量为 5g,加入 25% 葡萄糖注射液 20mL 中,在 5~10 分钟内缓慢注入静脉(或稀释后半小时内静脉滴入),以后以每小时 2g 的速度静脉滴注,宫缩抑制后继续维持 4~6 小时后改为每小时 1g,直到宫缩停止后 12 小时。使用硫酸镁时,应密切观察患者有无中毒迹象。

3.钙通道阻滞剂

其作用为阻滞钙离子进入肌细胞,从而抑制子宫收缩。常用药物为硝苯地平 10mg,舌下含服,每 6~8 小时一次。也可以首次负荷量给予 30mg 口服,根据宫缩情况再以 10~20mg 口服。用药时必须密切观察孕妇心率和血压变化,对已用硫酸镁者需慎用,以防血压急剧下降。

4.前列腺素合成酶抑制剂

前列腺素有刺激子宫收缩和软化宫颈的作用,其抑制剂可减少前列腺素合成,从而抑制子宫收缩。常用药物有:吲哚美辛、阿司匹林等。同时,此类药物可通过胎盘抑制胎儿前列腺素的合成与释放,使胎儿体内前列腺素减少,而前列腺素有维持胎儿动脉导管开放的作用,缺乏时导管可能过早关闭而导致胎儿血液循环障碍,因此,临床较少应用。必要时仅在孕 34 周前短期(1 周内)选用。

(三)预防新生儿并发症的发生

在保胎过程中,应每日行胎心监护,并教会患者自数胎动,有异常情况时及时采取应对措施。对妊娠 35 周前的早产者,应在分娩前按医嘱给予孕妇糖皮质激素,如地塞米松、倍他米松等,以促进胎肺成熟,明显降低新生儿呼吸窘迫综合征的发病率。

(四)为分娩做准备

如早产已不可避免,应尽早决定合理的分娩方式,如臀位、横位,估计胎儿成熟度低,且产程又需较长时间者,可选用剖宫产术结束分娩;经阴道分娩者,应考虑使用产钳和会阴切开术以缩短产程,从而减少分娩过程中对胎头的压迫。同时,要充分做好早产儿保暖和复苏的准备,临产后慎用镇静剂,避免发生新生儿呼吸抑制的情况;产程中应给予孕妇吸氧;新生儿出生后,须立即结扎脐带,以防止过多母血进入胎儿血液循环造成循环系统负荷过重。

(五)为孕妇提供心理支持

护士可安排时间与孕妇进行开放式的讨论,让患者充分了解早产的发生并非她的过错,有时甚至是无缘由的。同时,也要避免为减轻孕妇的负疚感而给予过于乐观的保证。由于早产是出乎意料的,孕妇多没有精神和物质准备,对产程中的孤独感、无助感尤为敏感,此时,丈夫、家人和护士在身旁提供支持较足月分娩更显重要,并能帮助孕妇重建自尊,以良好的心态承担早产儿母亲的角色。

八、护理评价

(1)患者能积极配合医护措施。

(2)母婴顺利经历全过程。

第十二节　葡萄胎

一、概述

葡萄胎是来自胚胎滋养叶细胞的一种病变。其特点是病变局限于子宫腔内,不侵入肌层,无转移出现。分为部分性和完全性两种。过去认为部分性葡萄胎继续发展即成为完全性葡萄胎,两者是发展程度上的差异。近来根据细胞染色体的研究已明确两者是不同类型的疾病。完全性葡萄胎染色体多数为46XX,而部分性葡萄胎染色体多为三倍体、69XXX或69XXY。

二、病因

葡萄胎的发生原因尚不清楚。假说很多,归纳起来大致有以下几个方面:

(1)营养因素。

(2)感染因素。

(3)内分泌失调。

(4)孕卵缺损。

(5)细胞染色体变异。

(6)免疫因素。

三、病理

(一)大体所见

根据肉眼所见,将葡萄胎分为完全性和部分性两种。前者,宫腔全部为大小不等之水泡所填充,水泡间有细蒂相连,累累成串,形似未成熟的葡萄。部分性葡萄胎除不等量的水泡外,尚可见正常绒毛及胚胎成分,如胚胎、脐带或羊膜囊等。

(二)镜下所见

葡萄胎的镜下特点有:

(1)绒毛因间质水肿、空泡变而肿大。

(2)间质血管减少或消失。

(3)滋养细胞有不同程度增生。

(三)病理分级

许多作者曾试图根据滋养细胞增生和分化程度来预测葡萄胎的恶变机率。北京协和医院参照Elston及Bagshawe按病理组织检查将葡萄胎滋养细胞增生程度分为3级:

Ⅰ级:无增生或轻度增生,无分化不良或轻度分化不良。大多数绒毛被覆1~2层滋养细胞,绒毛间可见小片滋养细胞团。

Ⅱ级:中度增生,伴中度或轻度分化不良,绒毛间除有小片滋养细胞团外,个别地区可见大片增生滋养细胞团。可见核分裂象。

Ⅲ级:高度增生,中度或高度分化不良,增生的滋养细胞面积常超过绒毛面积。核分裂较易找到。

在实际临床工作中,组织分型与临床预后似无明显平行关系。

四、临床表现

(一)症状

1.阴道流血

是葡萄胎最常见的症状,发生率在96%以上。多于闭经1~2个月后开始反复阴道流血,量多少不定,出血少时呈咖啡色,或时出时停。患者常有不同程度贫血。当葡萄胎将自行排出前,常可发生大出血,处理不及时可导致休克,甚至死亡。若在排出之血液中见到小水泡,有助诊断。

2.妊娠呕吐及妊高征

由于增生的滋养细胞产生大量的绒毛膜促性腺激素(简称HCC),因此,孕吐常比正常妊娠为重。又因葡萄胎患者子宫增长快,宫内张力大,故妊娠中期即可出现妊高征,甚至发生急性心力衰竭或子痫。

3.子宫体积与妊娠月份不符

由于葡萄胎的迅速增长及宫腔内出血,子宫体积往往增长很快。半数以上患者的子宫大于停经月份,也有部分患者的子宫或相当于停经月份,或小于其月份,可能由于稽留流产型的葡萄胎或部分葡萄胎组织已排出之故。子宫增长速度快,血(或尿)内HCG往往很高;而子宫小于其月份者,HCG往往也偏低。

4.甲亢症状

因HCG有弱的促甲状腺活性,少数葡萄胎患者可出现甲亢征象,但突眼症少见。葡萄胎清除后,症状可迅速消失。

5.咯血痰

少数患者有痰中带血丝之症状,于清宫后多自然消失。长期随访表明,此类患者易发生恶性变,应予重视,加强随诊。

(二)体征

1.子宫体变化

在检查时,葡萄胎子宫常比相应月份的正常妊娠子宫大(约占50%),子宫下段宽而软呈球状,易因刺激而收缩。同时,子宫即使已有4~5个月大小,仍听不到胎心,没有感到胎动或摸到胎肢。但也有部分患者,子宫大小与闭经时间相符甚至反而缩小的。因此,不能单纯根据是否有子宫异常增大作为诊断葡萄胎的依据,有异常增大有助于诊断,反之,也不能排除葡萄胎之可能。

2.黄素化囊肿

过度增生的绒毛产生大量HCG的长期刺激,使患者卵巢发生囊性变。囊肿呈多房性,小的仅在显微镜下可见,大者可至儿头大小。其皮薄质软,且常位于子宫后方,不易摸到。一般葡萄胎排出后,黄素化囊肿也随之缩小、消失。

五、诊断

(一)辅助检查

1.HCG 测定

血(或尿)内 HCG 的含量和体内滋养细胞活动情况有关。正常妊娠血清 HCG 测定呈双峰曲线,在妊 70～80 天达到高峰,中位数在 105mIU/mL 以下,最高值可达 2.1×10^5 mIU/mL。达高峰后迅速下降,34 周时又略上升呈小高峰,至分娩后 3 周转为正常,个别产妇可达 4～8 周。葡萄胎患者血清 HCG 测定值常远高于正常妊娠,且持续不下降。临床可疑葡萄胎时,应连续测定血清 HCG,结合临床表现及其他诊断方法,才能及时确诊。近来应用与 LH 无交叉的 HCG－β 亚单位作为指标,更为敏感与专一。

2.超声检查

为近年来诊断葡萄胎的重要手段之一。不论是用超声波 A 型或 B 型,甚或彩色超声,诊断较明确。

(1)A 型超声波:葡萄胎患者可出现连续不断密集的中、低、小等典型"μ"波,而不出现正常妊娠的羊水、胎动、胎心等反射波。

(2)B 超波:可见整个子宫充满雪花样的光点,无胎体及胎盘图像。自采用灰阶超声后,可见细微水泡结构,使葡萄胎的诊断提早到孕 11～13 周。近年采用阴道探头,结合 HCG 等检查,约在孕 8 周即可做出诊断。

(二)鉴别诊断

在孕早期或症状不典型时需与下列情况鉴别。

1.流产

葡萄胎常被误认为先兆或过期流产,因后两者也有停经、阴道流血史。但先兆流产者子宫多与停经月份相符,HCG 滴度符合正常妊娠范围。过期流产者子宫常比妊娠月份小,HCG 滴度低,停经超过 8～10 周以上。可借助于超声检查鉴别。长期流血不止者,可行刮宫术,作最后鉴别诊断。

2.双胎

其子宫增大往往也大于妊娠月份,妊娠反应也可较重,但一般无出血。超声波检查有助于鉴别诊断。

3.羊水过多

子宫也常大于停经月份,但不出血,HCG 滴度不高。临床难以鉴别时可行超声检查。

4.子宫肌瘤合并妊娠

子宫也大于停经月份,仔细检查可发现肌瘤突起或子宫不对称性增大,HCG 滴度不高,超声检查除可见胎心胎动外,有时尚可见实性部分。

六、治疗

(一)葡萄胎组织的清除

葡萄胎的诊断一经确定,应及时清除。一般采用吸宫术,术时应注意避免出血过多、子宫穿孔和感染。

1.术前准备

(1)详细了解患者一般情况,测量体温、脉搏和血压。合并重度妊娠高血压综合征或心力衰竭者,应先积极对症治疗,待情况稳定再行清宫,但也不宜久等。

(2)配血,保证静脉通路开放,并做好输血准备。

(3)行阴道分泌物培养及药敏试验,以便一旦发生感染可选择有效抗生素。

2.术中注意事项

(1)充分扩张宫颈管,用宫颈扩张器自小号开始扩张宫颈管,依次至8号以上,以免宫颈管过紧影响操作,并可减少创伤。

(2)选用大号吸管(一般用8号管),以免葡萄胎组织堵塞吸管而影响操作。如遇葡萄胎组织堵塞吸头,可迅速用卵圆钳钳取。待基本吸净后再用刮匙沿宫壁轻刮2~3周。

(3)出血多时可用缩宫素静脉点滴(10U,加入5%葡萄糖液500ml中),或先用5U静脉推注,继而静脉点滴。但应在宫口已扩大,开始吸宫后使用,以免宫口未开,子宫收缩,将葡萄胎组织挤入血管。

(4)手术操作力求轻柔。因葡萄胎子宫极软,易于发生穿孔。由于第一次吸宫术时,子宫大而软(尤其在大子宫者),很难一次吸净,常在第一次清宫后1周左右,行第二次刮宫术。一般不需进行第三次刮宫,除非高度疑有残存葡萄胎必须再次刮宫。如非必要,以少刮为宜。目前主张子宫小于妊娠12周大小时,应争取一次清宫干净。

3.术后处理

(1)仔细检查吸(刮)出物的数量、血量、葡萄粒的大小,并详细记录。密切观察阴道流血量。

(2)将宫腔内吸出物与宫壁刮出物分别送病理检查,以了解滋养细胞实际增生程度。

(3)为预防继发感染,术后可予抗生素治疗,但时间不宜太长。原则上不采用引产的方法,因其成功率不高,且前列腺素、缩宫素等能促使子宫收缩,若宫口未开有可能使葡萄胎组织进入血流,甚至造成广泛肺栓塞。

(二)黄素化囊肿

大多数在葡萄胎清除后能自然消退,无须处理。但如发生扭转,则需及时手术探查。如术中见卵巢外观无明显变化,血运尚未发生障碍,可将各房囊内液穿刺吸出,使囊肿缩小自然复位,不需手术切除。如血运已发生障碍,卵巢已有变色坏死,则应切除病侧卵巢而保留健侧卵巢。

(三)子宫穿孔的处理

如吸宫开始不久发现穿孔,应立即停止阴道操作,剖腹探查,并根据患者年龄及对生育的要求,决定剖宫取胎或切除子宫。如在葡萄胎块已基本吸净后发现穿孔,应停止操作,严密观察。如无活动性子宫出血,也无腹腔内出血征象,可等待1~2周后再决定是否再次刮宫。疑有内出血应及早开腹探查。

(四)预防性化疗

对此肿瘤学家看法不一。但多数作者主张对有恶变倾向的患者,应采取有效的预防性化疗,对其余的患者密切随访。根据北京协和医院的分析:年龄大于35岁,子宫明显大于停经月份,血 HCG>106IU/L,病检滋养细胞增生明显,随诊不便者,应采取预防性治疗。该院的病例分析也说明,对有恶变倾向的患者采用预防性化疗,确能减少恶变的发生率。40 岁以上患者,采用预防性化疗后,可使恶变率减少 1/10。预防性化疗一般只用一种药物,但化疗药物的用量应为治疗恶性滋养细胞肿瘤之用药量的低限,化疗尽可能在清宫前 2～3 天开始。如一疗程后 HCG 尚未恢复正常,应重复化疗,至完全正常为止。由于目前的化疗药物均有相当大的毒性,宜在条件较好的医院开展,不宜普遍推广。

(五)预后

葡萄胎属良性滋养细胞疾病,但可能发生各种并发症如大出血、感染、肺栓塞及恶性变等,预后亦非完全良好。在输血技术和抗生素发明之前,其死亡率高达 10%。以后虽有所下降,但仍有 1%～2%死亡。

七、预防

(一)加强计划生育

由于葡萄胎的病因尚未阐明,故迄今尚无预防葡萄胎发生的有效措施。但从发病年龄分析,好发于多孕次之高龄(40 岁以上)妇女,因此,采取计划生育措施,有可能减少葡萄胎的发生率。

(二)葡萄胎刮宫术后定期追踪检查

因有 10%～20%的葡萄胎患者可能发展为恶性滋养细胞肿瘤,尤以葡萄胎排出 1 年内发生者为高,而且目前对侵蚀性葡萄胎的治愈率已可达 98%～100%,因此,密切随诊此类患者,及时发现早期恶变倾向,恰当施以化疗,以防发展为绒癌至为重要。葡萄胎患者清宫后应每周查尿(或血)HCG1 次,直至降到正常值。以后视条件改为每 2 周或每 1 个月查 1 次,随诊至 3 个月后可每个月或每 2 个月查 1 次,至 6 个月或 1 年,以后每半年或 1 年复查 1 次。

如患者出现临床症状应随时复查。检查项目要包括血(或尿)HCG、妇科盆腔检查及胸片等。

(三)行葡萄胎刮宫术后注意避孕

为避免清宫后再次妊娠与恶变鉴别困难,行葡萄胎刮宫术后应严格避孕 1 年,避孕方法以工具为宜。恢复正常月经者,也可采用口服避孕药,但不宜放置宫内节育器,以免引起流血而与葡萄胎的并发症(如残存或恶性变)混淆。

第十三节　功能失调性子宫出血

功能失调性子宫出血(DUB)简称功血,是由于调节生殖的神经内分泌机制失常引起的异常子宫出血,全身及内外生殖器官无明显器质性病变存在。常表现为月经周期长短不一、月经期延长、月经量过多或不规则阴道流血。功血根据有无排卵分为无排卵性功血和排卵性功血两类,约85%属于无排卵性功血。功血可发生于月经初潮至绝经间的任何年龄,多数发生于青春期、绝经过渡期,少数发生于生育期。

一、病因与病理生理

(一)无排卵性功血

无排卵性功血好发于青春期和绝经过渡期妇女,也可发生于生育期妇女。

1.青春期

青春期下丘脑—垂体—卵巢轴尚未健全,正常排卵功能的建立需经过一段时间,此期如果受到机体内外因素(如过度劳累、精神过度紧张、恐惧、忧伤、环境、气候骤变等应激刺激或肥胖等)遗传因素的影响,均可引起功血。

2.绝经过渡期

绝经过渡期妇女由于卵巢功能衰退,卵泡对促性腺激素敏感性降低,或下丘脑—垂体对性激素正反馈调节的反应性降低,卵泡在发育过程中因退行性变而不能排卵。

3.生育期

可因某种刺激,如劳累、紧张、流产、手术或疾病等引起短暂的无排卵。亦可因肥胖、多囊卵巢综合征、高催乳素血症等引起持续无排卵。

(二)排卵性功血

多发于生育期妇女,卵巢虽有排卵功能,但黄体功能异常,可分为黄体功能不足和子宫内膜不规则脱落两种类型。

1.黄体功能不足

由于神经内分泌调节功能紊乱,导致卵泡期 FSH 缺乏,卵泡发育缓慢,雌激素分泌减少,LH 峰值不高,从而使黄体发育不全,孕激素分泌减少,子宫内膜分泌反应不足。

2.子宫内膜不规则脱落

卵巢有排卵,黄体发育良好,但萎缩过程延长。

二、病理改变

(一)无排卵性功血

子宫内膜只受雌激素持续作用,可表现出不同程度的增生性变化,少数呈萎缩性改变。

1.子宫内膜增生症

国际妇科病理协会(ISGP,1998)将其分类如下。

(1)单纯型增生:即腺囊性增生过长。镜下特点腺体数目增多,腺腔囊性扩大,大小不一,因如瑞士干酪样外观,故又称瑞士干酪样增生。发展为子宫内膜癌的风险约为1%。

(2)复杂型增生:即腺瘤性增生过长。腺体增生拥挤且结构复杂,出现背靠背,致使间质明显减少,细胞核大、深染,有核分裂。发展为子宫内膜癌的风险约为3%。

(3)不典型增生:即癌前病变,约1/3可发展为子宫内膜癌。腺上皮出现异型性改变。此类改变已不属于功血的范畴。

2.增生期子宫内膜

子宫内膜所见与正常月经周期中的增生期内膜无区别,只是在月经周期后半期甚至月经期,仍表现为增生期形态。

3.萎缩型子宫内膜

子宫内膜萎缩菲薄。

(二)排卵性功血

1.黄体功能不足

子宫内膜的形态表现为腺体分泌不足。间质水肿不明显,也可有腺体与间质不同步发育。

2.子宫内膜不规则脱落

于月经周期第5~6日仍见分泌反应的子宫内膜。子宫内膜常为混合型,即分泌期内膜和增生期内膜共存。

三、临床表现

(一)症状

1.无排卵性功血

常见症状是子宫不规则出血,特点是月经周期紊乱,经期长短不一,出血量时多时少,甚至大量出血,持续2~3周甚至更长时间,不易自止。有些患者先有数周或数月停经,然后出现阴道流血;少数也可表现为类似正常月经的周期性出血。出血期间不伴下腹疼痛或其他不适,出血多或时间长者常继发贫血。

2.排卵性功血

(1)黄体功能不足:表现为月经周期缩短,月经频发。有时月经周期虽在正常范围内,但是卵泡期延长,黄体期缩短,故可有不孕或妊娠早期流产。

(2)子宫内膜不规则脱落:表现为月经周期正常,但经期延长,长达9~10日,且出血量多,后几天常表现为少量淋漓不断出血。

(二)体征

出血时间长者呈贫血貌。妇科检查子宫与附件无异常。

四、治疗原则

功血的治疗原则是止血、调整月经周期、促进排卵、改善全身情况。功血患者因出血或伴有贫血,需加强营养,纠正贫血,保证足够休息。出血时间长时给予抗生素预防感染。

(一)无排卵性功血

青春期与生育期患者的治疗原则为止血、调整月经周期、促进排卵;绝经过渡期患者的治疗原则为止血、调整月经周期、减少出血量,防止子宫内膜癌变。

1.支持治疗

加强营养,改善全身状况。补充铁剂、维生素C和蛋白质。贫血严重者需输血。出血期间注意休息,避免过度劳累。

2.药物治疗

内分泌治疗有效,应根据不同年龄采取不同方法。常使有性激素止血和调整周期,出血期辅以止血药等促进止血。使用性激素治疗时应周密计划,制订合理方案,尽可能使用最低有效剂量,并严密观察,以免因性激素使用不当而引起出血。

(1)止血:大量出血的患者,要求性激素治疗6h内见效,24~48h内出血基本停止,若96h以上仍出血不止,应考虑有器质性病变存在。常用的内分泌药物有雌激素、孕激素、雄激素,可辅以纤溶药及其他止血药,如卡巴克络(安络血)、酚磺乙胺(止血敏)等。

出血量不多、轻度贫血的青春期及生育期患者应用口服避孕药有效,连续3~6个周期;出血量多、严重贫血的青春期患者应用单一大剂量雌激素止血,多用结合雌激素、己烯雌酚等。

(2)调整月经周期:功血患者在止血后继续使用性激素控制月经量并形成周期,使无流血期维持于20日左右,恢复正常月经的内分泌调节,是有效治疗功血的重要过渡措施。常用方法有雌激素和孕激素序贯法与雌激素和孕激素联合法。一般连续用药3个周期。

1)雌激素和孕激素序贯法:即人工周期,为模拟自然月经周期中卵巢的内分泌变化,将雌激素和孕激素序贯应用,使子宫内膜发生相应变化,引起周期性脱落。适用于青春期和生育期功血患者。连续应用3个周期,用药2~3个周期后,患者常能自发排卵。

2)雌激素和孕激素联合法:雌激素使子宫内膜再生修复,孕激素可以限制雌激素引起的子宫内膜增生程度。适用于生育期(有避孕要求)功血患者和绝经过渡期功血患者。

连用3个周期,撤药后出血,血量减少。

(3)促进排卵:适用于青春期功血患者和生育期功血(尤其不孕)患者。促排卵治疗后可从根本上防止功能失调性子宫出血复发。常用的药物有氯米芬(又名克罗米芬)、人绒毛膜促性腺激素(HCG)、人绝经期促性腺激素(HMG)和促性腺激素释放激素激动剂(GnRHa)。

3.手术治疗

(1)刮宫术:最常用,既能明确诊断,又能迅速止血。适用于急性大出血或存在子宫内膜癌高危因素的功血患者。绝经过渡期功血患者激素治疗前宜常规刮宫,最好在宫腔镜下行分段诊断性刮宫,以排除宫腔内细微器质性病变。刮宫时间:出血多应立即进行,出血少可先服用3日抗生素后进行。

(2)子宫内膜去除术:对激素治疗无效或复发者、年龄超过40岁的顽固性功血患者或对子宫切除有禁忌证者,可行子宫内膜去除术,有宫腔镜下电切割或激光切除子宫内膜或电凝等。

(3)子宫切除术:很少用于治疗功血,适用于年龄超过40岁;子宫内膜病理诊断为不典型增生;或合并子宫肌瘤、子宫腺肌症及严重贫血者。

(二)排卵性功血

1.黄体功能不足

治疗原则为促进卵泡发育及排卵、刺激黄体功能及黄体功能替代。分别用氯米芬、HCG和黄体酮。氯米芬促进卵泡发育,诱发排卵,促正常黄体形成。HCG促进及支持黄体功能。黄体酮补充黄体分泌的不足,用药后月经周期正常,出血量减少。

2.子宫内膜不规则脱落

治疗原则为调节下丘脑—垂体—卵巢轴的反馈功能,使黄体及时萎缩,内膜按时完整脱落。常用药物有孕激素和HCG。孕激素是调节丘脑—垂体—卵巢轴的反馈功能,使黄体及时萎缩,内膜及时完整脱落。HCG有促进黄体功能的作用。

五、护理评估

(一)病史

询问患者年龄、月经史、婚育史、避孕措施、既往史、慢性疾病史(肝病、血液病、高血压、代谢性疾病等),了解患者发病前有无精神紧张、情绪变化、过度劳累及环境变化等诱因,有无贫血和感染,询问诊治经历等。

(二)身体评估

1.症状

评估月经周期是否规律、月经期长短、月经量多少等,了解经前有无情绪紧张、乳房胀痛、下腹部胀痛以及白带增多等。

2.体征

评估精神和营养状态,是否贫血,了解乳房发育情况。盆腔检查一般无异常。

3.辅助检查

(1)诊断性刮宫:可以止血和排除子宫内膜病变,是已婚妇女的首选方法。无排卵性功血和黄体功能不足于月经前 3~7 日或月经来潮 6h 内刮宫,以确定排卵或黄体功能。子宫内膜不规则脱落应在月经周期第 5~6 日进行,镜下见增生期、分泌期内膜共存。不规则流血者可随时进行刮宫。诊刮时应注意宫腔大小、形态、宫壁是否光滑,刮出物送病检。

(2)宫腔镜检查:直接观察子宫内膜是否光滑,有无组织隆起及充血。于宫腔镜直视下选择可疑病变区活检,提高诊断率。

(3)基础体温测定:是测定排卵的简易可行方法。无排卵性功血基础体温无上升改变而呈单相型,提示无排卵。排卵性功血基础体温呈双相型,黄体功能不足者排卵后体温上升缓慢,上升幅度偏低,升高时间维持 9~10 日即下降;若黄体萎缩不全致子宫内膜脱落不全,则基础体温呈双相型,但下降缓慢。

(4)宫颈黏液检查:了解卵巢功能。月经前出现羊齿植物叶状结晶,提示无排卵。

(5)阴道脱落细胞涂片检查:判断雌激素影响程度。一般表现为中、高度雌激素影响。

(6)激素测定:测雌激素、孕激素、FSH、LH 等了解卵巢与垂体功能。

(三)心理-社会评估

青春期患者因对疾病认识不够或害羞未及时就诊而延误病情,生育期患者因流产、不孕造成心理负担,因病程延长、并发感染或止血效果不佳,更产生恐惧和焦虑感。

观察和询问患者的压力和顾虑,了解对疾病的恐惧,评估焦虑程度。

六、护理问题

(一)有感染的危险

与子宫不规则出血、出血量多导致严重贫血,机体抵抗力下降有关。

(二)焦虑

与反复不规则出血、担心预后及影响生育有关。

(三)疲乏

与子宫异常出血导致的继发性贫血有关。

七、护理措施

(一)一般护理

患者体质较差,应加强营养,加强锻炼,改善全身情况,及时补充铁剂、维生素 C 和蛋白质。指导进食含铁较多的食物,如猪肝、蛋黄、胡萝卜、红枣、葡萄干等。出血较多者应卧床休息,避免过度劳累。

(二)心理护理

解释病情及提供相关信息,帮助患者纠正错误认识,解除思想顾虑。青春期患者通过讲解月经知识,消除其害羞心理,主动配合治疗;生育期患者应减轻其担心孕育的忧虑,增强治疗信心;绝经过渡期患者最重要的是明确诊断,排除恶性肿瘤,积极治疗。告知患者功血的发生与精神心理因素密切相关,患者应放松心态,鼓励患者表达内心感受,耐心倾听患者的诉说,也可指导患者通过看电视、听音乐、看书等方式分散注意力,缓解紧张、焦虑情绪,平和对待疾病,有利于治疗。

(三)病情观察

观察并记录生命体征、液体出入量,嘱患者保留会阴垫或卫生巾,以便准确估计出血量。贫血严重者,遵医嘱做好配血、输血、止血准备。

(四)正确应用性激素

(1)按时、按量服用性激素,不得随意停服和漏服。

(2)药物减量必须按规定在止血后才能开始,每3日减量1次,每次减量不得超过原剂量的1/3,直至维持量。

(3)坚持服完维持量,以完成1个疗程的用药。

(4)指导患者在治疗期间出现不规则阴道流血,应及时就诊。

(五)预防感染

严密观察与感染有关的征象,如体温、脉搏、子宫压痛等并检测血白细胞计数和分类,同时做好会阴护理,保持局部清洁。若有感染征象,应及时与医生联系,遵医嘱进行抗生素治疗。

八、健康教育

(1)青春期及绝经过渡期妇女分别处于生殖功能发育和衰退的过渡时期,此时期情绪容易不稳定,应保持身心健康,注意增加营养,有贫血者应补充铁剂,注意锻炼。

(2)嘱患者严格按疗程、遵医嘱、按时、按量服药,不随意停药、减药。

(3)保持会阴清洁,月经期勤洗、勤换,禁止盆浴与性生活,避免剧烈活动等。

(4)教会患者自我放松技巧,如听音乐、看电视、看书、运动、交朋友等。

第十四节　闭经

闭经是妇科疾病中的常见症状,表现为无月经或月经停止。根据既往有无月经来潮将闭经分为原发性闭经和继发性闭经两类。原发性闭经指年龄超过16岁,第二性征已发育,月经还未来潮,或年龄超过14岁,第二性征尚未发育,且无月经来潮者。继发性闭经指以往曾建立正常月经,后因某种病理性原因使月经停止6个月,或按自身原来月经周期计算停经3个周期以上者。根据其发生原因,闭经又可分为生理性和病理性两大类,青春期前、妊娠期、哺乳期及绝经后的月经不来潮均属生理现象,本节不予讨论。

一、病因及分类

(一)原发性闭经

较为少见,多数由于遗传学原因或先天发育缺陷引起。如米勒管发育不全综合征、特纳综合征、对抗性卵巢综合征、雄激素不敏感综合征等。

(二)继发性闭经

发生率明显高于原发性闭经,约占闭经总数的95%。正常月经周期的建立有赖于下丘脑—垂体—卵巢轴的神经内分泌调节、子宫内膜对性激素的周期性反应及生殖道的通畅,其中任何一个环节出现障碍均可导致闭经。按病变部位继发性闭经可分为下丘脑性闭经、垂体性闭经、卵巢性闭经、子宫性闭经、下生殖道性闭经等。以下丘脑性闭经最常见,其次为垂体性闭经、卵巢性闭经及子宫性闭经。

1.下丘脑性闭经

下丘脑性闭经是最常见的一类闭经,以功能性原因为主。

(1)精神因素:突然或长期的精神压抑、紧张、忧虑、环境改变、过度劳累、情感变化、寒冷等均可能引起神经内分泌障碍,抑制垂体分泌促性腺激素,致排卵功能障碍,导致闭经。

(2)体重下降和神经性厌食:中枢神经对体重急剧下降极为敏感。严重的神经性厌食通常在内在情感的剧烈矛盾或为保持体形而强迫节食时发生,当体重下降到正常体重的85%以下时,即可出现闭经。特征性的表现为精神性厌食、严重消瘦和闭经。持续进行性消瘦还可使GnRH降至青春期前水平,促性腺激素和雌激素水平降低。

(3)运动性闭经:长期剧烈运动或芭蕾舞、现代舞等训练易致闭经。初潮发生和月经的维持有赖于一定比例(17%~20%)的机体脂肪,若肌肉与脂肪比值增加或总体脂肪减少,可使月经异常。运动剧增后GnRH释放受到抑制也可引起闭经。

(4)药物性闭经:长期应用甾体类避孕药、吩噻嗪及其衍生物(如奋乃静、氯丙嗪等)、利血平等,可引起继发性闭经,其机制是由于药物抑制下丘脑分泌GnRH或通过抑制下丘脑多巴胺使垂体分泌催乳素增加。药物性闭经通常是可逆的,一般在停药后3~6个月可自然恢复月经。

(5)颅咽管瘤:较为罕见。发生于蝶鞍上的垂体柄,瘤体增大压迫下丘脑和垂体柄,可引起闭经、生殖器官萎缩、肥胖、颅压增高、视力障碍等症状,称为肥胖生殖无能营养不良症。

2.垂体性闭经

主要病变在垂体。腺垂体器质性病变或功能失调可影响促性腺激素的分泌,继而影响卵巢功能导致闭经,如希恩综合征、垂体肿瘤、空蝶综合征等。

3.卵巢性闭经

闭经的原因在卵巢。卵巢性激素水平低落,子宫内膜不能发生周期性变化而导致闭经。如卵巢早衰、卵巢切除或组织被破坏、卵巢功能性肿瘤和多囊卵巢综合征等。

4.子宫性闭经

闭经的原因在子宫。月经的调节功能正常,子宫内膜受到破坏或对卵巢激素不能产生正常的反应,从而引起闭经。如Asherman综合征(子宫腔粘连综合征)、子宫内膜炎、子宫切除后或子宫腔内放射治疗后等。

5.下生殖道性闭经

下生殖道性闭经是指患者青春期后每月有周期性的内分泌变化,子宫内膜有周期性脱落出血,因下生殖道先天性发育异常造成经血排出受阻,经血潴留在阴道内或宫腔内。例如:处女膜闭锁、阴道横隔、阴道或宫颈管闭锁等。

6.其他因素或内分泌功能异常

全身慢性消耗性疾病(如贫血、肝炎、结核、营养不良等)及肾上腺、甲状腺、胰腺等功能异常也可引起闭经。内分泌疾病常见的有甲状腺功能减退或亢进、肾上腺皮质功能亢进、糖尿病等。

二、临床表现

(一)症状

年满 16 岁仍无月经来潮;以往曾建立正常月经,但以后月经停止 6 个月以上。闭经一溢乳综合征有泌乳症状,多囊卵巢综合征有多毛、肥胖等表现。

(二)体征

1.全身检查

注意精神状态、发育、营养、智力情况、身高、体重、毛发分布、乳房发育、有无乳汁分泌等。

2.妇科检查

注意内、外生殖器的发育,如外阴发育、阴毛分布、生殖道是否通畅及子宫与卵巢有无畸形、阙如或炎症等。

三、治疗原则

纠正全身健康状况,进行心理和病因治疗,下丘脑一垂体一卵巢轴功能紊乱者,可用性激素替代治疗。

(一)全身治疗

全身治疗包括积极治疗全身性疾病,增强体质,供给足够营养,保持标准体重;运动性闭经者应适当减少运动量;精神因素所致闭经者,应进行耐心的心理治疗,消除精神紧张和焦虑的情绪。

(二)病因治疗

多采用手术治疗,针对不同疾病实施相应手术。例如,Asherman 综合征可行宫腔镜下分离后放置节育器;处女膜闭锁、阴道横隔可行手术切开或成形术,使经血畅流;卵巢或垂体肿瘤者应据具体情况制订不同手术方案。结核性子宫内膜炎者应积极进行抗结核治疗。

(三)性激素替代法

常用雌激素替代法、雌激素和孕激素序贯法与雌激素和孕激素联合法。

(四)诱发排卵

下丘脑垂体性闭经而卵巢功能正常且要求生育者。

四、护理评估

(一)病史

询问患者生长发育情况,了解有无先天性缺陷或某些疾病。主要了解有无全身性疾病及闭经诱因,如精神因素、环境改变、体重增减、剧烈运动及用药影响等。详细询问第二性征发育情况、月经史(包括初潮年龄、月经周期、月经期、月经量、有无痛经等),了解闭经前月经情况。已婚妇女应询问生育史、产后大出血史、严重产褥感染史、DIC 及其他引起垂体缺血或损伤的因素,包括放射及手术因素。

(二)身体评估

1.症状

评估闭经时间、伴随症状。

2.体征

评估患者精神状态、营养、发育、身高、体重、躯干和四肢的比例,观察有无多毛、第二性征发育情况、乳房有无乳汁分泌。妇科检查注意内、外生殖器官的发育及有无缺陷、畸形和肿瘤等。

3.辅助检查

(1)子宫功能检查。

主要了解子宫、子宫内膜状态及功能。

1)宫腔镜检查:镜下直视宫腔及子宫内膜有无宫腔粘连、结核病变等,常规取材送病理学检查。

2)诊断性刮宫:适用于已婚妇女。了解宫腔深度和宽度,宫颈管或宫腔有无粘连。刮取子宫内膜行病理学检查,了解子宫内膜对卵巢激素的反应,有助于子宫内膜结核的诊断。

3)子宫输卵管碘油造影:了解宫腔形态、大小及输卵管情况,诊断生殖系统发育情况、有无畸形、结核及宫腔粘连等病变。

4)药物撤退试验:常用孕激素试验与雌激素和孕激素序贯试验。①孕激素试验:用以评估内源性雌激素水平。用孕激素(黄体酮或安宫黄体酮)5 日,若停药 3~7 日后出现撤药性出血(阳性反应),提示子宫内膜已受雌激素影响,但无排卵;若孕激素试验无撤药性出血(阴性反应),说明患者体内雌激素水平低下,对孕激素无反应,应进一步做雌激素和孕素序贯试验。②雌激素和孕激素序贯试验(雌激素试验):以雌激素刺激子宫内膜增生,停药后出现撤退性出血,从而了解子宫和下生殖道情况。服用雌激素 20 日,最后 5 日加用孕激素,若停药后 3~7 日发生撤药性出血为阳性,提示子宫内膜功能正常,对甾体类激素有反应,闭经是由于患者体内雌激素水平低落所致,应进一步寻找原因。若无撤药性出血为阴性,可重复试验一次,若两次试验均为阴性,提示子宫内膜有缺陷或被破坏,可诊断为子宫性闭经。

(2)卵巢功能检查。

1)基础体温测定:基础体温在正常月经周期中呈双相型,即月经周期后半期的基础体温较前半期高 0.3~0.5℃,提示卵巢功能正常,有排卵或黄体形成。

2)阴道脱落细胞检查:涂片有正常周期性变化,提示闭经原因在子宫。涂片中见中、底层细胞,表层细胞少或无,无周期性变化,若 FSH 升高,提示病变位于卵巢。涂片表现不同程度的雌激素低落,或持续轻度影响,若 FSH、LH 均低,提示垂体或以上中枢功能低下引起的闭经。

3)宫颈黏液检查:羊齿状结晶越明显、越粗,说明雌激素作用越显著。若涂片见成排的椭圆体,提示在雌激素作用的基础上已受孕激素的影响。

4)血甾体激素测定:进行雌二醇、黄体酮及睾酮的放射免疫测定。若雌激素、孕激素浓度较低,提示卵巢功能低下;若睾酮值高,提示有多囊卵巢综合征、卵巢男性化肿瘤或睾丸女性化等疾病的可能。

5)B超监测:自月经周期第 10 日起,用 B 超动态监测卵泡发育及排卵情况。卵泡直径达 18～20mm 时为成熟卵泡,约在 72h 内排卵。

6)卵巢兴奋试验:卵巢兴奋试验又称尿促性素(HMG)刺激试验。用 HMG 连续肌内注射 4 日,了解卵巢是否分泌雌激素。若卵巢对 HMG 无反应,提示病变在卵巢;若卵巢有反应,则病变在垂体或垂体以上。

(3)垂体功能检查。

雌激素和孕激素序贯试验阳性提示患者体内雌激素水平低落,为确定病因在卵巢、垂体或下丘脑,需做以下检查。

1)垂体兴奋试验:又称 GnRH 刺激试验。静脉注射 LHRH15～60min 后 LH 值较注射前高 2～4 倍,说明垂体功能正常,病变在下丘脑;若经多次重复试验,LH 值仍无升高或增高不显著,提示引起闭经的病变在垂体。

2)血 PRL、FSH、LH 放射免疫测定:PRL＞25μg/L 时,称高催乳激素血症,PRL 升高时应进一步做头颅 X 线摄片或 CT 检查,以排除垂体肿瘤;FSH＞40U/L 提示卵巢功能衰竭;LH＞25U/L 高度怀疑多囊卵巢;FSH,LH 均低于 5U/L,提示垂体功能减退,病变可能在垂体或下丘脑。

(4)影像学检查。

疑有垂体肿瘤时应做蝶鞍 X 线摄片,阴性时需再做 CT 或 MRI 检查。疑有子宫畸形、多囊卵巢、肾上腺皮质增生或肿瘤时可做 B 超检查。

(5)其他检查。

包括染色体检查、甲状腺功能检查、肾上腺功能检查等。

(三)心理－社会评估

患者因闭经而感到苦恼,非常担心自己的健康、性生活、生育能力等。如果病程长、治疗效果不明显,患者及家属会产生很大的心理压力,情绪低落,对自己、治疗和护理丧失信心,从而加重病情。

五、护理问题

(一)自尊丧失

与长期闭经及治疗效果不明显,对自我能力的评价和感觉消极有关。

(二)焦虑

与担心疾病对健康、性生活、生育产生影响有关。

(三)功能障碍性悲哀

与担心丧失女性形象有关。

六、护理措施

(一)一般护理

鼓励患者加强锻炼,供给足够的营养,增强体质。

(二)心理护理

(1)告诉患者精神心理因素可导致甚至加重闭经,影响治疗,应保持平和心态。通过护理与患者建立良好的护患关系,鼓励其表达自己的真实情感,对健康、治疗和预后提出问题,回答相关诊疗信息,澄清错误认识,缓解压力。

(2)鼓励患者与同伴、亲人交往,参与力所能及的社会活动,消除自我否定心理,保持心情舒畅,正确对待疾病,放松身心,有利于治疗。

(三)医护配合

1.指导合理用药

说明性激素的作用、不良反应、剂量、用药方法、用药时间等。

2.协助检查

向患者解释各项检查的做法与目的,促其配合。

3.手术护理

手术者做好术前准备与术后护理。

七、健康教育

(1)鼓励及时就诊,因闭经时间长导致子宫萎缩严重,故治疗效果差。

(2)防止肥胖和消瘦;避免长期精神紧张或忧虑、过度运动与劳累。

(3)注意经期卫生,经期应避免寒冷刺激(如冒雨、涉水、水田劳动、冷水淋浴等)和食冷饮,两者易引起经血凝滞而闭经。

第十五节　痛经

在行经前后或月经期出现下腹疼痛、坠胀、腰酸或合并头痛、乏力、头晕、恶心等其他不适,影响生活和工作质量者称为痛经。痛经分为原发性痛经和继发性痛经两类,前者指生殖器官无器质性病变的痛经,后者指由于盆腔器质性疾病(如子宫内膜异位症、盆腔炎或宫颈狭窄等)引起的痛经。本节只叙述原发性痛经。

一、病因

原发性痛经多见于青少年期,与月经时子宫内膜释放前列腺素(PG)增多有关。痛经患者子宫内膜和月经血中 PG 含量,尤其是 PGF2a 和 PGE2 含量较正常妇女明显升高,前列腺素可引起子宫平滑肌强烈收缩,甚至痉挛性收缩而出现痛经。另外,痛经也与子宫平滑肌不协调收缩,造成子宫供血不足,导致厌氧代谢物储积,刺激疼痛神经元有关。

原发性痛经还与精神因素、神经因素、内分泌因素、遗传因素、免疫因素等有关。

二、临床表现

(一)症状

月经期下腹痛是原发性痛经的主要症状,青春期多见。多在初潮后 1～2 年发病,疼痛多自月经来潮后开始,最早出现在经前12h。行经第 1 日疼痛最剧烈,持续 2～3 日缓解。疼痛部位多数位于下腹正中,可放射至腰骶部、外阴与肛门,少数患者疼痛可放射至大腿内侧。疼痛的性质以胀坠痛为主,重者呈痉挛性。伴有恶心、呕吐、腹泻、头晕、乏力等症状,严重时可有面色发白、四肢厥冷、出冷汗等症状。

(二)体征

妇科检查无异常发现,偶有触及子宫呈过度前倾前屈位或后倾后屈位。

三、治疗原则

以对症治疗为主。疼痛不能忍受时使用镇痛、镇静、口服避孕药等治疗。

四、护理评估

(一)病史

了解患者的年龄、月经史、婚育史、家族史,询问与诱发痛经相关的因素,是否服用止痛药缓解疼痛。

(二)身体评估

1.症状

评估下腹疼痛发生的时间、部位、性质及程度,有无伴随症状。

2.体征

妇科检查无阳性体征(月经期无特殊需要,一般不行妇科检查)。

3.辅助检查

为排除盆腔病变,进行B超检查、腹腔镜检查、子宫输卵管碘油造影、宫腔镜检查等。

(三)心理-社会评估

痛经反复易引起小腹胀痛或腰酸感觉,使患者有意识或无意识地怨恨自己的性别,认为来月经是"倒霉"或"痛苦"的事情,个别患者甚至会出现神经质的表现。观察患者神经、精神方面的表现,注意神经质患者的性格特点。

五、护理问题

(一)疼痛

与月经期子宫痉挛性收缩有关。

(二)恐惧

与长期痛经造成的精神紧张有关。

六、护理措施

(一)心理护理

应特别重视精神心理的治疗与护理。关心并理解患者的不适和恐惧心理,告知痛经的知识及缓解疼痛的方法,耐心解释月经期出现小腹坠胀和腰酸等轻度不适属生理现象,不影响生育,多数妇女生育后症状可级解或消失。从而消除紧张情绪,使身体和心情放松,缓解痛经。

(二)症状护理

指导缓解腹痛的方法,例如,腹部局部热敷和进食热的饮料(如热咖啡或热茶);指导自我放松技巧,增强自我控制能力,转移注意力,缓解痛经。

(三)医护配合

遵医嘱给予前列腺素合成酶抑制剂(布洛芬等止痛药)和口服避孕药(适用于要求避孕的

痛经妇女）。

七、健康教育

加强月经期保健工作。宣传月经期应保持精神愉快；注意月经期清洁卫生，禁止性生活；注意保暖，避免寒冷刺激，预防感冒；合理休息和充足睡眠，避免剧烈运动；加强营养，宜进食清淡饮食，不宜进食生冷、辛辣食物。

第十六节　绝经综合征

绝经综合征是指妇女绝经前后出现性激素水平波动或降低所致的一系列躯体及精神心理症状。绝经分自然绝经和人工绝经：自然绝经指卵巢内卵泡生理性耗竭所致的绝经；人工绝经指两侧卵巢手术切除或放射治疗所致的绝经。人工绝经妇女较自然绝经妇女更易发生绝经综合征。

一、病因

(一)内分泌因素

卵巢功能减退，血中雌激素、孕激素水平下降，影响下丘脑－垂体－卵巢轴之间的平衡，干扰自主神经中枢及其支配下的各脏器功能，导致一系列自主神经功能失调的症状。在卵巢切除或放疗后雌激素水平急剧下降，症状更为明显，而雌激素补充后可迅速改善。

(二)神经递质因素

神经递质 5－羟色胺(5－HT)水平异常，与情绪变化密切相关。

(三)个体因素

个体性格特征、神经类型，以及职业、文化水平与绝经综合征的发病及症状严重程度密切相关。绝经综合征患者大多神经类型不稳定，且有精神压抑或精神上受过较强刺激的病史。经常从事体力劳动的人发生绝经综合征的较少。

二、临床表现

(一)近期症状

1.月经紊乱

月经紊乱是绝经过渡期的常见症状。由于无排卵，表现为月经周期不规则、月经期持续时间延长及月经量增多或减少，少数妇女可能突然闭经。

2.血管舒缩症状

主要表现为潮红、潮热，是雌激素降低的特征性症状。其特点是反复出现短暂的面部、颈部及胸部皮肤发红，伴出汗、畏寒等。持续时间数秒或几分钟。症状轻者每日发作数次，严重者十余次或更多，凌晨、夜间或应激状态容易发作，影响情绪、工作和睡眠，该症状可持续 1～2年，有时长达 5 年或更长。潮热发作严重影响妇女的工作、生活和睡眠。

3.自主神经失调症状

常出现如心悸、眩晕、头痛、耳鸣、失眠等症状。

4.精神神经症状

患者常出现注意力不易集中,记忆力减退,情绪波动大,烦躁、易激动、焦虑不安或惊慌恐惧、情绪低落或抑郁等症状。

(二)远期症状

1.泌尿生殖道症状

主要表现为泌尿生殖道萎缩症状,出现阴道干燥、性交痛及反复发生阴道炎,反复尿路感染出现排尿困难、尿急、尿痛等。

2.骨质疏松

50岁以上妇女约半数以上发生绝经后骨质疏松,一般发生在绝经后5～10年内,可出现腰背部疼痛、身材变矮,严重者可致骨折。

3.阿尔茨海默病

阿尔茨海默病是老年痴呆的主要类型。绝经后期妇女患病率比男性高。

4.心血管病变

绝经后妇女动脉硬化、冠心病较绝经前明显增加。

三、治疗原则

(一)一般治疗

加强心理治疗,必要时可选用适量的镇静剂、谷维素等调节自主神经功能,坚持锻炼,增加日晒时间,注意摄取足量蛋白质及含钙丰富的食物,并补充钙剂。

(二)性激素治疗

适用于缓解血管收缩症状及泌尿生殖道萎缩症状,也是预防骨质疏松的有效方法。用药前需排除禁忌证:乳腺癌或可疑乳腺癌、子宫内膜癌、生殖道异常出血、重症肝脏疾病、6个月内活动性血栓病等为绝对禁忌的疾病;相对禁忌的疾病有心脏病、偏头痛、子宫内膜癌病史、肝胆疾病史、血栓性疾病史、乳腺良性疾病和乳腺癌家族史等。主要药物为雌激素,常合并使用孕激素,以口服片剂为主,亦可经皮肤、经阴道及肌内注射等途径给药。选择最小剂量且有效的短时间用药,以3～5年为宜,需定期评估,停止雌激素时应缓慢减量,逐步停药,防止症状复发。

四、护理评估

(一)病史

对40岁以上的妇女,若月经周期改变、月经量增多或不规则阴道出血,必须详细询问并记录病史,包括月经史、生育史、肝病史、高血压史、其他内分泌疾病史等。

(二)身体评估

1.症状

评估有无近期症状:月经紊乱、阵发性潮热、心悸、眩晕、易激动等。

2.体征

全身检查注意血压、精神状态及心脏功能等;妇科检查注意生殖器官有无萎缩、炎症及张力性尿失禁等。

3.辅助检查

根据病情可选择血常规、尿常规、心电图、血脂检查、宫颈刮片及诊断性刮宫、B型超声等。

(三)心理－社会评估

妇女进入绝经过渡期后,由于社会环境和家庭的变化,如工作责任加重、丈夫工作地位的改变、子女长大离家自立、父母年老去世、自己健康与容貌的改变、性功能障碍等引起心情不愉快、忧虑、多疑、孤独等,常需帮助以调整情绪和状态。

五、护理问题

(一)焦虑

与内分泌改变、家庭和社会环境改变、个性特点、精神因素等有关。

(二)有感染的危险

与生殖道抵抗力低下、反复发作膀胱炎有关。

(三)自我形象紊乱

与月经紊乱、精神和神经症状等有关。

六、护理措施

(一)一般护理

指导合理饮食,摄取低脂、低盐、高蛋白、高维生素、富含铁和钙的饮食,多进食豆制品、瘦肉、鱼、虾、蛋、奶、芝麻等,适量补充维生素 D 和钙剂,避免烟酒,少喝茶、咖啡等。合理安排工作与休息,劳逸结合;加强锻炼,多在阳光下活动;注意个人卫生。

(二)心理护理

建立良好的护患关系,关心并理解患者的不适,鼓励患者表达自己的心理感受,通过语言、表情、态度、行为等去影响患者的认识、情绪和行为,让患者及其家属知道围绝经期是女性一生必经的生理阶段,缓解患者心理压力,使其保持乐观情绪。鼓励患者培养广泛的兴趣,多参与社会活动,转移注意力,以缓解或消除不良情绪。

(三)指导用药

帮助患者了解用药目的、适应证、禁忌证、药物剂量、用药时间及可能出现的反应等。雌激素剂量过大时可引起乳房胀痛、白带增多、阴道流血、头痛、水肿或色素沉着等;孕激素不良反应包括抑郁、易怒、乳腺痛和水肿;雄激素有发生高血脂、动脉粥样硬化、血栓栓塞性疾病的危险,大剂量应用可致体重增加、多毛及痤疮,口服用药时可能影响肝功能。对长期使用性激素者指导其定期随访。用药期间子宫不规则出血应随时就诊。

七、健康教育

(1)广泛宣传围绝经期的常识,帮助围绝经期妇女及其家属消除不必要的恐惧心理。

(2)介绍预防知识和减轻症状的方法,例如:正确、乐观对待生活;适当摄取钙质和维生素D;坚持散步、骑自行车、打太极拳;维持正常性生活、使用激素替代疗法等。

(3)定期进行健康检查,积极防治围绝经期妇女常见病、多发病,如糖尿病、高血压、冠心病、阴道炎、尿失禁、肿瘤和骨质疏松症等。

(4)提供咨询,帮助围绝经期妇女解决各种心理矛盾、情绪障碍,指导其合理安排性生活。

(5)保持良好的生活习惯,建立合理、科学的饮食与运动方式,加强营养与锻炼。

第十七节　流产

妊娠不足 28 周,胎儿体重小于 1000g 而终止者,称为流产。根据流产的时间分为早期流产和晚期流产。妊娠不足 12 周发生的流产属于早期流产;妊娠在 12 周至不足 28 周发生的流产属于晚期流产。流产又分为自然流产与人工流产。本节主要讲述自然流产,其发生率达 10％～15％,多为早期流产,占 80％以上。

一、病因

自然流产的发病原因很多,主要有以下六个方面。

(一)遗传基因缺陷

染色体异常是引起早期流产最常见的主要原因,包括染色体数目异常和结构异常。

(二)母体因素

1.全身性疾病

妊娠期母体发生各种急性或严重的疾病都可能引起流产。例如:高热、严重感染等刺激子宫强烈收缩引起流产;严重贫血、心脏病、高血压等可致胎儿缺氧甚至死亡导致流产等。

2.内分泌功能异常

黄体功能不全、甲状腺功能减退症或甲状腺功能亢进症、严重糖尿病等。

3.生殖器官异常

子宫畸形、子宫肌瘤等影响胚胎着床发育引发流产;宫颈内口松弛引起胎膜早破常导致晚期流产。

(三)环境因素

生活环境中有各种各样的有害物质,特别是在妊娠早期接触到有害物质时,引起胎儿发育畸形甚至死亡,导致流产。如过多接触放射线和铅、砷、甲醛、有机汞、苯等化学物质以及高温、噪声等,均可能导致流产。

(四)不良生活习惯

妊娠期间过度劳累、性生活过度、过度饮酒、吸烟、吸毒等。

(五)强烈应激或意外伤害

妊娠期间手术或发生外伤,如车祸、摔跤等,可引起流产。

(六)免疫功能异常

母体免疫功能异常也可引起流产,如母体抗精子抗体的存在导致妊娠期间对胎儿免疫耐受降低。

二、病理

早期流产时胚胎多数先死亡,随后底蜕膜出血、坏死,致胚胎与蜕膜层分离,刺激子宫收缩而被排出。晚期流产时,胎盘已完全形成。流产时往往先有腹痛,然后排出胎儿、胎盘,阴道流血较少。

三、临床类型及表现

无论何种类型的流产，其临床表现一般具有三个共同的症状，即停经、阴道流血及下腹痛，且阴道流血量及下腹痛的程度与病情轻重一致。流产是一个动态过程，在自然流产发展的不同阶段，患者的临床表现不同，采取的护理措施也有差异，故根据流产不同阶段的临床表现，将流产分为先兆流产、难免流产、不全流产、完全流产。

此外，流产还有以下两种特殊的临床类型。

(一)稽留流产

稽留流产指胚胎或胎儿已死亡，但滞留在子宫腔内未及时自然排出。主要表现为妊娠早期早孕反应消失，子宫不再增大反而缩小，妊娠中期胎动、胎心音消失，孕妇腹部不见增大。如死胎稽留过久，坏死组织释放凝血活酶进入母体血液循环，可引发 DIC。

(二)习惯性流产

习惯性流产指连续自然流产不少于 3 次。近年常用复发性流产取代习惯性流产，改为连续或自然流产不少于 2 次。

四、治疗原则

除先兆流产需保胎外，完全流产一般不需处理，其余类型流产均应尽快清除子宫腔内容物，即行清宫术，术后防感染与出血。

五、护理评估

(一)病史

详细了解有无停经史、流产史、既往史(心脏病、糖尿病等)，了解早孕反应的情况，询问本次妊娠期间有无高热、严重感染，是否接触过有害物质等。

(二)身体状况

1.症状

主要评估阴道流血量、颜色及下腹痛的程度、部位、性质等。其次了解有无恶心、呕吐、头晕、乏力、妊娠物排出等症状。

2.体征

评估生命体征并记录，注意有无贫血及休克体征。妇科检查了解子宫颈口是否扩张、有无妊娠组织堵塞、子宫大小是否与孕周相符等。

3.辅助检查

通过妊娠试验了解流产的预后；B超确定胎儿是否存活，协助判断流产类型以指导治疗；稽留流产需测定出凝血时间、凝血酶原时间、血小板计数等排除凝血功能异常。

(三)心理-社会评估

主要评估患者对发生流产的心理感受及情绪反应。例如，患者出现阴道流血及下腹痛时，会出现焦虑不安，甚至因失去胎儿而感到悲伤、抑郁，对以后的治疗和护理可能表现出紧张、恐惧心理。

六、护理问题

(一)有感染的危险

与阴道流血时间长、子宫腔残留组织等有关。

(二)焦虑

与担心胎儿安危有关。

七、护理措施

(一)一般护理

注意休息,先兆流产患者应绝对卧床;加强营养,指导进食富含蛋白质、铁质的食物。保持外阴清洁卫生。

(二)心理护理

告诉患者其情绪波动会影响病情与保胎效果,同时患者心理可能也会受到医护人员的言行影响,护士应关心体贴患者,取得其信任,了解其内心感受,对不良情绪和心理问题进行安抚、疏导,告知患者流产的原因及治疗情况,使其正确认识疾病,保持心情平静,积极配合治疗和护理。同时宣传优生优育的重要意义,使患者理解保胎不成功时,不要强求,应顺其自然,鼓励面对现实。此外,还应及时与患者家属沟通,使之理解与配合。

(三)病情观察

严密观察阴道流血量有无增多、腹痛有无加重、阴道有无肉样组织排出。阴道长时间流血可能合并感染,应定时监测体温、脉搏、血压、呼吸,观察有无发热、贫血及休克征象,及时掌握患者的病情变化,以便及时处理。

(四)医护配合

1.保胎

绝对卧床休息,提供优质生活护理;避免身心刺激,少做检查,禁止性生活,遵医嘱给予维生素 E、黄体酮治疗;治疗期间密切观察病情变化。若因子宫颈口松弛导致习惯性流产者可于妊娠前或孕 12～18 周行子宫颈内口修补术,并做好手术护理。

2.止血

难免流产、不全流产、稽留流产、习惯性流产,应及时清除子宫腔内容物以达到止血的目的。积极配合医生做好手术护理,术后常规给予缩宫素治疗,促进子宫收缩达到止血效果。

3.抗感染

不全流产易合并感染,遵医嘱给予抗生素治疗,流血时间长或已实施清宫术者,应给予抗生素。

4.抗休克

当不全流产患者突然出现阴道大量流血或稽留流产引发 DIC 时,应协助患者取头低足高位,遵医嘱给予吸氧、输液、输血等抗休克治疗。

八、健康教育

(1)注意休息、加强营养、保持外阴清洁。

(2)术后禁止盆浴及性生活一个月,若阴道流血量增多、淋漓不尽超过 10 日或出现发热、腹痛等情况,应及时复诊。

(3)指导再孕时预防流产,如避免感染、接触有害物质等;习惯性流产患者,一旦确诊妊娠,应立即卧床保胎,保胎时间需超过以往发生流产的妊娠周数。

参考文献

[1]周昔红,石理红,曹建云.妇产科临床护理技能培训教程[M].长沙:中南大学出版社,2022.

[2]李密密,杨晓冉,刘东胜,等.现代常见病临床护理[M].青岛:中国海洋大学出版社,2022.

[3]宋丽娜.现代临床各科疾病护理[M].北京:中国纺织出版社,2022.

[4]顾宇丹.现代临床专科护理精要[M].开封:河南大学出版社,2022.

[5]栾彬,李艳,李楠,等.现代护理临床实践[M].哈尔滨:黑龙江科学技术出版社,2022.

[6]刘华娟,孙彦奇,柴晓,等.常用临床护理技术操作规范[M].哈尔滨:黑龙江科学技术出版社,2022.

[7]龚仁蓉,许瑞华,冯金华.肝胆胰脾外科护理[M].北京:科学出版社,2022.

[8]杨春,李侠,吕小花,等.临床常见护理技术与护理管理[M].哈尔滨:黑龙江科学技术出版社,2022.

[9]矫妮妮,张丽,邢琳琳,等.实用护理学规范与临床实践[M]哈尔滨:黑龙江科学技术出版社,2022.

[10]朱艳玲,邹薇,王忠丽,等.临床护理实践与护理思维[M].哈尔滨:黑龙江科学技术出版社,2021.

[11]刘玉杰.临床常见病护理操作与实践[M].北京:中国纺织出版社,2022.

[12]申璇,邱颖,周丽梅,等.临床护理常规与常见病护理[M].哈尔滨:黑龙江科学技术出版社,2022.

[13]王虹,徐霞,申未品,等.临床常见病护理新进展[M].哈尔滨:黑龙江科学技术出版社,2022.